Felix Städele



# KRAFT OHNE GRENZEN

**Mit Calisthenics zu mehr Muskelkraft, Körperspannung und Beweglichkeit**

# Inhalt

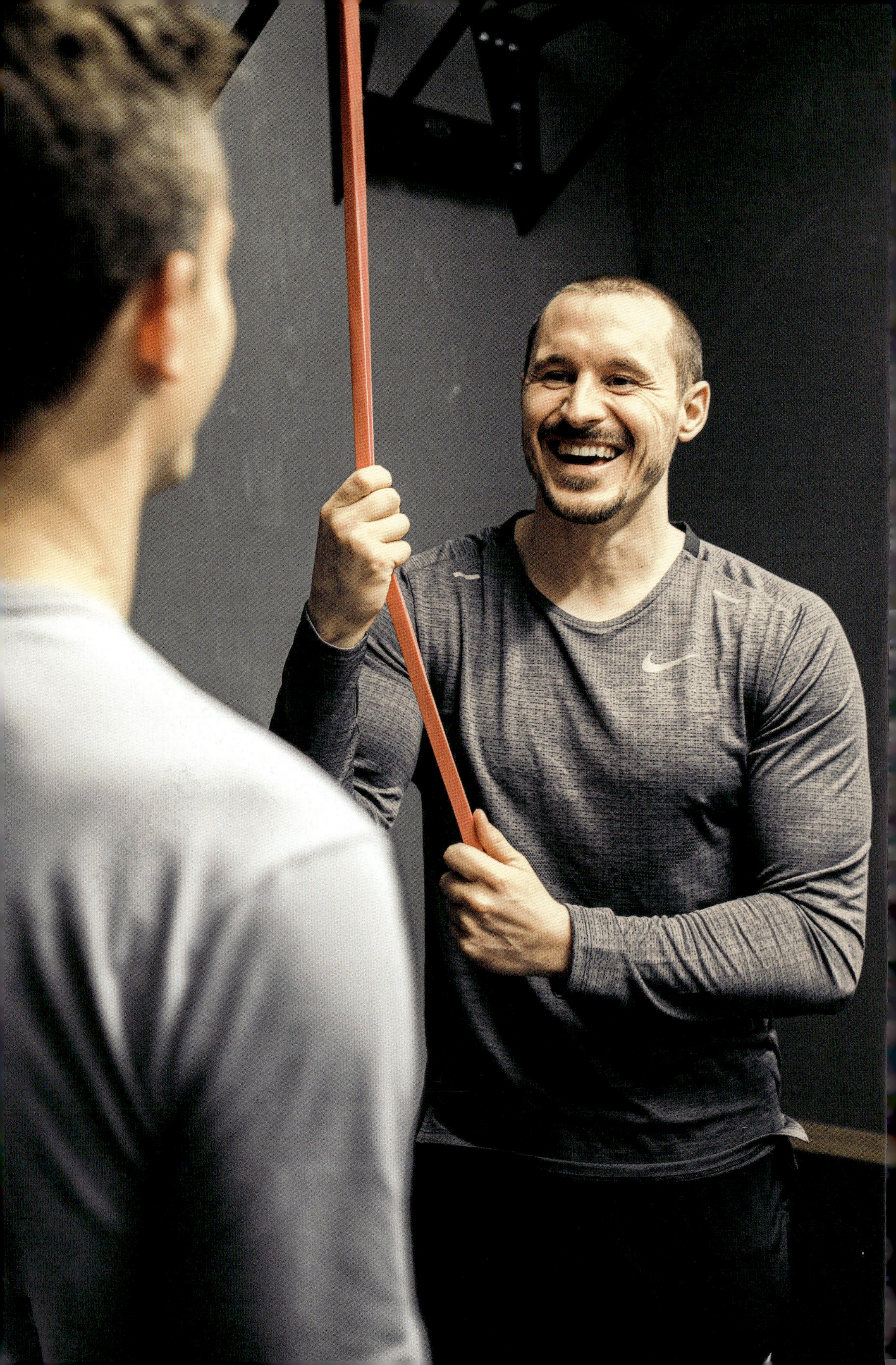

# EINFÜHRUNG

Das Gefühl, etwas zu können, was man vor Wochen, Monaten, Jahren nicht konnte. Das Gefühl, das erste Mal sein eigenes Körpergewicht mit purer Muskelkraft nach oben zu ziehen. Das Gefühl, die ersten Sekunden im freien Handstand zu stehen und dabei die absolute Kontrolle über seinen eigenen Körper zu haben, ist unbeschreiblich. Man fühlt sich stark, das Selbstbewusstsein steigt und man will mehr. Der Prozess, sich Ziele zu setzen, die Disziplin aufzubringen, kontinuierlich ins Training zu gehen und für sein Ziel zu arbeiten, wird selbstverständlich. Man gewöhnt sich daran, sich körperlich weiterzuentwickeln und seine Ziele zu erreichen. Nicht nur im Training, sondern auch im Alltag, im Beruf und im Privatleben. Von außenstehenden Personen angesprochen zu werden, dass man sich verändert hat, dass man sportlich und gesund aussieht, wird Teil des Alltags. Auf dieser Reise verändert sich dein Körper, er wird stärker, resilienter und du lernst neue Skills. Übungen wie Klimmzüge, Handstände und Muscle-ups scheinen jetzt noch unmöglich zu sein, werden in naher Zukunft jedoch schon kein Problem mehr für dich darstellen. Das alles ist Calisthenics! Das ist *KRAFT OHNE GRENZEN!* In diesem Buch lernst du, wie du maximale Körperkontrolle erlernst, richtig stark wirst und mit Spaß deine Ziele erreichst. Ich zeige dir Wege, mit Calisthenics anzufangen, ohne die klassischen Fehler zu machen, denn dieses Buch beruht auf über 600 echten Calisthenics-Erleb-

»Ich erinnere mich noch ganz genau, wie ich Felix, also Coach Flex, im Februar 2021 kennengelernt habe. Mein Ziel war es, mit 3 Monaten Training von 0 auf 10 Klimmzüge zu kommen. Als wir uns das erste Mal getroffen haben, lagen 6 Wochen hartes Krafttraining hinter mir, aber mehr als 2 Klimmzüge konnte ich immer noch nicht. Mit Felix habe ich dann vor allem die Klimmzugtechnik erlernt und ich sag mal so: Ohne ihn hätte ich mein Ziel wahrscheinlich nie so schnell erreicht. Am 30. März 2021 habe ich dann tatsächlich mein großes Ziel erreicht und 10 Klimmzüge geschafft. Jetzt, 5 Jahre und unzählige gemeinsame Trainingseinheiten und Treffen später, sind wir gute Freunde, sehen uns regelmäßig und tauschen uns zu vielen privaten, sportlichen und beruflichen Themen aus.«

*– Kai Pflaume*

## Wie ist dieses Buch aufgebaut?

Dieses Buch soll dir alles vermitteln, was du für deinen Einstieg in Calisthenics brauchst. Dazu gehört neben Infos zum nötigen Equipment (keine Sorge, das ist nicht viel) und Empfehlungen zu den passenden Trainingsorten vor allem ein gewisses Grundwissen, wie du an diesen Sport herangehen kannst, sodass du sowohl Spaß daran hast als auch langfristige Fortschritte erzielst. Wir werden daher zunächst einen Blick auf sechs Herausforderungen werfen, die du vor dem Start deiner Calisthenics-Reise meistern solltest, bevor wir uns den Grundprinzipien des Trainings widmen. Damit ausgestattet, gehen wir dann die Übungen an und arbeiten uns zu den Skills, zu denen beispielsweise der Muscle-up und der Handstand gehören, hoch. Im Anschluss daran erfährst du, wie du dein geballtes Wissen zu einem Trainingsplan formst, der genau auf deine Ziele und dein Leistungsniveau zugeschnitten ist.

Unterwegs wirst du gleichzeitig immer wieder etwas Neues lernen, sodass du ein tieferes Verständnis für deinen Körper und diesen Sport haben wirst, und dass du auch dann noch Fortschritte machen wirst, wenn du schon Erfahrungen in Calisthenics oder im Kraftsport mitbringst.

Dieses Buch ist also darauf ausgelegt, dich nicht nur am Start deiner Calisthenics-Reise zu unterstützen, sondern dich dauerhaft dabei zu begleiten! Aber fangen wir einmal ganz von vorne an …

# Was ist Calisthenics?

Das Wort »Calisthenics« setzt sich aus den altgriechischen Wörtern *kalos* (»Schönheit«) und *sthenos* (»Kraft« oder »Stärke«) zusammen und bedeutet »schöne Kraft«. Die schöne Kraft ist die Philosophie des Sports. Es geht darum, den eigenen Körper zu beherrschen und schwierige Übungen leicht und ästhetisch aussehen zu lassen.

Calisthenics ist ein progressiver Kraftsport mit dem eigenen Körpergewicht, bei dem es darum geht, neue Skills zu meistern, zu denen man aktuell noch nicht in der Lage ist. Dabei ist es egal, ob es sich um den ersten Liegestütz, den ersten Klimmzug oder den ersten Muscle-up handelt. Um neue Skills zu meistern, muss man stärker werden, neue Fähigkeiten erlernen und diszipliniert trainieren.

## Skill versus Übung?

Wir werden im weiteren Verlauf immer wieder von Skills und Übungen sprechen. Deswegen sollten wir hier einmal kurz klären, wo der Unterschied liegt.

Ein **Skill** ist eine technisch anspruchsvolle Bewegung oder Position, die Faktoren wie Körperspannung, Kraft, Balance und Koordination kombiniert.

Eine **Übung** hingegen ist eine strukturierte Kraftaufgabe, die primär dazu dient, Muskelmasse oder Kraft aufzubauen. Wenn du noch keinen Klimmzug ausführen kannst, ist der erste Klimmzug ein neuer Skill für dich. Wenn du schon stärker bist, ist der Klimmzug lediglich eine Übung, die dazu dient, dich noch stärker zu machen. Klassische Skills sind zum Beispiel:

- Handstand
- Muscle-up
- Human Flag

Als ich das erste Mal ein Video gesehen habe, in dem ein Sportler einen Front Lever gemacht hat, war ich so beeindruckt, dass ich diesen Skill unbedingt beherrschen wollte. Die Vorstellung, den eigenen Körper in einer Horizontalen halten zu können, bei dem lediglich die Hände eine Klimmzugstange greifen, fand ich sehr motivierend. Dieser Skill war für mich der Inbegriff maximaler Körperspannung.
Bei den ersten Versuchen war mir schnell klar, dass dieser Skill deutlich schwieriger ist, als er aussieht. Das ist eine Erkenntnis, die wahrscheinlich jeder macht, der mit Calisthenics starten möchte. Zwei Jahre später meisterte ich den Front Lever und dabei wurde mir bewusst, wie stark man wirklich sein musste, um so einen schwierigen Skill sehr einfach aussehen zu lassen. Das Training ist ein Prozess, in dessen Verlauf ich auch in den Grundübungen wie Klimmzügen und Dips stärker geworden bin. Meine Maximalkraft in diesen Übungen ist gestiegen und mir wurde bewusst, dass ich in den Grundübungen noch mehr Kraft aufbauen muss, um weitere fortgeschrittene Skills zu meistern. Je stärker ich wurde, desto mehr Skills habe ich erlernt, und genau darum geht es im Calisthenics-Sport.

Calisthenics ist eine Form von Krafttraining. Du kannst durch das Training mit dem eigenen Körpergewicht Kraft aufbauen, ohne extra ins Fitnessstudio zu gehen, um dann mit Calisthenics zu starten.

## Für wen ist Calisthenics geeignet?

Jede Person kann mit Calisthenics anfangen, egal ob Mann oder Frau oder anderer Identität, egal ob alt oder jung, ob Sportbeginner*in oder Profisportler*in. Unabhängig von deinem Leistungslevel gilt es, Übungen zu finden, die optimal zu deinem Leistungslevel passen.
Person A, die aktuell noch keine Liegestütze kann, sollte mit Vorübungen, wie zum Beispiel mit Liegestützen auf den Knien oder Liegestützen gegen eine Erhöhung Kraft aufbauen. Person B hingegen, die schon mindestens zwölf Liegestütze beherrscht, kann mit schwierigeren Übungen, wie zum Beispiel Liegestütze mit enger Handposition oder den Füßen auf einer Erhöhung, trainieren. Beide Personen machen Calisthenics, jedoch auf

unterschiedlichen Leistungsleveln. Für Person A ist es das Ziel, die ersten Liegestütze zu meistern, während Person B schon die Kraft für einarmige Liegestütze aufbauen möchte.
Wie bei jeder anderen Kraftsportart ist natürlich die Basis für Calisthenics, keine gesundheitlichen Einschränkungen zu haben.

## Was es zu beachten gibt

Viele der beeindruckenden Skills wie zum Beispiel ein Muscle-up, ein Front Lever oder eine Planche sehen bei fortgeschrittenen Calisthenics-Athlet*innen sehr einfach aus. Calisthenics-Anfänger*innen sehen die Skills und wollen das natürlich auch erreichen. Sie unterschätzen jedoch, wie schwer diese Skills wirklich sind und wie lange es dauert, um solche Skills zu beherrschen.
Der Sport ist noch sehr jung und deshalb gibt es kaum Erfahrungswerte, welche Voraussetzungen man benötigt, wie lange es dauert, um diese Skills zu meistern, und meistens fehlt noch ein sinnvolles Trainingsprogramm. Das führt dazu, dass sehr fortgeschrittene Übungen meist stark unterschätzt werden. Es werden Übungen trainiert, wofür der Körper noch nicht bereit ist. Gepaart mit wenig Geduld und einem fehlenden oder dem falschen Trainingssystem kann das schnell zu Überlastungen führen. Deshalb sind Handgelenk-, Ellenbogen- oder Schulterprobleme im Calisthenics leider nicht selten.
Wir haben in der Zusammenarbeit mit mehreren Hundert Menschen sehr viele Daten generiert und analysiert, die klare Zusammenhänge zeigen, welche Voraussetzungen man für welchen Skill benötigt und wie man dafür trainieren sollte, um das Ziel so nachhaltig und effizient wie möglich zu erreichen. Mit diesem Buch bekommst du einen klar definierten roten Faden, ab welchem Leistungslevel du welchen Skill angehen kannst und wie du dafür trainieren musst, um deinen Körper nicht zu überlasten.

# DAS RICHTIGE EQUIPMENT

Einer der größten Vorteile des Calisthenics-Sports ist, dass man für das Training kaum Equipment benötigt. Das ermöglicht dir maximale Flexibilität in der Ortswahl deines Trainings. Wenn du keine Lust auf ein Fitnessstudio hast, dann kannst du dein Training einfach zu Hause durchführen. Wenn du auf Reisen bist, dann ist Calisthenics meiner Meinung nach die beste Möglichkeit, ein sinnvolles Krafttraining durchzuführen. Was gibt es Schöneres, als an einem wunderschönen Strand zu sein, seine Ringe über einen Ast zu hängen und sein Training durchzuführen?! Es gibt jedoch ein paar Ausrüstungsgegenstände im Calisthenics, die unverzichtbar sind, um ein ganzheitliches Training sicherstellen zu können.

## Ringe

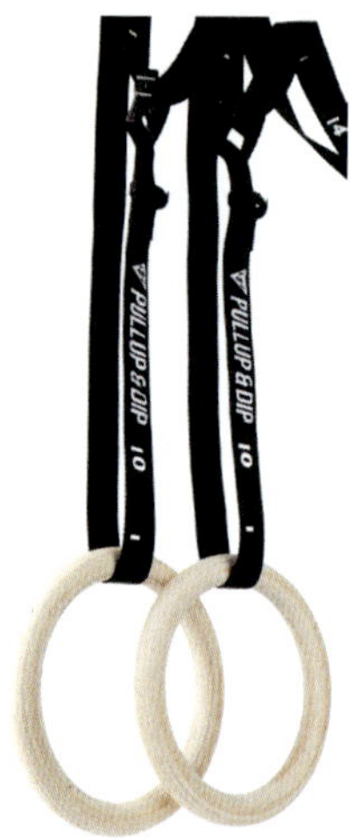


Ringe sind ein absolutes Must-have im Calisthenics, wenn man sein Training flexibel und ganzheitlich gestalten möchte. Wenn ich mir nur einen einzigen Equipment-Gegenstand aussuchen dürfte, dann wären es Ringe. Der Grund dafür ist, dass man alle Grundübungen für den Oberkörper, wie Klimmzüge, Dips und Liegestütze, und auch viele weitere Übungen wie zum Beispiel Rudern, Face Pulls und Bizeps-Curls an ihnen ausführen kann. Selbst für fortgeschrittene Calisthenics-Sportler*innen werden Ringe nicht langweilig, denn sie sind ebenfalls für Skills wie Ring-Muscle-up, Back Lever und Front Lever flexibel anwendbar.

Für Anfänger*innen sind Ringe auf der einen Seite ein Muss, weil mit einer Einsteigerübung wie zum Beispiel Australian Pull-ups (horizontales Ziehen) die Kraft für Klimmzüge aufgebaut werden kann. Auf der anderen Seite können Ringe für sehr fortgeschrittene Übungen verwendet werden, wenn man Klimmzüge oder Dips daran ausführen möchte, denn durch die Instabilität der Ringe benötigt man deutlich mehr Kraft und muss viel mehr stabilisieren, um die Bewegungen kontrollieren zu können. Für Anfänger*innen sind hier eine Klimmzugstange und ein Barren die bessere Alternative.

Wenn du dir Ringe zulegen möchtest, dann solltest du auf ein paar wichtige Aspekte achten, damit du lange Spaß mit ihnen hast:

- **Material:** Die Wichtigste Eigenschaft bei Ringen ist das Material. Ringe aus Holz bieten durch ihre natürliche Haptik einen besonders angenehmen und starken Griff. Das sorgt nicht nur für mehr Kontrolle beim Training, sondern auch für eine bessere Kraftübertragung auf den Ring.
- **Durchmesser:** Bei Ringen gibt es grundlegend zwei unterschiedliche Profildurchmesser: 28 Millimeter und 32 Millimeter. 28 Millimeter ist der olympische Standard für den Griffdurchmesser im Turnen, der auch im Calisthenics häufig verwendet wird. Bei einem Weighted-Calisthenics-Wettkampf dürfen Frauen ihre Muscle-ups an den Ringen machen, und auch hier kommt der 28-Millimeter-Griff zum Einsatz. Der 32-Millimeter-Griff hingegen hat sich im CrossFit etabliert. Für Menschen mit tendenziell kleineren Händen eignen sich die 28-Millimeter-Griffe, weil sie besser in der Hand liegen und dadurch eine effiziente Kraftübertragung auf den Ring stattfindet. Für Menschen mit tendenziell größeren Händen wird sich der Griff mit 32 Millimetern Durchmesser angenehmer anfühlen und sich dadurch auch positiv auf das Training auswirken. Ein großer Vorteil des 32-Millimeter-Griffs kommt vor allem bei Druckübungen wie Dips oder Liegestützen zu tragen. Durch die größere Auflagefläche fühlt sich der Griff deutlich angenehmer an.
  Wenn du in Zukunft als Frau einen Wettkampf im Calisthenics bestreiten möchtest, dann würde ich dir den 28-Millimeter-Griffdurchmesser empfehlen, damit du in deinem Training mit dem gleichen Equipment trainierst wie auch im Wettkampf. Dadurch vermeidest du böse Überraschungen am Wettkampftag.

- **Gurte:** Ein weiterer wichtiger Aspekt, den du bei der richtigen Auswahl von Ringen berücksichtigen solltest, sind die Gurte. Diese sollten mindestens 4,5 Meter lang sein, damit die Ringe auch an Gegenständen, Geländern oder Ästen über zwei Meter Höhe angebracht werden können und die Ringe dennoch bis zum Boden reichen, zum Beispiel für Ring-Push-ups. Das ermöglicht dir mehr Flexibilität für dein Training. Auf den Gurten sollten Nummerierungen stehen, das erleichtert dir das Aufhängen und sorgt dafür, dass beide Seiten exakt auf gleicher Höhe sind – für ein symmetrisches und sicheres Training.

## Klimmzugstange

Unabhängig davon, ob du gerade mit Calisthenics startest oder schon fortgeschritten bist – eine Klimmzugstange gehört zur Grundausstattung. Solange du Calisthenics machst, wirst du eine Klimmzugstange benötigen, denn Klimmzüge oder Chin-ups sollten immer Teil deines Trainings sein. Egal, ob du jetzt gerade an deinem ersten Klimmzug arbeitest, schon mehr als zehn Wiederholungen schaffst oder sogar schon Klimmzüge mit Zusatzgewicht im Trainingsplan hast: Beim Calisthenics zählt, in der Übung möglichst viel Kraft zu entwickeln, so gelingen dir fortgeschrittene Skills leichter. Aus diesem Grund solltest du dir über kurz oder lang eine Klimmzugstange beschaffen oder an einem Ort trainieren, an dem eine gute Klimmzugstange vorhanden ist.

Klimmzüge an einer stabilen Klimmzugstange sind einfacher als an Ringen, da du so mehr Stabilität und Kontrolle in der Bewegung bekommst. Das führt dazu, dass du schneller stärker werden kannst, weil deine Kraft direkt auf die Stange übertragen werden kann. Wenn du dich also entscheidest, mit Calisthenics durchzustarten, solltest du Zugang zu einer guten Klimmzugstange haben.

## Höhe und Positionierung der Klimmzugstange

Die Höhe und Position deiner Klimmzugstange hat einen direkten Einfluss auf deine Performance, deshalb ist es wichtig, ein paar Maße zu beachten, bevor du dich für eine Klimmzugstange entscheidest.

- **Höhe:** Eine Klimmzugstange sollte mindestens so hoch angebracht sein, dass du dich im Dead Hang, also ganz einfach mit den Händen und lockeren Schultern, an die Stange hängen kannst, während du deine Unterschenkel nach hinten anwinkelst, ohne dass deine Knie den Boden berühren. Es sollten noch circa 25 Zentimeter oder mehr Platz zwischen Knie und Boden sein, damit bei Klimmzügen mit Zusatzgewicht die Gewichtsscheiben zwischen deinen Knien platziert werden können, ohne dass sie den Boden berühren.
  Wenn es die Raumhöhe zulässt, sollte die Stange so angebracht werden, dass du dich mit gestrecktem Körper aushängen kannst und die Füße dabei nicht den Boden berühren. Der Abstand von deinen Füßen zum Boden sollte nicht größer als 50 Zentimeter sein, damit du ein bequemes und sicheres Absteigen von der Stange gewährleisten kannst.
- **Abstand zur Decke:** Die Entfernung von der Stange zur Decke sollte so gewählt werden, dass du mindestens dein Kinn über die Stange bringen kannst, ohne mit dem Kopf die Decke zu berühren. Bei Klimmzugstangen in herkömmlichen Wohnungen reicht die Deckenhöhe meist nicht aus, um Muscle-ups an der Stange auszuführen, somit kann die Klimmzugstange mit circa 30 bis 40 Zentimeter Entfernung zur Decke montiert werden. Man kann dann zwar keine Muscle-ups zu Hause trainieren, jedoch ist das Set-up dann immer noch so, dass man die zur Verfügung stehende Deckenhöhe optimal ausgenutzt hat, um sich auszuhängen.

- **Klimmzugstange an der Wand:** Beim Anbringen einer Klimmzugstange an der Wand spielt der Abstand zur Wand eine entscheidende Rolle. Hier solltest du zwei Szenarien berücksichtigen:
    - *Szenario 1:* Die Deckenhöhe ist ausreichend hoch, dass du Muscle-ups an der Stange machen kannst. Hier empfehle ich dir eine Stange mit einem Abstand zur Wand von mindestens 50 Zentimetern. Beim Ausführen von Muscle-ups ist es notwendig, etwas Platz zur Wand zu haben, um die Übung mit einer Pendelbewegung einzuleiten. Je größer der Abstand zur Wand, desto besser ist es für dein Training, da dir die Stange mehr Möglichkeiten bereitstellt. Der limitierende Faktor ist jedoch meist die Beschaffenheit der Wand und die Stabilität der Stange. Hier gilt es zuerst zu prüfen, wie belastbar die Wand ist, an der die Stange angebracht werden soll.
    - *Szenario 2:* Die Deckenhöhe ist zu niedrig, um Muscle-ups in diesem Raum zu machen. Hier kann die Stange etwas näher an der Wand angebracht werden, da man ohnehin keine Muscle-ups machen kann. Hier würde ich dir einen Mindestabstand von 40 Zentimetern von der Stange zur Wand empfehlen. Mit dieser Entfernung hast du genügend Platz nach vorne, damit du nicht mit den Knien direkt die Wand berührst, wenn du die Beine bei einem Klimmzug leicht anziehst oder Klimmzüge mit Zusatzgewicht machst. Dennoch gilt auch hier die Regel: Je mehr Abstand von der Wand zur Stange, desto besser ist es für dein Training.
- **Frei stehende Klimmzugstange:** Das optimale Set-up ist eine frei stehende Klimmzugstange mit genügend Platz nach vorne, hinten und nach oben. Diesen Platz wirst du meistens nur in einem Fitnessstudio oder einem Calisthenics-Park finden. An dieser Stelle ist es wichtig zu betonen, dass es nicht zwingend notwendig ist, in einen solchen Park mit diesem Equipment zu gehen, um mit Calisthenics durchzustarten. Du kannst auch an einer herkömmlichen Klimmzugstange in einem Türrahmen viel Kraft aufbauen. Nicht-optimales Equipment sollte dich nicht davon abhalten, mit Calisthenics anzufangen.

## Durchmesser und Beschaffenheit der Klimmzugstange

Du kannst das Maximum aus deinem Training herausholen, wenn du einen starken Griff an der Stange hast. Um dies zu gewährleisten, sollten folgende vier Faktoren berücksichtigt werden:

**1. Griffkraft**
Die Griffkraft entwickelt sich im Laufe deiner Trainingskarriere. Je stärker du wirst, desto stärker wird auch dein Griff. Wenn du deine Griffkraft spezifisch trainieren möchtest, empfehle ich dir, nach dem Training für zwei bis drei Sätze so lange wie möglich an der Stange zu hängen.

**2. Chalk**
Flüssiges Chalk (»Flüssigkreide«) ist ein absolutes Muss im Calisthenics, um den besten Griff an der Stange sicherzustellen. Es reduziert das Abrutschen bei Schweißbildung und kompensiert eine schlechte Beschaffenheit der Stange.

**3. Stangendurchmesser**
Die Hand sollte gut auf der Stange aufliegen, damit der Griff fest genug sein kann. Erfahrungsgemäß sind Stangen mit einem Durchmesser von 30 bis 34 Millimetern optimal geeignet. Die Stangen bei Weighted-Calisthenics-Wettkämpfen haben einen Stangendurchmesser von 33,7 Millimetern, und das hat sich für sehr gut erwiesen.

**4. Beschaffenheit der Stange**
Die Beschaffenheit der Stange ist der wichtigste Faktor für einen stabilen Griff. Stangen aus Edelstahl oder mit Pulverbeschichtung sind die gängigsten Stangen in Calisthenics-Parks. Diese sind jedoch glatt und man kann leichter abrutschen, vor allem wenn man kein Chalk an den Händen verwendet. Edelstahlstangen, die mit einem Strahlverfahren wie zum Beispiel Edelstahlstrahlen oder Glasperlenstrahlen behandelt wurden, bieten den perfekten Grip für eine Klimmzugstange. Diese Strahlverfahren bringen ein gewisses Maß an Rauheit mit, was zu einer optimalen Haptik führt.

## Arten von Klimmzugstangen

Es gibt unzählig viele verschiedene Varianten von Klimmzugstangen. Wir konzentrieren uns auf die gängigsten Arten unter Berücksichtigung von Merkmalen, die optimal für das Training sind. Der wichtigste Aspekt bei einer Klimmzugstange im Calisthenics ist, dass sie gerade ist. Das hört sich im ersten Moment vielleicht glasklar an, jedoch ist es gar nicht so einfach, eine durchgängig gerade Stange zu bekommen. Vor allem nicht bei Klimmzugstangen für zu Hause. Viele dieser Stangen sind entweder gekrümmt oder haben weitere Stangen, die vertikal zur Körpermitte zeigen, montiert. Damit ist es nicht möglich, die Griffbreite flexibel zu variieren, und je nach Bauart ist man bei Klimmzügen oder Muscle-ups eingeschränkt.

## Frei stehende Klimmzugstangen

Wenn es die perfekte Klimmzugstange gibt, dann ist es eine frei stehende, stabile Klimmzugstange mit genügend Platz nach vorne, hinten und nach oben und unten.

Hier gilt es zu unterscheiden, ob die Stange lose oder fest montiert ist. Bei losen Klimmzugstangen, die für den Heimgebrauch gedacht sind, gilt es zu berücksichtigen, dass sie stabil steht. Hier solltest du darauf achten, dass das Fundament vertikale Plattenhalterungen montiert hat, damit es durch Gewichtsscheiben stabilisiert werden kann. Das ist vor allem dann relevant, wenn du dynamische Übungen wie den Muscle-up an der Stange trainierst.

Frei stehende Klimmzugstangen, die fest am Boden montiert sind, ermöglichen dir das beste Trainingserlebnis, ohne Einschränkungen. Die optimalen Klimmzugstangen findest du meist in Calisthenics-Parks, auf Trimm-dich-Pfaden oder in Fitness- oder CrossFit-Studios. Auf der Plattform www.calisthenics-parks.com findest du ziemlich alle Klimmzugstangen und Calisthenics-Parks, die es auf der Welt gibt. Vielleicht gibt es ja eine super Möglichkeit bei dir in der Nähe und du wusstest es noch gar nicht.

## Klimmzugstangen für die Wand

Wenn du zu Hause trainieren möchtest, benötigst du etwas Platz und eine stabile Wand. Ist beides vorhanden, dann sind Klimmzugstangen, die an der Wand montiert werden, eine sehr gute Wahl. Die perfekte Lösung für zu Hause sind Stangen, die wie in der Abbildung.

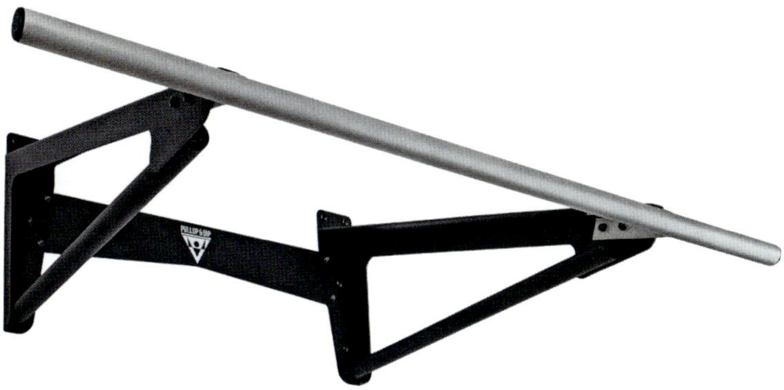

Auf welche Maße beim Anbringen der Klimmzugstange an der Wand zu achten sind, findest du in dem Abschnitt »Höhe und Positionierung der Klimmzugstange« (Seite 13).

## Klimmzugstangen für die Türe

Die platzsparende Version, Klimmzüge zu Hause zu trainieren, sind Stangen, die an einem Türrahmen angebracht werden. Hier gibt es zwei gängige Montagemöglichkeiten.

Die erste Variante sind Teleskop-Klimmzugstangen, die in den Türrahmen eingespannt werden. Hiervon würde ich jedoch abraten. Dieser Mechanismus ist meiner Meinung nach unsicher und nicht dafür ausgelegt, größere Lasten zu bewegen und dynamischen Bewegungen wie Klimmzügen auf Dauer standzuhalten. Ich habe leider schon zu oft sehen müssen, wie sich die Stange plötzlich verabschiedet hat, als jemand daran trainiert hat. Die Folgen sind unnötige Verletzungen, die man hätte vermeiden können.

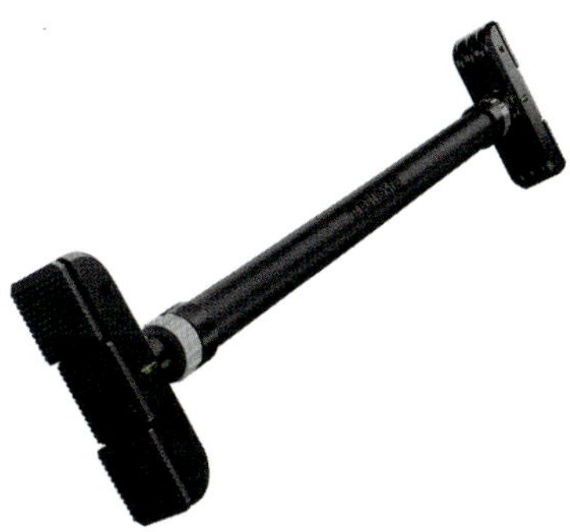

Eine Alternative für eine Klimmzugstange in der Türe ist eine Stange zum Einhängen (siehe Bild).

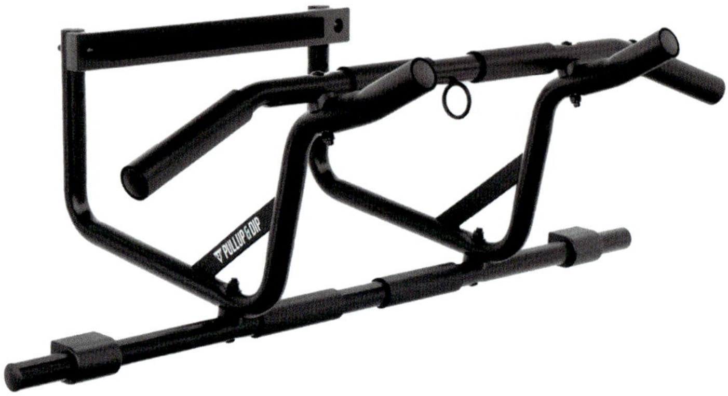


Diese Mechanik weist deutlich mehr Stabilität auf als eine Teleskop-Klimmzugstange. Während meiner Trainingszeit zu Hause nutzte ich genau so eine Klimmzugstange. Ich habe daran sogar Klimmzüge mit 50 Kilogramm Zusatzgewicht an ihr gemacht und hatte nie das Gefühl, dass sie sich jeden Moment verabschieden könnte.

## Widerstandsbänder

Wenn du als Calisthenics-Beginner*in noch keine oder wenige Klimmzüge schaffst, dann sind Widerstandsbänder beziehungsweise Resistance-Bänder die ideale Unterstützung für dein Training. Sie helfen dir, die Bewegung so spezifisch wie möglich zu trainieren, und geben dir dabei die Hilfestellung, die du benötigst, um dich nach oben zu ziehen. Der große Vorteil dabei ist, dass du die Übung, die du erlernen möchtest, in diesem Fall Klimmzüge, vom Bewegungsablauf genau so trainieren kannst, wie du es bei freien Klimmzügen tun würdest. Demnach würde ich Klimmzüge mit einem Widerstandsband immer einer Maschine zur Unterstützung vorziehen.

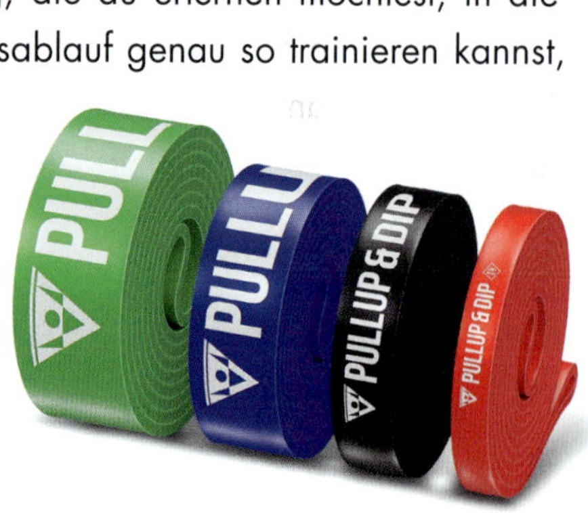

*Tabelle 1:*

| Unterstützung durch Widerstandsbänder* | | |
|---|---|---|
| **Bandstärke** | **Farbe** | **Unteroftützung** |
| Stark | Grün | 23–54 kg |
| Medium | Blau | 16–36 kg |
| Leicht | Schwarz | 7–24 kg |
| Extraleicht | Rot | 4–12 kg |

* https://www.pullup-dip.de/products/pull-up-bands?variant=46813517611333

Die Angaben in dieser Tabelle sind ein Beispiel und gelten für die Bänder von Pullup & Dip. Wenn du Widerstandsbänder von einem anderen Hersteller hast, dann informiere dich, wie dessen Farbcodierung ist. Wichtig ist zu wissen, dass die angegebene Unterstützung in Kilogramm zwar akkurat ist, aber nicht zu 100 Prozent auf das Training übertragbar ist. Faktoren wie Körpergröße, Gewicht, Alter des Bandes, wie oft es verwendet wurde et cetera beeinflussen die tatsächliche Unterstützung in deinem Training.

Auch fortgeschrittene Calisthenics-Sportler*innen profitieren von Widerstandsbändern und werden sie immer wieder im Training benötigen, zum Beispiel beim Erlernen eines Muscle-ups an der Stange, an den Ringen oder beim Front-Lever-Training. Sie reduzieren die Last in der jeweiligen Übung, damit du in der Lage bist, an der Technik zu arbeiten, stärker zu werden und den Bewegungsablauf zu verinnerlichen, ohne überfordert zu sein. Widerstandsbänder sind flexibel einsetzbar und können auch als Widerstand verwendet werden, um eine Übung schwerer zu gestalten. Beispielsweise kann ein Widerstandsband bei Liegestützen und Dips über die Schultern gespannt werden – dann wird das Nach-oben-Drücken schwerer, weil man gegen den Widerstand des Bandes arbeiten muss. Wenn Klimmzüge zu einfach für dich sind, kannst du ein Widerstandsband um die Hüfte hängen, das andere Ende mit einem Gewicht befestigen und dich nach oben gegen den Widerstand zur Stange ziehen. Mit dieser Methode kannst du also oft, Übungen schwerer gestalten, ohne ein Zusatzgewicht zu verwenden.

Unabhängig davon, wie du die Widerstandsbänder in deinem Training verwendest, musst du eine Sache berücksichtigen: Widerstandsbänder haben eine nicht-linear steigende Widerstandskurve. Das bedeutet, die Zugkraft des Bandes, gemessen zum Beispiel in Kilogramm, nimmt progressiv zu, je weiter das Band gedehnt wird. Was bedeutet das für dein Training?

Angenommen, du machst einen Klimmzug mit einem Widerstandsband. Du steigst mit beiden Füßen in das Band und hängst dich mit ausgestreckten Armen an die Stange. In dieser Position wird das Band am stärksten gedehnt. Wenn du den Klimmzug einleitest, wirst du die größte Unterstützung im ersten Drittel der Bewegung erfahren. Je weiter du dich nach oben mit dem Kinn über die Stange ziehst, desto weniger Unterstützung wirst du bekommen, weil das Band sich nahe dem Ausgangszustand zusammengezogen hat. Das obere Drittel des Klimmzuges, das sogenannte Closing, ist in der Regel der schwierigste Abschnitt, weil sich die beteiligte Muskulatur – vor allem der Latissimus, also der große Rückenmuskel, die Bizeps-Muskulatur und Teile der Schultermuskulatur – in einer Position maximaler Kontraktion befindet. In dieser verkürzten Muskellänge kann der Muskel weniger Kraft erzeugen und hier unterstützt das Widerstandsband am geringsten. Ein weiterer Einflussfaktor ist deine Körpergröße. Je größer du bist, desto stärker wird das Widerstandsband gedehnt und unterstützt dich somit im oberen Drittel des Klimmzuges mehr als eine kleinere Person. Weitere Einflussfaktoren der Widerstandskurve sind das Material und die Dicke des Bandes.

Um einen kraftvollen Klimmzug über den gesamten Bewegungsradius zu erlernen, sollte dein Trainingsplan neben Klimmzügen mit Widerstandsbändern auch sogenannte Scapula-Pull-ups beinhalten. Mit dieser Übung arbeitest du gezielt an der Ansteuerung deiner Schulterblätter. Bei Scapula-Pull-ups hängst du im Obergriff an der Klimmzugstange, die Schultern sind locker. Dann stellst du dir vor, die Stange mit deinen Händen nach oben zu verbiegen, dadurch erzeugst du eine Außenrotation in der Schulter. Du blickst zur Stange, stellst dir vor, die Schulterblätter nach unten in Richtung Hosentasche zu ziehen, und lässt dabei die Arme gestreckt. Mit dieser Bewegung bringen wir das Schulterblatt in eine sogenannte De-

pression und stellen sicher, dass wir den Bereich, in dem wir die größte Unterstützung durch das Widerstandsband erfahren, trainieren.
Wenn es um einen freien Klimmzug geht, sollten die Bewegungsabläufe immer flüssig sein. Das bedeutet, es sollte nicht erst ein Scapula-Pull-up gemacht und dann die Bewegung nach oben zur Stange eingeleitet werden. Doch dazu später mehr.

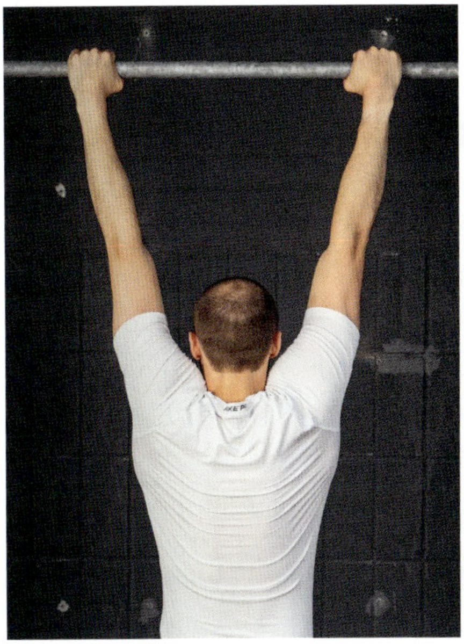

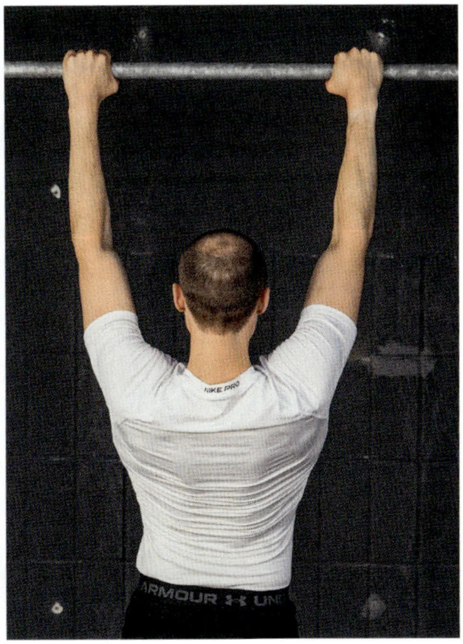

## Der perfekte Barren

Der Dip ist das Pendant zum Klimmzug. Im Calisthenics wollen wir den Dip meistern und stark darin werden. Für den Dip benötigen wir zwei Holme (Griffe), die idealerweise parallel zueinander ausgerichtet sind. Das bietet entweder ein frei stehender Barren oder eine Dipstation, die man an einem Rack befestigt. Zuerst schauen wir uns einen perfekten Barren an, bevor wir auf Alternativen eingehen, die sich für zu Hause eignen.
Die wichtigste Eigenschaft von einem Barren ist die Breite, also die Entfernung der beiden Holme zueinander. Es gibt nicht die perfekte Breite, die für alle Menschen genau gleich ist, deswegen sollte sie individuell auf deine Körpergröße und deine Diptechnik eingestellt werden. Ein Barren, der in der Breite verstellbar ist, wäre somit die beste Wahl.

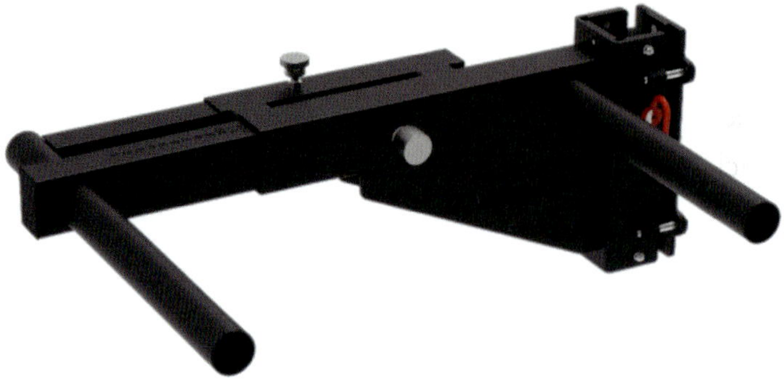

Die Holme selbst sollten einen größeren Durchmesser als eine Klimmzugstange aufweisen. Idealerweise hat der Barren einen Durchmesser von 45 bis 50 Millimetern. Der größere Durchmesser bietet deiner Hand mehr Auflagefläche und somit eine ergonomische Position des Handgelenks, um die bestmögliche Kraftübertragung auf deinen Dip zu erzeugen.

Die Höhe des Barrens über dem Fußboden sollte so eingestellt werden, dass, wenn du in der untersten Position des Dips (Seite 90) bist und die Beine ausgestreckt nach unten zeigen, deine Füße den Boden nicht berühren. Das lässt sich meist mit einer Barrenhöhe von circa 80 bis 120 Zentimetern erreichen. Werden diese Faktoren berücksichtigt, dann hast du den perfekten Barren, um das Maximum aus deinem Training herauszuholen.

## Dipstationen mit Rack-Halterung

Die oben beschriebene Art des Barrens gibt es leider kaum in Fitnessstudios oder Calisthenics-Parks. Deshalb müssen wir oft auf Alternativen zurückgreifen.

In vielen Fitnessstudios findest du eine Dipstation, die an einem Rack befestigt werden kann. Die Holme sind oft konisch angeordnet. Das bedeutet, die Holme laufen in Richtung der Aufhängung enger zusammen, um unterschiedliche Griffbreiten zu ermöglichen.

Bei der Dipstation, die an einem Rack angebracht wird, gilt es nur, darauf zu achten, dass die Stange des Racks neben und nicht vor dir angeordnet ist. Du solltest nach vorne idealerweise Platz haben, um nicht in deiner Technik limitiert zu sein.

## Dip-Stangen für zu Hause

Eine Möglichkeit für zu Hause sind zwei einzelne Dip-Stangen, die zueinander ausgerichtet werden. Mit dieser Variante kannst du die optimale Griffbreite für dich einstellen. Dabei solltest du darauf achten, dass die Stangen jedoch miteinander verbunden werden können, damit du bei den Dips mehr Stabilität hast. Meist sind diese Dip-Stangen nicht hoch genug, um die Beine nach unten auszustrecken, demnach müsstest du die Dips mit angewinkelten Beinen ausführen. Der Dip mit angewinkelten Beinen verändert leicht die Technik, was jedoch nicht weiter schlimm ist. Hier gilt das Motto »Lieber mit angewinkelten Beinen dippen als gar nicht dippen«.

Mit diesem Set-up kannst du richtig stark werden und sogar mit Zusatzgewicht arbeiten. Wirst du dich mit diesem Set-up auf einen Wettkampf vorbereiten können? Nein, hier würde ich dir ein Barren-Set-up (Seite 21) empfehlen. Wenn ein Weighted-Calisthenics-Wettkampf für dich infrage kommen sollte, dann musst du ein Fitnessstudio aufsuchen oder dir ein entsprechendes Rack für zu Hause kaufen, denn die Kniebeuge wird dann eine relevante Rolle spielen und hierfür benötigst du deutlich mehr Equipment. Aber um eine Calisthenics-Wettkampfvorbereitung soll es in diesem Buch nicht gehen – zumindest nicht gleich.
Eine Alternative zu den Dip-Stangen für zu Hause sind einsetzbare Dip-Module für eine frei stehende Klimmzugstange. Dabei sollte lediglich darauf geachtet werden, dass das Gerüst stabil steht. Ist das gegeben, sind diese Module eine weitere gute Lösung, um zu Hause Dips zu trainieren. Wenn du zu Hause eine Klimmzugstange, aber keinen weiteren Platz für eine Dipstation hast, dann sind Ringe eine gute Lösung. Du kannst die Ringe an der Klimmzugstange befestigen, brusthoch aufhängen und daran Dips ausführen. Der einzige Nachteil ist, dass Dips an Ringen mehr Stabilität erfordern und dadurch schwieriger zu erlernen sind als Dips an einem Barren.

# Parallettes

Parallettes sind stabile Handgriffe, die eine Vielzahl an Übungen ermöglichen. Von Liegestützen, L-Sits bis hin zu verschiedenen Handstandübungen – all das kann man auf Parallettes ausführen.

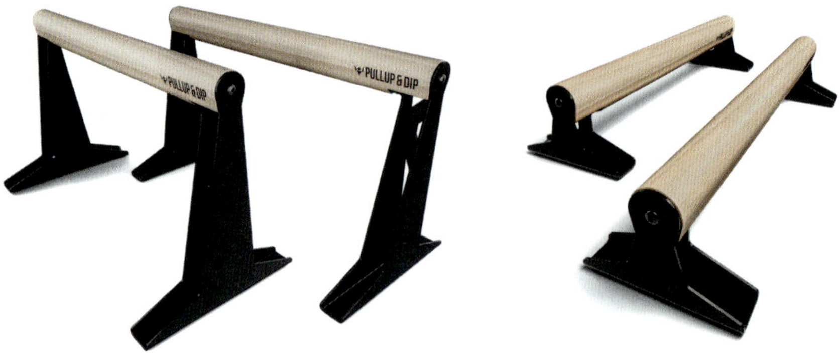


Sie sind ein großartiges Tool für den Calisthenics-Sport – aber sie sollten erst zum richtigen Zeitpunkt zum Einsatz kommen. Gerade am Anfang der Calisthenics-Karriere ist oftmals weniger mehr. Leute, die zu früh Parallettes kaufen, stehen vor der Frage: »Mache ich die Liegestütze oder den Handstand besser auf den Parallettes oder auf dem Boden?« Hier empfehle ich dir immer, am Boden anzufangen, vor allem wenn du den Handstand lernen möchtest. Die ersten Übungen für den Handstand machst du mit dem Bauch zur Wand und dafür musst in der Lage sein, aus einer Liegestützposition mit den Füßen die Wand hochzulaufen, bis du in einer geraden Linie von Oberkörper und Armen auf deinen Händen an der Wand stehst. Dieser Ablauf ist mit Parallettes machbar, aber alles andere als praktikabel und sehr verletzungsanfällig. Ohne Parallettes bist du deutlich flexibler im Handstand und deshalb empfehle ich dir, ihn erst einmal ohne dieses Tool zu erlernen.

Das Gleiche gilt für Liegestütze. Diese würde ich auch erst auf den Händen lernen und ausführen, um ein besseres Gefühl für die Bewegung und die Technik zu bekommen. Solltest du den freien Handstand und Liegestütze schon beherrschen, spricht nichts dagegen, diese auch auf Parallettes zu machen. Liegestütze auf Parallettes bieten dir eine größere Range of Motion, was dazu führt, dass die Übung etwas schwieriger wird. Das kann vor allem dann Sinn ergeben, wenn normale Liegestütze zu einfach für dich sind.

Solltest du Probleme mit den Handgelenken haben, dann können Parallettes von Anfang an eine super Möglichkeit sein, um das Training durchzuführen, ohne Schmerzen zu triggern, weil deine Handgelenke durch die Parallettes in einer neutralen Position arbeiten können. In diesem Fall solltest du auf jeden Fall herausfinden, was der Auslöser für die Schmerzen ist, und das ärztlich abklären lassen. Generell sind Parallettes immer Liegestütz-Griffen zu bevorzugen. Durch die stabile Bauart und den längeren und meist dickeren Griff sind Parallettes deutlich stabiler und flexibler einsetzbar.

## Hohe oder niedrige Parallettes?

Der erste Skill im Calisthenics, für den Parallettes benötigt werden, ist der L-Sit. Die erste Progressionsstufe für den L-Sit ist der sogenannte Tucked-L-Sit. Bei dieser Progressionsstufe stützt du dich auf den Parallettes auf, bis dein Gesäß in der Luft schwebt. Im nächsten Schritt löst du die Beine vom Boden und ziehst die Knie zur Brust und die Fersen zum Gesäß. Je mehr Kraft und Beweglichkeit du mitbringst, desto besser schaffst du es, die Knie nah zur Brust zu bringen. In diesem Fall werden dir wahrscheinlich niedrige Parallettes ausreichen. Ist das nicht der Fall, benötigst du eine größere Entfernung zum Boden, um die Position halten zu können, ohne den Boden mit den Füßen zu berühren. Um die optimale Höhe für deine Parallettes zu finden, empfehle ich dir, einen Tucked-L-Sit auf einem kleinen Bücherstapel oder auf Yogablöcken zu testen. Sobald du eine Höhe gefunden hast, bei der du die Übung für circa fünf Sekunden halten kannst, weißt du, welche Höhe deine neuen Parallettes haben sollten.

Niedrige Parallettes (bis circa 20 Zentimeter) sind von Vorteil, wenn man den Handstand auf ihnen lernen möchte. Durch den geringeren Weg für den Handstandaufschwung ist er auf niedrigeren Parallettes leichter zu erlernen als auf hohen. Der Abgang aus dem Handstand ist ebenfalls angenehmer aufgrund der reduzierten Höhe. Hast du gerade deine ersten Liegestütze gelernt und möchtest nun tiefere Liegestütze ausführen, dann empfehle ich dir ebenfalls erst einmal die niedrigeren Parallettes, um die etwas höhere Range of Motion kontrollieren zu lernen, bevor du noch tiefer gehst.

Höhere Parallettes (bis zu 40 Zentimeter) sind für den L-Sit auf jeden Fall die sichere Variante, weil du unabhängig von deiner Beweglichkeit und den Kraftvoraussetzungen genügend Platz zum Boden hast. Dann sind die höheren Parallettes erst wieder von Vorteil, wenn du stark fortgeschritten bist und zum Beispiel tiefe Handstand-Push-ups lernen möchtest.

Für sehr fortgeschrittene Skills wie zum Beispiel die Planche sind beide Höhen von Parallettes verwendbar, weil du bis dahin ein so gutes Level an Körperkontrolle mitbringst, dass du mit Sicherheit hohe und niedrige Parallettes verwenden kannst. Dazu kommt, dass du bis dahin einige Trainingsjahre mitbringst, sodass du dir wahrscheinlich über diesen Zeitraum sowohl hohe als auch niedrige Parallettes zugelegt haben wirst.

## Der Griff

Es gibt viele verschiedene Arten von Parallettes, dass man im ersten Moment vielleicht überfordert ist, worin sie sich eigentlich unterscheiden. Tatsächlich liegt der Unterschied oft in der Form und dem Material des Griffs. Hier orientieren wir uns wieder an dem Griffdurchmesser (45 bis 50 Millimeter) eines Barrens, denn Parallettes sind primär dafür da, dass wir uns darauf abstützen. Das führt zu hohen Kräften auf unseren Handgelenken. Aus diesem Grund profitieren wir von einer größeren Auflagefläche. Idealerweise ist der Griff so geformt wie ein Barren. Diese Form ist meiner Meinung nach perfekt für Parallettes.

Der Griff sollte aus Holz sein, weil das eine sehr gute Haptik für das Training aufweist und man dadurch einen super Grip hat. Ich habe mit einer großen Firma für Calisthenics-Equipment genau so einen Griff entworfen und die Parallettes mit diesem Griff sind die absoluten Topseller auf der ganzen Welt. Das Feedback ist überragend.

## Chalk für den besten Griff

Wenn du das Gefühl kennst, an der Stange zu hängen, Klimmzüge zu machen und bei jeder Wiederholung weiter abzurutschen, bis du nur noch an den Fingerkuppen an der Stange hängst, dann wirst du in deinem Training enorm von Chalk profitieren. Chalk, insbesondere Liquid Chalk, sorgt dafür, dass sich weniger Schweiß an den Händen bildet und du dadurch einen besseren Grip an der Stange hast. Die flüssige Variante von Chalk ist sehr ergiebig. Wer Klimmzüge, Muscle-ups und Co. ohne Chalk trainiert, wird früher oder später nicht das Maximum aus dem Training herausholen können, demnach spreche ich eine klare Empfehlung diesbezüglich aus.

## Gewichtsweste oder Dip-Gürtel?

Sind Liegestütze, Klimmzüge und Dips mit dem eigenen Körpergewicht zu einfach für dich geworden, ist der einfachste Weg, noch stärker zu werden, mit Zusatzgewicht zu arbeiten.

Es gibt zwei Möglichkeiten, externes Gewicht zu befestigen und sicher zu bewegen. Für Übungen wie den Klimmzug, den Muscle-up oder den Dip verwendet man in der Regel einen Dip-Gürtel. Das Gewicht wird an einem Seil oder einer Kette an dem Gürtel angebracht und dadurch zwischen den Beinen platziert. Für die sicherste Befestigung empfiehlt es sich, drei Karabiner zu verwenden: zwei Karabiner, um die beiden Enden des Seils oder der Kette an dem Gürtel zu befestigen, und einen dritten, um die beiden Enden des Gürtels miteinander zu verschließen. Durch diese Verschlusstechnik kann beliebig viel Gewicht in den feinsten Abstufungen an den Gürtel angebracht und während des Trainings ausgetauscht werden. Ein weiterer großer Vorteil eines Dipgürtels ist, dass der Schwerpunkt an der Körpermitte hängt, weil das Gewicht an der Hüfte befestigt wird und sich somit der Oberkörper frei bewegen kann.

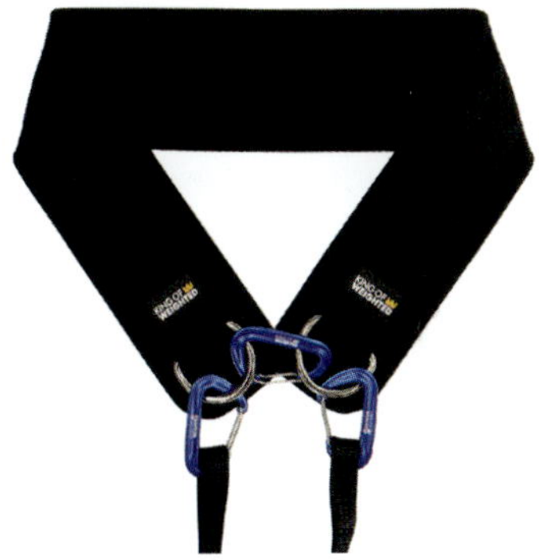

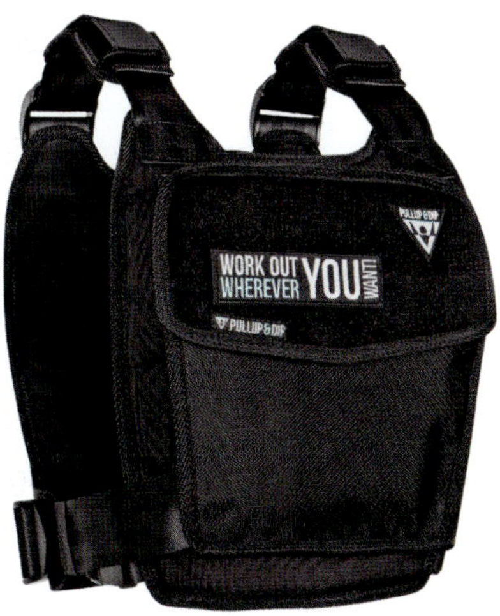


Eine Gewichtsweste hingegen verwendet man eher bei Übungen wie Liegestütz, Pike Push-ups und Handstand-Push-ups. Eine Gewichtsweste befestigt das zusätzliche Gewicht deutlich stabiler am Körper, was notwendig ist, wenn man Übungen in der Horizontalen oder über Kopf trainiert und dabei Zusatzgewicht bewegen möchte. Das richtige »Arbeitsgewicht« einzustellen, ist bei einer Gewichtsweste im Vergleich zu einem

Dip-Gürtel meist etwas umständlicher, weil die Gewichte gut verpackt sind und die Gewichtssprünge oft durch kleine Eisenstäbe oder Sandsäcke vorgegeben sind. Bei den Westen gilt es zu berücksichtigen, dass sie gut sitzen und die Schulterriemen ergonomisch angepasst sind, damit du vor allem bei Übungen über Kopf keine Bewegungseinschränkung hast.

Es gibt also nicht die eine perfekte Lösung, was Zusatzgewichte angeht, sondern mehrere gute Lösungen für unterschiedliche Anwendungsbereiche. Bevor du dir etwas zulegst, solltest du dir also erst Gedanken über den Anwendungsbereich machen.

## Sleeves und Bandagen

Sleeves sind Bandagen für Gelenke, die diese im Training unterstützen und mehr Stabilität geben. Grundlegend gibt es zwei unterschiedliche Arten von Sleeves. Diese unterscheiden sich primär im Material.
Einfache, leichte Sleeves bestehen überwiegend aus Nylon und Polyester und dienen in erster Linie dazu, das Gelenk warm zu halten und leicht zu komprimieren, um dir mehr Sicherheit in der Bewegung zu geben. Diese Art von Sleeves verwenden die meisten Sportler*innen bei leichten Überlastungen oder Verletzungen. Ist dies nicht der Fall, sehe ich keinen Grund, diese Art von Sleeves im Training zu tragen. Selbst bei Überbelastungen oder Verletzungen sollte man eher der Ursache auf den Grund gehen, anstatt zu versuchen, die Symptome mithilfe von Sleeves in den Griff zu bekommen.

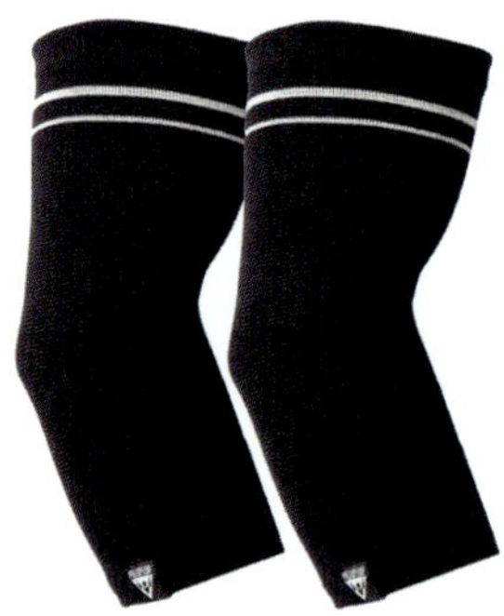

Die zweite Art von Sleeves sind sogenannte Full Stiff oder Half Stiff Sleeves. Diese Art von Sleeves sind aus einem 7 Millimeter dicken Neoprenmaterial und unterstützen das Gelenk deutlich mehr. Diese Sleeves finden überwiegend im Weighted Calisthenics ihre Anwendung, weil sie das Gelenk extrem stabilisieren und dadurch deutlich mehr Gewicht bewegt werden kann. Der Anwendungsbereich der Sleeves im Weighted Calisthenics sind Dips und Kniebeugen.

Half Stiff Sleeves sind in der Armbeuge mit einem 7 Millimeter steifen Neoprenpad und auf der Außenseite des Ellenbogens mit einem flexibleren Neoprenpad versehen. Full Stiff Sleeves bestehen durchgängig aus dem steifen 7-Millimeter- Neoprenmaterial für noch mehr Unterstützung bei den Dips. Das Gleiche gilt für die Knie-Sleeves.

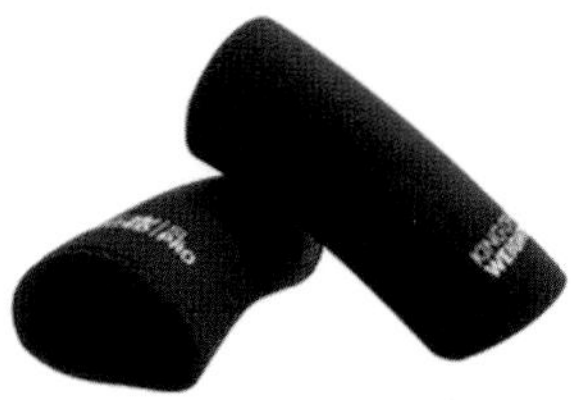

Falls du dir Calisthenics Equipment zulegen möchtest, kannst du das auf www.Pullup-dip.de erledigen und sparst dir mit dem Code »FLEX10« 10 Prozent auf deinen Einkauf. Weigthed-Calisthenics-Equipment findest du auf https://kingofweighted.shop/de und sparst dir mit dem Code »FLEX« 5 Prozent auf deinen Einkauf.

# WO DU CALISTHENICS TRAINIEREN KANNST

Ein sehr großer Vorteil von Calisthenics ist, dass man nahezu überall trainieren kann und man dadurch das Training sehr flexibel in den Alltag integrieren kann. Du kannst dein Training zu Hause durchziehen, während du ein Auge auf deine Kinder hast, und bist dabei noch ein Vorbild für sie. Auf deinem Arbeitsweg liegt ein Fitnessstudio und für dich ist es am effizientesten, dort dein Training zu absolvieren? Super! Mein persönlicher Favorit ist es, nach dem Feierabend die Ringe einzupacken, an einen See zu fahren und dort im Sommer bei Sonnenuntergang die Ringe an einem Baum aufzuhängen und ein Workout durchzuziehen.

Unabhängig davon, wie dein Alltag aussieht, hast du sehr viele Möglichkeiten, das Calisthenics in deine Routine zu integrieren. Dem amerikanischen Autor, Redner und Experten für positive Psychologie Shawn Achor zufolge lassen sich Routinen leichter entwickeln, wenn man den Zugang zu einer neuen Handlung erleichtert – zum Beispiel indem man sie so vorbereitet, dass sie in weniger als 20 Sekunden begonnen werden kann. Wenn du also zu Hause trainieren möchtest und deine Klimmzugstange in deinem Wohnzimmer hängt, dann kannst du innerhalb von 20 Sekunden von der Couch aufstehen und dein Training starten. Somit ist die Hürde so gering, dass die Erfolgschance sehr groß ist, dass du eine neue Trainingsroutine aufbauen kannst. Letztendlich kannst du überall trainieren, sofern ein paar wenige, aber wichtige Kriterien für sinnvolles Training beachtet werden:

- Der Trainingsort bietet eine Möglichkeit für Klimmzüge.
- Es sind Widerstandsbänder vorhanden.
- Es sind Ringe oder Seilzüge vorhanden.
- Es ist ein Ort, an dem du dich wohlfühlst.
- Es gibt wenige bis keine externen Faktoren, die dich von deinem Training ablenken.
- Nur wenn du den Handstand lernen möchtest: Es gibt eine freie Wand und etwas Platz für dein Handstandtraining.

Unter Berücksichtigung dieser Punkte sind die folgenden drei Orte die geläufigsten Spots für gutes Training: das Zuhause, das Fitnessstudio und der Calisthenics-Park. Im Folgenden bekommst du eine Checkliste für die genannten Trainingsorte. Unter Berücksichtigung der folgenden Punkte werden dir die Checklisten dabei helfen, einen passenden Trainingsort für dich zu finden.

## Deine Checkliste für zu Hause

**Primär:**

- Klimmzugstange
- Flüssiges Chalk
- Ringe
- Widerstandsbänder
- Freie Wand für Handstandtraining (nur relevant, wenn der Handstand erlernt werden soll)

**Sekundär:**

- Parallettes
- Gewichte, sofern du mehr als zwölf Klimmzüge/Dips schaffst
- Dip-Gürtel
- Dip-Möglichkeit

**Primär** = die Ausstattung, die du von Anfang an besitzen solltest, um zu Hause ein gutes Training absolvieren zu können

**Sekundär** = die Ausstattung, die du dir im Laufe der Zeit anschaffen kannst und die für den Start nicht zwingend notwendig ist, jedoch früher oder später wichtig werden kann

## Deine Checkliste für das Fitnessstudio

- Klimmzugstange – gerade, durchgängige Stange aus Metall ohne Gummibeschichtung. Platz zum Aushängen, Platz nach oben und vorne für Muscle-ups und Co.
- Dip-Barren – verstellbarer oder konisch zulaufender Barren; Faustregel für die optimale Breite: Eine Unterarmlänge + vier bis fünf Fingerbreit sollte zwischen die Holme passen
- Handstand – freie Wand, an der es erlaubt ist, Handstand zu üben, und eine freie Fläche
- Ringe – sind Ringe vorhanden oder darfst du deine eigenen mitbringen?
- Die Verwendung von Chalk sollte erlaubt sein
- Box/Stepper/Bank – nutzbar für Klimmzüge/Dips, als Einstiegshilfe
- Darfst du dich beim Training für die Technikanalyse filmen?
- Ist ein Seilzug vorhanden?
- Ist ein Squat Rack vorhanden?
- Sind Gewichtsscheiben vorhanden?
- Fühlst du dich in dem Bereich, in dem du dich überwiegend aufhalten wirst, wirklich wohl?
- Darfst du in dem Fitnessstudio Übungen wie L-Sit, Front Lever und Co. auch ohne Schuhe trainieren?

Ergänze die Liste gerne mit weiteren Punkten, die dir besonders wichtig im Training sind.

Wenn du gerade auf der Suche nach einem passenden Fitnessstudio bist, verwende die Checkliste bei einem Probetraining und kläre die Punkte ab, die dir besonders wichtig sind. Je mehr Punkte du klären kannst, desto länger hast du Spaß in dem Studio, denn es gibt nichts Ärgerlicheres als fehlendes Equipment oder unpassende Hausregeln, die dein Training einschränken.

## Deine Checkliste für den Calisthenics-Park

- Klimmzugstange – gerade, durchgängige Stange aus Metall mit einem Durchmesser von circa 30 bis 34 Millimetern, Platz zum Aushängen, Platz nach oben und nach vorne
- Dip-Barren – verstellbarer oder konisch zulaufender Barren; Faustregel für optimale Breite: Eine Unterarmlänge + vier bis fünf Fingerbreit sollte zwischen die Holme passen
- Handstand – Wand/Baum/Pfeiler mit hartem, geradem Untergrund
- Ringe – ich empfehle dir, deine Ringe immer im Gepäck zu haben, um dein Training umfangreich zu gestalten
- Widerstandsbänder – gehören in jede Trainingstasche, unabhängig davon, ob du sie für dein Warm-up, als Unterstützung oder als Widerstand verwendest
- Flüssig-Chalk
- Parallettes – manche Calisthenics-Parks haben fest installierte Parallettes für Handstand, Push-up-Varianten und Co.
- Erhöhung/Box – eine Kirsche auf der Sahnetorte wäre eine mobile Box, eine Bank oder eine andere Erhöhung, damit du Unterstützung beim Einstieg in den Klimmzug und den Dip bekommst

Außerhalb von Großstädten gibt es noch eher wenige Calisthenics-Parks, sodass du wahrscheinlich eine geringe oder gar keine Auswahl hast. Das ist aber nicht schlimm, denn am Ende des Tages brauchst du eine Klimmzugstange und einen Barren, um dein Workout zu absolvieren. Das restliche Equipment, wie Ringe, Widerstandsbänder und so weiter, kannst du einfach selbst mitnehmen.
In Calisthenics-Parks trifft sich die Community. Wenn du also Lust hast, Gleichgesinnte zu treffen, dann solltest du unbedingt einen Calisthenics-Park in deiner Nähe aufsuchen und dort trainieren oder du wirst Teil des Calisthenics-Clubs (www.calisthenics-club.de). Gerade wenn man in eine neue Stadt gezogen ist, gibt es meiner Meinung nach keinen einfacheren Weg, neue Leute kennenzulernen. Neben Calisthenics-Parks solltest du im

Hinblick aufs Wetter aber auch immer eine Indoor-Trainingsmöglichkeit zur Auswahl haben. Der größte Faktor für deinen besten Trainingsfortschritt ist Kontinuität. Schlechtes Wetter oder Kälte sollten da kein Hindernis sein. Und nein, ich empfehle dir nicht, bei jedem Wetter draußen zu trainieren, denn nasse Stangen und Kälte schränken nicht nur deine Performance ein, sondern erhöhen auch die Verletzungsgefahr!

## Sechs Herausforderungen, die du vor dem Start meistern solltest

Die Einstiegshürde in den Calisthenics-Sport ist sehr gering, da man schließlich nur seinen eigenen Körper und nur wenig Equipment benötigt. Das bedeutet jedoch nicht, dass der Einstieg in den Sport leicht ist. In der Zusammenarbeit mit Hunderten von Beginner*innen haben sich immer wieder die gleichen Problemstellungen herauskristallisiert, die es zu meistern gilt. Idealerweise schon bevor es richtig mit dem Training losgeht. Beschäftigst du dich nicht mit diesen Herausforderungen, werden sie dich früher oder später einholen, was sich in Frust, Stagnation oder Demotivation äußert. Und das lässt sich vermeiden.
Ich beobachte immer wieder, wie ambitionierte Sportler*innen mit Calisthenics aufhören, weil sie keinen Fortschritt machen oder sich im schlimmsten Fall verletzen. Hätten sie sich im Vorfeld mit den folgenden Herausforderungen beschäftigt, bin ich mir sicher, dass sie mehr Spaß im Training gehabt hätten und ihre Calisthenics-Reise anders verlaufen wäre.

Dein Weg in den Calisthenics-Sport lässt sich auf drei Bewusstseinsebenen zusammenfassen, die in Summe sechs Herausforderungen beinhalten.

**Ebene 1:**

- Social Media versus Realität

**Ebene 2:**

- Selbsteinschätzung
- Realistische Zielsetzung

**Ebene 3:**

- Übungsausführung
- Trainingsplanung
- Geduld

Ich mache nun über zehn Jahre Calisthenics und auf dieser Reise bin ich durch jede Ebene gegangen und musste jede einzelne Herausforderung meistern. Ich stand immer wieder am gleichen Punkt und dachte mir: »Das muss doch leichter gehen oder es muss zumindest einen anderen Weg geben, der mich schneller ans Ziel bringt!« In der Zusammenarbeit mit den unterschiedlichsten Menschen, die alle die gleichen Themen mitbringen, ist es mir wie Schuppen von den Augen gefallen: Egal, welches Problem eine Person mit Calisthenics hat, die Probleme lassen sich immer auf die oben genannten sechs Aspekte zurückführen. Ich stelle hiermit die These auf, dass jede Person, die mit Calisthenics starten möchte, vor die gleichen Herausforderungen gestellt wird. Deswegen lasst sie uns lösen, bevor sie dich daran hindern, richtig stark zu werden.

## Social Media versus Realität

Die erste Bewusstseinsebene im Calisthenics besteht darin, dass du auf den Sport aufmerksam wirst. Mit hoher Wahrscheinlichkeit hast du auf Social Media (Instagram, TikTok, YouTube etc.) ein Video mit einem sehr beeindruckenden Skill oder einer Performance gesehen und es hat dich fasziniert. Du fragst dich: Wie kann man seinen Körper so kontrollieren? Der Algorithmus hat dich gepackt und seit diesem Zeitpunkt bekommst du nur noch Calisthenics-Content angezeigt.

Diese Videos inspirieren dich und du bekommst immer mehr Motivation, die Übungen auszutesten. Du denkst dir: »Die Übungen sehen so leicht aus, das kann ja nicht so schwer sein. Ich will das auch können.«

Du gehst hochmotiviert ins Training, hängst dich an die Stange und versuchst die ersten Übungen, die du auf Social Media gesehen hast. Nach dem ersten Versuch wirst du schnell auf den Boden der Tatsachen gebracht. Aus dem »Das kann ja nicht so schwer sein« wird ein »Das ist unmöglich zu schaffen«. Glaube mir: So geht es jedem.

Auf Social Media siehst du meistens eben nur das Endergebnis und nicht die harte Arbeit, die dahintersteckt. Es wird oft nur das Allerbeste gezeigt und nicht, wie viele Anläufe man wirklich benötigt hat, den Handstand oder Skill XY perfekt zu performen. Das vermittelt ein falsches Bild und das solltest du immer im Hinterkopf behalten und dich nicht abschrecken lassen. Denn natürlich kannst auch du diese Übungen schaffen! Und es ist ein großartiges Gefühl, so ein Ziel zu erreichen und seinen Körper wahrhaftig auf ein neues Level zu bringen! Es benötigt lediglich Zeit und ein funktionierendes Trainingssystem, das dich an deine Ziele bringt – und vor allem braucht es zu Beginn eine realistische Einschätzung. Dann macht deine Calisthenics-Reise großen Spaß!
Ich habe mit den besten Athleten der Welt trainiert und ich kann dir versichern: Auch diese Jungs und Mädels benötigen ein bis zwei Anläufe, um in den Handstand zu kommen. Das ist absolut normal, aber das wirst du auf Social Media natürlich nicht sehen.
Ein weiterer wichtiger Punkt ist, dass man auf Social Media meistens nur die verrücktesten Skills sieht. Das vermittelt oft den Eindruck, dass du Calisthenics erst anfangen kannst, wenn du in der Lage bist, solche Skills zu trainieren. Dem ist aber nicht so! Denn um fortgeschrittene Skills performen zu können, musst du die Basics wie Klimmzüge, Dips und Co. beherrschen. Du musst also leider die »langweiligen Hausaufgaben« machen – und das wird leider auf Social Media nicht oft genug klargestellt. Wer das nicht weiß, wird oft enttäuscht oder schlimmer noch: fängt gar nicht erst an!
Aber keine Sorge, genau dafür ist dieses Buch da! Ich erkläre dir alles nacheinander und am Ende wirst du ganz genau wissen, wie du mit Calisthenics durchstarten kannst und welche Übungen zu deinem individuellen Trainingslevel passen.
Bitte lasse dich also nicht von Social Media abschrecken oder demotivieren. Es entsteht leider zu oft eine falsche Erwartungshaltung, wenn man sich noch nicht so viel mit dem Sport beschäftigt hat. Jede Person hat individuelle Voraussetzungen, und das Training muss darauf ausgerichtet werden. Du schreibst deine eigene Calisthenics-Geschichte und nicht die von einer anderen Person. Deshalb fokussiere dich auf deine Reise und nutze Social Media ausschließlich als Inspiration.

## Selbsteinschätzung

Ein Beispiel: Hans-Dietrich hat sein Leben der Arbeit verschrieben. Er war ein sehr erfolgreicher Banker, der kurz vor seinem Ruhestand einige körperliche Probleme entwickelt hat. Durch das hohe Arbeitspensum und ein fehlendes Bewusstsein für Bewegung hat er nie Sport getrieben. Ihm wurde bewusst, dass er, wenn er in Rente ginge, zwar viel Freizeit haben würde, mit der er aber nicht viel würde anfangen können. Sein Körper war nicht in der Lage, große Aktivitäten wie Reisen oder Wanderungen durchzuhalten, geschweige denn mit den Enkelkindern zu spielen. Weil er das nicht akzeptieren wollte, hat er sich dazu entschlossen, mit 60 Jahren anzufangen, seine Ernährung zu optimieren und eine Sportroutine aufzubauen. Er hat sich nicht von seinem Alter einschränken lassen und hat einfach angefangen, zu trainieren. Ich darf Hans-Dietrich nun seit ein paar Jahren begleiten. Er ist mittlerweile über 70 und beherrscht freie Klimmzüge, Dips in den Ringen und einen Handstand. Doch das Großartigste ist, dass sein Körper ihm erlaubt, die Welt zu bereisen und alles zu machen, worauf er Lust hat. Er hat die notwendige Muskulatur und ein gutes Körpergefühl aufgebaut, damit er im Alltag keinen Einschränkungen mehr ausgeliefert ist.

Hans-Dietrich hat seine Situation optimal eingeschätzt und einfach mit kleinen Schritten angefangen, sich eine Trainingsroutine aufzubauen. Schritt für Schritt ist er stärker geworden und hat sich besser gefühlt. Heute gehört Sport, vor allem Calisthenics, zu seinem Leben, egal, wo er sich gerade befindet. Falls du dich schon einmal bei dem Gedanken erwischt hast, ob du mit deinen 30, 40 oder 50 Jahren zu alt für Calisthenics bist, dann hast du hier die Antwort: NEIN!

Ich bekomme diese Frage so oft gestellt: »Felix, bin ich mit meinen 40 Jahren denn nicht zu alt, um mit Calisthenics anzufangen?«, oder: »Ich kann mir gar nicht vorstellen, wie ich noch einen Handstand lernen soll.« Meine Antwort ist immer die gleiche: Es ist egal, wie alt du bist, du musst einfach nur starten. Mit den richtigen Übungen, die genau zu deinem Leistungslevel passen, bist du weder über- noch unterfordert und kannst Schritt für Schritt stärker werden. Ich verspreche dir: Sobald du die ersten kleinen Fortschritte spürst, hast du dir die Fragen selbst beantwortet. Du wirst es lieben. Bitte unterschätze deine Fähigkeiten nicht und fange einfach an. Falls du Zweifel hast, denk an Hans-Dietrich, der mit über 70 noch Calisthenics macht und fitter ist als viele 20-Jährige.

Auf der anderen Seite gibt es aber auch diejenigen, die sich selbst überschätzen. Das ist im Calisthenics ein größeres Problem, weil dies zu Überlastungen oder Verletzungen führen kann. Eine Fehleinschätzung der eigenen Leistungsfähigkeit kann dazu führen, dass Übungen trainiert werden, für die man noch nicht bereit ist. Zum Beispiel trainierst du die erste Progression für eine Planche oder Human Flag und bist noch nicht in der Lage, zehn Dips und Klimmzüge mit deinem eigenen Körpergewicht auszuführen. Dadurch bringst du eine zu hohe Belastung auf deine Bänder, Sehnen und Gelenke, was früher oder später zu Überlastungen führen wird. Damit das Beispiel greifbarer wird, machen wir einen Ausflug in das klassische Krafttraining im Fitnessstudio. Angenommen, du schaffst eine Wiederholung einer Kniebeuge mit 100 Kilogramm Zusatzgewicht. Dein Ziel ist es, stärker zu werden und irgendwann eine Kniebeuge mit 150 Kilogramm Zusatzgewicht zu schaffen. Um verletzungsfrei dorthin zu kommen, solltest du mit 80 bis 100 Prozent (80 bis 100 Kilogramm) von deinem Maximum trainieren. Du wirst nicht auf die Idee kommen, mit 120 Prozent (120 Kilogramm) zu trainieren, weil das Gewicht dich unter sich begraben wird. Genau das passiert jedoch im Calisthenics sehr oft. Es werden Übungen »versucht«, für die die Kraft nicht vorhanden ist, und das führt leider oftmals zu Verletzungen und Überlastungen.

Im Calisthenics kommt es relativ oft vor, dass die Sportler*innen nicht wissen, welche Voraussetzungen sie für die unterschiedlichen Übungen benötigen. Viele unterschätzen, wie stark man wirklich sein muss, um die verschiedenen Skills anzugehen.

Als Grundregel kannst du für dich mitnehmen: Wenn du noch nicht in der Lage bist, eine Übung oder eine Skill-Progression sauber und mit geringer Anstrengung durchzuführen, dann ist die Übung noch zu schwer für dich. Du solltest in der Lage sein, mindestens zwei bis drei Wiederholungen oder drei bis vier Sekunden Haltezeit in der jeweiligen Übung korrekt auszuführen. Sollte dir das nicht gelingen, trainiere mit einer leichteren Variante. Steigere mit »leichteren« Übungen deine Maximalkraft, um dir die nächstschwierigere Übung freizuschalten. Dadurch reduzierst du die absolute Last auf deinen Körper und sorgst dafür, dass du Raum für Technikoptimierung schaffst. Die Qualität deines Trainings erhöht sich stark und gleichzeitig reduzierst du das Verletzungsrisiko. Schätze also deine aktuellen Fähigkeiten realistisch ein, stelle dein Ego hintan und trainiere smart, um kontinuierliche und nachhaltige Fortschritte sicherzustellen.

## Realistische Zielsetzung

Der Weg zu fortgeschrittenen Calisthenics-Skills kann, abhängig von deiner Ausgangslage, mehrere Jahre dauern. Es wird Phasen geben, an denen du das Gefühl hast, deinem Ziel nicht näher zu kommen. Dieses Gefühl stellt sich meistens dann ein, wenn du dir Ziele setzt, die zu ambitioniert sind. Ziele, die sehr fortgeschritten sind und deren Voraussetzungen dir unbekannt sind, können oft demotivierend sein. Lass mich dir das anhand von einem klassischen Beispiel erklären.

Vielleicht hast du davon schon einmal gehört: »Du musst nur zehn Klimmzüge beherrschen, um in der Lage zu sein, einen Muscle-up zu schaffen.« Du hast regelmäßig Klimmzüge trainiert und bist jetzt in der Lage, zehn technisch korrekte Wiederholungen auszuführen. Für dich wäre jetzt der nächste logische Schritt, die ersten Progressionen für den Muscle-up anzugehen. Doch bei den ersten Versuchen merkst du schnell, dass du nicht über die Stange kommst und noch weit entfernt davon bist, deine Klimmzüge so explosiv zu ziehen, um hoch genug zu kommen. Der Ehrgeiz packt dich, denn du hast ja eigentlich – vermeintlich – die Voraussetzung für den Muscle-up. Wochen, Monate, vielleicht sogar Jahre später funktioniert der Muscle-up immer noch nicht und du verzweifelst, weil dir die Ideen ausgehen.

Dieses Szenario kommt leider sehr häufig vor. Nicht nur bei dem Muscle-up, sondern nahezu bei jedem anderen Skill im Calisthenics-Sport. Das Problem liegt darin, dass man deutlich mehr Kraft haben muss …

Wir stellen also fest, dass die Anzahl der Klimmzüge mit dem eigenen Körpergewicht nicht aussagekräftig genug ist, um zu definieren, ab wann du in der Lage bist, einen Muscle-up zu vollenden. Vielmehr kommt es stattdessen auf deine Maximalkraft im Klimmzug an. Je höher diese im Verhältnis zu deinem Körpergewicht ist, desto schneller meisterst du den

Muscle-up. Wenn du hier also die relevanten Werte kennst, wird dir schnell bewusst, dass du viel später mit dem Muscle-up-spezifischen Training anfangen solltest. Bis dahin muss der Fokus rein darauf liegen, die Maximalkraft im Klimmzug zu steigern.

Diese Herangehensweise führt dazu, dass du keine Frustration im Training hast, weil du erst mit dem Skill-Training beginnst, wenn du auch wirklich die Voraussetzung dafür erfüllst. Das macht dein Training deutlich effizienter und spaßiger, weil du keine ständigen Rückschläge erfährst, sondern genau weißt, ab welchem Kraftlevel welcher Skill für dich sinnvoll ist.

## Voraussetzungsempfehlungen auf dem neusten Stand

Wir haben in den letzten Jahren über 600 Calisthenics Beginner*innen an ihre Ziele gebracht. In dieser Zusammenarbeit haben wir jedes einzelne Training von diesen Personen dokumentiert und ausgewertet. Wir haben uns angeschaut: Wie stark war die Person zu dem Zeitpunkt, als sie den Skill XY erreicht hat? Durch die große Menge an Daten haben sich Muster abgebildet, die uns eindeutige Voraussetzungen für die unterschiedlichen Skills aufgezeigt haben. In dem Kapitel »Die Skill-Pyramide« (ab Seite 61) erfährst du die Erkenntnisse und Voraussetzungen für die unterschiedlichen Skills. Dies wird dir helfen zu verstehen, ab wann du den Fokus auf dein Wunschziel legen solltest.

Bei der Zielsetzung arbeite ich gerne mit der SMART-Formel, die erstmals von George T. Doran in einem Artikel im *Management Review* im Jahr 1981 vorgestellt wurde. Die SMART-Formel beschreibt fünf Kriterien, die ein Ziel erfüllen sollte:

**S** – Spezifisch
**M** – Messbar
**A** – Attraktiv
**R** – Realistisch
**T** – Terminiert

Ein Beispiel die Zielsetzung anhand der SMART-Formel:
Ich möchte gerne meinen 1-Rep-Max im Klimmzug (spezifisch) auf 40 Kilogramm steigern, da es die Hälfte meines Körpergewichts (80 Kilogramm) ist (messbar). Dies möchte ich erreichen, weil es für mich ein Zeichen von extremer Stärke und Körperkontrolle ist. Des Weiteren ist es die Voraussetzung für den Muscle-up, den ich unbedingt erlernen möchte (attraktiv). Ich stehe aktuell bei einem 1-Rep-Max im Klimmzug von 15 Kilogramm und das Ziel möchte ich in einem halben Jahr, ausgehend vom heutigen Datum schaffen (realistisch und terminiert).
Setze deine Ziele mit der SMART-Formel und schreibe sie auf ein Blatt Papier. Platziere deine Ziele an einem Ort, an dem du regelmäßig vorbeigehst und daran erinnert wirst. So bleiben deine Ziele präsent und motivieren dich auch in Phasen, wo es nicht so läuft, wie du dir das vorstellst.
Abschließend möchte ich dich dazu ermutigen, dir große Ziele zu setzen. Breche diese jedoch in kleinere Meilensteine herunter, um regelmäßig kleinere Erfolge zu feiern. Das ist nicht nur motivierend, sondern zeigt dir auch, dass du auf dem richtigen Weg bist.

## Übungsausführung

Wenn du auf der dritten Bewusstseinsebene eines Calisthenics-Beginners angekommen bist und die oben genannten Aspekte berücksichtigt hast, bist du auf einem sehr guten Weg. Du bringst das richtige Mindset mit und du hast dir realistische Ziele gesetzt. Jetzt kommt die Umsetzung. Es heißt trainieren, trainieren und weitertrainieren – und zwar richtig!

Wenn du dich schon einmal gefragt hast, ob du deine Klimmzüge korrekt ausführst oder deine Schultern die notwendige Beweglichkeit für einen Handstand aufweisen, dann weißt du, dass du hier angekommen bist. Die technischen Details, auf die du bei den unterschiedlichen Übungen achten solltest, gehen wir später im Kapitel »Die Skill-Pyramide« einzeln durch. Eine gute Übungsausführung ist die Basis für soliden Calisthenics-Fortschritt, denn nur so lässt sich maximaler Kraft-Output generieren, ohne dass man sich verletzt.

Um ehrlich zu sein, ist das ein Prozess, der dich immer begleiten wird. Ich verbessere heute immer noch meinen Handstand, meine Klimmzüge und Dips. Im Handstand arbeite ich zum Beispiel kontinuierlich daran, meine Schultern stabil zu positionieren, während meine Beine unterschiedliche Figuren machen, um so eine noch stabilere Basis zu erlangen. Dadurch erarbeite ich mir eine noch bessere Ausgangsposition für den nächsten Skill – den einarmigen Handstand.

Je stärker man in den Übungen wird, desto mehr Gewicht wird bewegt, und das erfordert wieder neue technische Feinheiten. Mit steigender Kraft wirst du neue Skills »freischalten«. Das bedeutet für dein Training: Du musst deine Körperbeherrschung und Übungstechniken regelmäßig weiterentwickeln, weil du mit neuen Skills vor neue Herausforderungen gestellt wirst. Stelle dich also auf eine anhaltende Reise der Weiterentwicklung ein.

Schlechte Übungsausführungen erhöhen nicht nur dein Verletzungsrisiko, sondern sind meist ineffizient, was deinen Trainingsfortschritt hemmt oder sogar stagnieren lässt. Um das von Anfang an zu vermeiden, gilt es drei Punkte zu beachten:

1. Die richtige Übungsauswahl ist entscheidend. Solltest du Übungen trainieren, die zu fortgeschritten für dich sind, wirst du mit hoher Wahrscheinlichkeit nicht in der Lage sein, diese Übung korrekt auszuführen. Daher gilt es, Übungen auszuwählen, die du kraftmäßig für zwei bis drei Wiederholungen ausführen kannst. Das Verständnis, wann welche Übung die richtige für dich ist, beantworten wir im Kapitel »Die Skill-Pyramide« individuell.
2. Integriere gezieltes Techniktraining in deinen Trainingsplan, sofern du technische Defizite in deiner Übungsausführung feststellst. Das kann zum Beispiel ein langsam ausgeführter Dip sein, bei dem du den Fokus auf die Schulteransteuerung legst. Hier ist es wichtig, die Intensität zu reduzieren, damit du dich voll und ganz auf die saubere Ausführung konzentrieren kannst. Hier kommt zusätzlich dein anatomisches Wissen ins Spiel, denn für gewisse Defizite ist ein hohes Verständnis über den eigenen Körper von Vorteil, um dann die richtigen Schlüsse für die Trainingsplanung zu ziehen.
3. Filme dich bei deiner Übungsausführung. Unabhängig davon, wo du dein Training durchziehst, wirst du entweder keinen Spiegel zur Verfügung haben oder kannst während der Übungsausführung nicht in den Spiegel schauen. Wenn du dich bei deinem Training filmst, kannst du auch ohne große Erfahrung erkennen, ob sich deine Schultern synchron bewegen oder deine Linie im Handstand gerade ist. Falls du dir jetzt denkst, dass man das doch spürt – lass mich dir eins versichern: Nein, das spüren die allerwenigsten. Diejenigen, die das spüren, haben daran gearbeitet und sich mit Sicherheit selbst gefilmt. Wenn du Videos von deinen Übungen machst, wirst du früher oder später einen Aha-Moment haben. »Das fühlt sich doch ganz anders an, als es aussieht«, denkst du dir. Und genau das wollen wir damit erreichen. Du bekommst dadurch ein besseres Verständnis für deine Bewegung und dein Körpergefühl. Dadurch wirst du schneller Fehler erkennen und beheben können, ohne der absolute Biomechanik-Profi

zu sein. Ein weiterer cooler Nebeneffekt ist es, dass du immer wieder einen Vorher-nachher-Vergleich hast. Gerade in Phasen, in denen es mal nicht so läuft, wie du es dir vorstellst, kann es sehr motivierend sein, zu sehen, woher man kommt und wo man jetzt steht. Oft wird einem dann erst bewusst, wie viele Fortschritte man doch schon gemacht hat. Damit du nicht dein ganzes Training filmen musst, empfehle ich dir, pro Übung den letzten Satz zu filmen. Da ist die Ermüdung am größten und dadurch das Fehlerpotenzial am höchsten, was wiederum dazu führt, dass du deine Fehler leichter erkennen kannst.

Ich habe eine eigene Homepage für dich mit Technikvideos zu den wichtigsten Calisthenics-Übungen erstellt. Diese Seite erreichst du entweder unter **www.flex-calisthenics.com/calisthenics-coaching/kraft-ohne-grenzen** oder du scannst mit deinem Smartphone folgenden QR-Code:

In diesen Videos zeige ich dir, welche Punkte du bei deiner Übungsausführung beachten solltest, damit du die Technik von Anfang an korrekt erlernst.

## Trainingsplanung

Die Übungsausführung und die Trainingsplanung gehen im Calisthenics Hand in Hand. Ausgehend von der aktuellen Ist-Situation schauen wir uns an, wie stark du bist und wie du die Übungstechniken ausführst. Du weißt nun, wo du stehst und was du erreichen willst. Das sind die Eckpfeiler jeder erfolgreichen Trainingsplanung. Jetzt wird dir vielleicht auch noch einmal mehr bewusst, warum es so wichtig ist, sich Ziele zu setzen. Ohne Ziele würde deine Trainingsplanung wortwörtlich ins Nichts laufen. Basierend auf der Ist-Analyse können wir nun mit der Übungsauswahl starten und deinen Trainingsplan so aufbauen, dass er dich so schnell wie möglich an dein Ziel bringt.

Aber zuvor noch eines: Die Übungsauswahl ist wichtig, aber noch nicht alles, um den perfekten Plan für dich zu erstellen. Es fehlt noch das Trainingssystem. Das Trainingssystem ist dafür da, dich stärker zu machen und dich auf allen Ebenen weiterzuentwickeln. Ohne ein funktionierendes Trainingssystem kannst du die besten Übungen und die beste Technik haben, du wirst dennoch nicht optimale Fortschritte erzielen. Ein Trainingssystem gibt genau vor, wie viele Wiederholungen, Sätze, Pausenzeiten du pro Übung machen und ob und – wenn ja – wie viel Zusatzgewicht du verwenden solltest. Es wird über mehrere Wochen geplant, um sinnvolle Steigerungen vornehmen zu können, damit du stärker wirst. Ein gutes System berücksichtigt auch deine Lifestyle-Faktoren wie Schlaf, Ernährung und Stress.

Vielleicht bist oder warst du schon einmal an dem Punkt, dass du die Vorübung zu einem Skill zwar bereits sehr gut ausführen kannst, die nächstschwierigere Progression sich aber unerreichbar anfühlt?! In diesem Fall gilt es nicht, noch eine weitere Zwischenübung zu suchen, sondern über ein gutes Trainingssystem die Kraft und die fehlenden Fähigkeiten aufzubauen, damit du dann in der Lage bist, die nächste Progression zu erreichen. Hier gilt es, von dem Mindset »Ich muss nur die nächstbeste Übung finden, dann erreiche ich das Ziel« wegzukommen. Die permanente Suche nach der Wunderübung macht keinen Sinn, denn es gibt sie nicht.

Was ich damit sagen möchte: Es ist unumgänglich, sinnvolle Übungen im Trainingsplan zu haben. Wenn du dich jedoch weiterentwickeln möchtest, benötigst du nicht die nächste beste Übung, sondern ein funktionierendes System, das dich langfristig stärker macht. Dein Trainingssystem nimmt dich an die Hand und führt dich durch deine Calisthenics-Reise und entwickelt dich weiter. Solange du stärker werden möchtest und Calisthenics machst, wirst du ein funktionierendes Trainingssystem benötigen. Und mit »funktionierend« meine ich, dass es individuell zu dir, deinem Lifestyle und deinen Zielen passen muss. Es muss flexibel sein und sich auf deine unterschiedlichen Lebensabschnitte anpassen können. Jeder hat schwierigere und leichtere Phasen in seinem Leben, aber egal, in welcher Phase du dich befindest, dein Trainingssystem sollte dich begleiten und dich stets weiter voranbringen. Und: Je stärker du wirst, desto mehr Anforderungen muss es erfüllen können.

Unter Berücksichtigung dieser Punkte empfehle ich dir immer, nach einem Trainingsplan zu trainieren, der für dich und nur für dich erstellt wurde. Trainings-Apps, fertige Trainingspläne oder YouTube-Videos sind standardisiert und wurden nicht für dich erstellt, sondern für die breite Masse. Deshalb werden diese Pläne niemals dein maximales Potenzial entfalten können. Du bekommst höchstens durchschnittliche Ergebnisse. Dabei ist es egal, wie der Anbieter heißt oder welch großen Account er hat. Solange der Plan nicht auf deiner Ausgangslage aufbaut und für deine Zielsetzung erstellt wurde, rate ich dir davon ab.

Um festzustellen, von welchem Punkt aus du ins Training startest, solltest du Krafttests ausführen und diese filmen. Dann analysierst du die Aufnahmen und/oder lässt sie von einem Coach begutachten.

In dem Kapitel »Trainingsplanung für Beginner*innen« (ab Seite 257) gehen wir genau diesen Prozess im Detail durch, damit du dir deinen perfekten Trainingsplan selbst erstellen kannst.

## Geduld

Wir alle sind ungeduldig – unser Leben ist extrem schnell geworden! Wir tätigen heute eine Bestellung und morgen klingelt es an der Türe und wir haben das, was wir wollten. Wenn die Lieferung nur einen Tag später kommt, werden wir ungeduldig und sind genervt. Ich glaube, es ist sehr wichtig, sich das ins Bewusstsein zu rufen, dass körperliche Entwicklung nicht so funktioniert. Stärker zu werden bedeutet, sich körperlich weiterzuentwickeln. Dieser Prozess braucht Zeit! Das heißt, wir müssen Geduld mit uns und unserem Trainingsfortschritt haben. Solange du sichergestellt hast, dass du eine gute Technik hast und nach einem optimalen System trainierst, hast du die besten Voraussetzungen für Erfolg. Du kannst diesen Prozess unterstützen, indem du ausreichend schläfst und deine Ernährung im Griff hast. Sobald diese Punkte ebenfalls passen, hast du alles, was du benötigst, um schnelle Fortschritte zu machen – »schnell« bedeutet in diesem Zusammenhang aber ehrlicherweise immer noch, dass es Monate oder Jahre dauert, die unterschiedlichen Skills zu erlernen. Innerhalb von ein paar Wochen geht das leider nicht. Versteh mich nicht falsch: Ich möchte dich nicht demotivieren, sondern dir eine realistische Einschätzung geben, was du von deinem Trainingsfortschritt erwarten darfst. Das ist wichtig, denn ungeduldig zu sein, kann deinen Fortschritt stark einschränken.

Ungeduld bedeutet, vorzeitig das Trainingssystem zu ändern oder immer wieder neue Übungen auszuprobieren, mit dem Gedanken, dass es doch etwas geben müsste, um schneller voranzukommen. Ungeduld spiegelt sich darin wider, mehr zu trainieren als notwendig und Übungen in den Trainingsplan zu integrieren, für die man noch nicht bereit ist. Es wird zu hart trainiert, die Regenerationszeiten werden nicht eingehalten, woraufhin es zu Überlastungen oder Verletzungen kommen kann. Es muss eine Pause eingelegt werden und man verliert Zeit – und das will keiner. Genau das ist das Problem, mit dem sehr viele Calisthenics-Beginner*innen zu kämpfen haben: Sie sind zu ungeduldig. Damit dir das nicht passiert, ist es wichtig, dass du deine Einstellung zum Training anpasst und dir bewusst machst, dass körperliche Weiterentwicklung Zeit benötigt.

Erinnerst du dich noch an das Beispiel von Hans-Dietrich? Er trainiert mit

seinen über 70 Jahren immer noch Calisthenics. Das zeigt dir, wie lange deine Reise in diesem Sport dauern kann, deshalb nimm den Stress raus und genieße jedes einzelne Training. Es geht vielmehr darum, den Prozess lieben zu lernen, anstatt nur den Ergebnissen hinterherzurennen. Seine Ziele zu erreichen, gehört definitiv dazu, du wirst jedoch viel mehr Spaß und Leidenschaft entwickeln, wenn du den Weg dahin genießt! Das war auch mein wichtigstes Learning und seitdem ich das so handhabe, erreiche ich meine Ziele sogar noch schneller als davor. Ich mache mich nicht mehr verrückt, wenn eine Einheit nicht so super läuft wie geplant. Ich mache einfach weiter und die nächste Einheit fühlt sich gleich besser an. Das gehört dazu, die Frage ist: Wie gehst du damit um?
Im Calisthenics ist es wichtig, ein gewisses Maß an Know-how zu haben, um in der Lage zu sein, die individuelle Ausgangslage, den Trainingsfortschritt und seine Ziele realistisch einschätzen zu können. Dieses Mindset, gepaart mit guter Übungsausführung und einem funktionierenden Trainingssystem, ist die Basis deiner erfolgreichen Calisthenics-Reise.

# GRUNDPRINZIPIEN DES CALISTHENICS-TRAININGS

Calisthenics ist mehr als nur Training mit dem eigenen Körpergewicht – es ist eine ästhetische Kraftsportart, die Körperkontrolle, Kraft und Beweglichkeit vereint. Bevor du dich auf deine Calisthenics-Reise begibst, ist es wichtig, die grundlegenden Prinzipien des Sports zu verstehen. Wenn du folgende Grundprinzipien beherzigst, wird es dir in Zukunft leichtfallen, »Shiny Objects« (begehrte Erfahrungen bei der Sucht nach Neuem) zu erkennen, einschätzen zu können und zu vermeiden. Was meine ich damit? Nun: Du wirst früher oder später in der Recherchephase über dein Calisthenics-Training über »Hacks«, »Die beste Übung für XY«, »Der schnellste Weg zu Skill XY« stolpern. Diese Versprechen suggerieren dir, dass du deine Ziele noch schneller erreichen kannst. Du bist genau dann anfällig für diese Abkürzungen, wenn dir Know-how fehlt oder du gerade in einer Phase des Trainings steckst, in der es nicht so schnell vorangeht, wie du es dir vorstellst. Damit du diese »Tipps« besser einordnen kannst, lass uns folgende Grundprinzipien des Calisthenics-Trainings besprechen.

## Skill-fokussiertes Training

Die erste Berührung mit Krafttraining haben viele von uns durch das Training im Fitnessstudio. Man bekommt vom Trainer vor Ort einen Trainingsplan, der in die unterschiedlichen Muskelgruppen unterteilt ist. An einem Tag stehen Brust, Schultern und Trizeps auf dem Plan, an dem anderen Tag Rücken, hintere Schulter und Bizeps und an Tag drei werden die Beine und der Bauch trainiert. Hier gibt es die unterschiedlichsten Aufteilungen, aber eins haben alle Pläne gemeinsam: Man orientiert sich an den Muskelgruppen. Das ist auch absolut sinnvoll, denn das Ziel des Trainings im Fitnessstudio ist für die meisten, maximalen Muskelaufbau zu erzielen und nackt besser auszusehen.

Im Calisthenics haben wir eine andere Zielsetzung. Es geht darum, Neues zu erlernen. Wir wollen unseren ersten Klimmzug, einen Muscle-up oder

Handstand erlernen. Das sind sogenannte Performance-Ziele. Damit wir diese Ziele erreichen, müssen wir neue Fähigkeiten erlernen. Wir müssen stärker werden, indem wir unsere Maximalkraft erhöhen. Je nach Skill benötigen wir eine bessere Körperkontrolle, mehr Balance, eine größere Beweglichkeit und viele weitere Faktoren, die es uns ermöglichen, diesen neuen Skill zu meistern. Demnach muss der Fokus in der Trainingsplanung weg vom Denken in Muskelgruppen und sich stattdessen an den jeweiligen Skills orientieren, die wir uns vornehmen. Die Fragen, die wir dafür beantworten müssen, sind zum Beispiel: Wie oft muss ich den Handstand für den besten Fortschritt trainieren? Welche Fähigkeiten benötige ich, um einen Klimmzug optimal auszuführen? Welche Voraussetzungen benötige ich für einen Muscle-up?
Da es im Calisthenics im Gegensatz zum herkömmlichen Krafttraining noch keine wissenschaftlichen Daten im Hinblick auf die Trainingsplanung gibt, orientieren wir uns am Powerlifting. Im Powerlifting geht es darum, in den Übungen Bankdrücken, Kniebeuge und Kreuzheben stark zu werden und mit einer Wiederholung maximales Gewicht zu bewegen. Um dies zu erreichen, ist es nicht unüblich, Bankdrücken drei- bis viermal pro Woche zu trainieren. Im herkömmlichen Muskelgruppen-Denken würde das zu einem Konflikt führen, denn beim Bankdrücken sind die Brust, die vordere Schulter und der Trizeps involviert. Wenn wir jetzt nur zwei Push-Tage pro Woche trainieren, käme das System schon an seine Grenzen. Aber uns geht es ja nicht um Muskelgruppen, sondern um gezielten Fortschritt in bestimmten Bewegungen. Deswegen ist Powerlifting ein guter Vergleichsansatz.
Im Calisthenics fokussieren wir uns auf Klimmzüge, Liegestütze, Dips und – darauf aufbauend – die unterschiedlichen Skills. Diese Übungen haben höchste Priorität in der Trainingsplanung. Die Übungsaufteilung in deinem Trainingsplan sollte also danach ausgewählt werden, was am besten für deine Ziele ist. Da kann es auch gut und gerne vorkommen, dass du in einem Training erst einen Handstand, dann Klimmzüge und anschließend Dips trainierst. Diese Übungen sprechen unterschiedliche Muskelgruppen an, aber können dennoch an einem Trainingstag zusammen trainiert werden. Wie das im Detail aussieht, gehen wir im Kapitel »Trainingsplanung im Calisthenics für Beginner*innen« durch. An dieser Stelle solltest du für dich mitnehmen, dass wir uns von der herkömmlichen Muskelgruppen-Trai-

ningsplanung entfernen und hin zu performanceorientiertem Skill-Training bewegen.
Der Vollständigkeit halber sei erwähnt: Dieses Kapitel ist nicht relevant, wenn du kein Interesse am Erlernen neuer Skills hast, die Anzahl der Klimmzüge keine Rolle spielt und dein Fokus ausschließlich auf maximalem Muskelaufbau mit dem eigenen Körpergewicht liegt. Dann kannst du natürlich weiterhin in Muskelgruppen denken und dein Training danach strukturieren. Da ich jedoch davon ausgehe, dass dein Ziel ist, maximal stark zu werden und neue Skills zu meistern, werden wir uns nicht weiter auf das Bodybuilding durch Eigengewichtsübungen konzentrieren.

## Calisthenics = Bewegungen erlernen

Calisthenics bedeutet eine kontinuierliche Weiterentwicklung der eigenen Fähigkeiten. Je stärker du wirst, desto schneller schaltest du neue Skills frei, die dir neue Fähigkeiten abverlangen. Für einen Handstand benötigst du andere Fähigkeiten als für einen Muscle-up oder einen Front Lever. Es geht darum, neue Bewegungen zu erlernen, deinen Körper in Positionen zu bringen und darin zu kontrollieren, zu denen du aktuell wahrscheinlich noch nicht in der Lage bist. Hier kommt ein weiterer wichtiger Aspekt ins Spiel, in dem sich die Trainingsplanung im Calisthenics von der im Krafttraining unterscheidet.
Im herkömmlichen Krafttraining kannst du als Einsteiger nahezu die gleichen Übungen machen wie ein Fortgeschrittener, das heißt: Bankdrücken ist die gleiche Bewegung, egal ob mit 30 oder mit 100 Kilogramm Zusatzgewicht. Natürlich benötigst du als Fortgeschrittener mehr Kraft und Können, um die Übung noch effizienter und sicherer auszuführen, aber im Großen und Ganzen ist es die gleiche Bewegung. Das ist übrigens auch ein großer Punkt, weshalb viele vom herkömmlichen Krafttraining im Fitnessstudio zum Calisthenics wechseln: Das Training wird auf Dauer einfach zu eintönig und es fehlen neue Herausforderungen.
Im Calisthenics gilt: Je stärker du wirst, desto schwierigere Übungen solltest du trainieren. Wenn du in Klimmzügen so stark geworden bist, dass du die Voraussetzungen für einen Muscle-up hast, dann kommt eine komplett neue Batterie an Übungen in deinen Trainingsplan. Du wirst merken,

dass du bei einem neuen Skill fast bei null anfangen und erst einmal ein gutes Gefühl für die Bewegung bekommen musst. Für den Muscle-up benötigst du beispielsweise einen anderen Griff als für Klimmzüge, außerdem musst du wissen, wie sich das Einpendeln richtig anfühlt, was das richtige Maß an Schwung ist, wann der richtige Zeitpunkt für die Zugeinleitung ist et cetera.

All diese und noch einige Punkte mehr gilt es zu verstehen und zu meistern, wenn du einen neuen Skill erlernen möchtest. Du wirst immer wieder vor neue Herausforderungen gestellt, und das ist genau das, was den Sport auszeichnet. Es wird nie langweilig!

In der Trainingsplanung mit der dazugehörigen Übungsauswahl muss also auch immer Raum beziehungsweise Zeit genug vorhanden sein, um neue Bewegungen zu erlernen.

Wenn wir bei dem Beispiel mit dem Muscle-up bleiben, kann es durchaus Sinn ergeben, in den ersten Wochen nur mit dem Reinpendeln zu starten. Dadurch kannst du dich auf deinen Griff, die richtige Höhe von deinem Startblock, das optimale Maß an Schwung und die Körperspannung konzentrieren. Das muss dir in Fleisch und Blut übergehen, bevor du die nächstschwierigere Komponente, das richtige Timing für die Zugeinleitung, in Angriff nimmst. Wenn du nämlich Schwierigkeiten beim Pendeln hast, dann wird sich das negativ auf die Zugeinleitung auswirken, und das macht das Erlernen des Muscle-up umso schwieriger. So kannst du dir vorstellen, dass du die gesamte Muscle-up-Bewegung in kleinere Teilbewegungen untergliederst und die jeweiligen Anforderungen gezielt in deinen Trainingsplan integrierst. Sobald du eine Teilbewegung verinnerlicht hast, kannst du mit der nächsten fortfahren. So kannst du dich Schritt für Schritt zu der finalen vollständigen Bewegung, dem Muscle-up, vorarbeiten, bis du den ganzen Skill beherrschst.

Um neue Bewegungen zu verinnerlichen, benötigst du viel Übung darin. Das kannst du in deinem Trainingsplan zum einen über die Übungsfrequenz steuern. Das bedeutet: Wie oft trainierst du die Übungen für diesen Skill pro Woche? Darauf gehen wir im Kapitel zur Trainingsplanung noch genauer ein (Seite 270).

Außerdem bekommst du auch durch die Anzahl der Sätze und der Wiederholungen mehr Übung. Das definiert dein sogenanntes Skill-spezifi-

sches Volumen. Hier ist es wichtig, die Intensität nach und nach zu erhöhen. Auch darauf gehen wir später noch genauer ein (Seite 260).
Zurück zum Muscle-up-Beispiel: Angenommen, das Pendeln ist für dich jetzt kein Problem mehr. Du hast es oft genug geübt. Im nächsten Schritt möchtest du den explosiven Pull-up trainieren, um ein Gefühl für das richtige Timing und die Zugphase zu bekommen. Da diese Übung – wenn du sie sauber ausführst – sehr anstrengend ist, bist du in der Anzahl der Wiederholungen limitiert. Deshalb kann es an dieser Stelle sinnvoll sein, die gleiche Übung mit einem leichten Widerstandsband als Unterstützung auszuführen. Durch das Band wird die Intensität leichter und du bist in der Lage, anstatt zum Beispiel dreimal zwei Wiederholungen mit der Unterstützung fünfmal zwei Wiederholungen durchzuführen. Dadurch bekommst du mehr Übung und wirst die Bewegung schneller erlernen. Sobald du die Bewegung und das Timing verstanden und verinnerlicht hast, nimmst du das Band wieder weg und erhöhst die Intensität, indem du sie mit deinem eigenen Körpergewicht ausführst und somit den Skill meisterst.

## Maximalkraft steigern versus maximale Hypertrophie

Das klassische Training im Fitnessstudio ist, wie schon erwähnt, in der Regel darauf ausgelegt, Muskulatur aufzubauen und nackt besser auszusehen. Das ist zumindest für viele die grundlegende Motivation, wenn sie das erste Mal in ein Fitnessstudio gehen. Die Zunahme der Muskelmasse durch Vergrößerung des Muskelquerschnitts bezeichnet man als Hypertrophie. Für maximale Hypertrophie ist die zentrale Voraussetzung ein ausreichender Widerstand im Training. Das Training sollte spezifisch darauf ausgelegt werden, wenn das dein Ziel ist. Das Trainingsvolumen und die Frequenz steuert deine Gesamtanpassung. Du solltest nahe am Muskelversagen trainieren, um maximale Hypertrophie zu erzielen. Fortgeschrittene profitieren laut einer Metaanalyse mehr davon, bis ans Muskelversagen zu trainieren.[1] Arbeite über einen vollen Bewegungsumfang, um den Muskel über einen größeren Muskellängenbereich zu fordern.[2] Muskelwachs-

1 Grgic, J., Schoenfeld, B. J., Orazem, J., & Sabol, F. (2022). Effects of resistance training performed to repetition failure or non-failure on muscular strength and hypertrophy: A systematic review and meta-analysis. Journal of Sport and Health Science, 11(2), 202–211. https://www.sciencedirect.com/science/article/pii/S2095254621000077?via%3Dihub
2 Androulakis Korakakis, P. et al. (2024). Optimizing Resistance Training Technique to Maximize Muscle Hypertrophy: A Narrative Review. Journal of Functional Morphology and Kinesiology, 9(1), 9. doi:10.3390/jfmk9010009

tum findet in den Erholungsphasen statt, nicht während des Trainings selbst. Deshalb achte explizit auf eine ausreichende Proteinzufuhr und genügend Schlaf. Das sind ein paar der wichtigsten Faktoren, um maximale Hypertrophie zu erzeugen. Klassische Fitnessstudio-Trainingspläne, die auf Hypertrophie ausgelegt sind, arbeiten viel über Volumen, Wiederholungsbereiche von 6 bis 15 und die Trainingstage sind in Muskelgruppen aufgeteilt. Ich denke, du kennst diese Art von Trainingsplänen. Das ist eigentlich der Standard, wenn du das erste Mal in ein Fitnessstudio gehst und von dem Trainer vor Ort einen Plan bekommst. Der Fehler wäre jetzt, das gleiche System auf Calisthenics anzuwenden.

Um im Calisthenics neue Skills zu erlernen, musst du in erster Linie stärker werden. Das bedeutet, dass es uns nicht um möglichst große, sondern möglichst starke Muskeln geht. Es geht darum, die größtmögliche Kraft, die ein Muskel oder eine Muskelgruppe bei einer einzigen maximalen konzentrischen Kontraktion (der Muskel verkürzt sich und es entsteht Bewegung) ausüben kann, zu erzeugen. Dafür musst du deine Maximalkraft in den unterschiedlichen Übungen steigern. Ein klassisches Beispiel dafür ist ein einzelner Klimmzug mit möglichst viel Zusatzgewicht. Vielleicht kennst du aus dem Kraftsport den Begriff »One-Rep-Max«? Darauf wollen wir hier hinaus.

Für das Maximalkrafttraining sollte man tendenziell in niedrigeren Wiederholungsbereichen (1 bis 6 Wiederholungen) trainieren. Dabei sollten die Intensitäten in einem Bereich von 80 bis 100 Prozent liegen. Im Kapitel zur Trainingsplanung gehen wir darauf noch genauer ein (ab Seite 252) und schauen uns unter anderem an, wie du erkennst, in welchem Intensitätsbereich du dich befindest.

Übrigens: Das Maximalkrafttraining wird natürlich ebenfalls »nebenbei« zu Hypertrophie-Anpassungen führen, ist jedoch nicht in erster Linie darauf ausgelegt, das Maximale aus dem Muskelaufbau herauszuholen. Doch der Unterschied zwischen Maximalkraft und Hypertrophie sollte dir geläufig sein, um zu verstehen, warum es beispielsweise wenig Sinn ergibt, Klimmzüge in hohen Wiederholungsbereichen zu trainieren, wenn dein Ziel eigentlich ist, stärker zu werden und letztlich einen Muscle-up zu schaffen.

## Pull-up & Dip: Dein roter Faden in der Trainingsplanung

Als ich mit Calisthenics angefangen habe, war ich auf der einen Seite von der großen Anzahl und Vielfalt der Übungen begeistert. Auf der anderen Seite hat mich diese Flut auch überfordert. Ich war mir zu Beginn nicht sicher, welche Übungen nun die richtigen für meinen aktuellen Leistungsstand waren und wo ich anfangen sollte. Das hat mich sehr verunsichert und das hat wiederum dazu geführt, dass ich alle paar Wochen Übungen verändert und ausgetauscht habe. Rückblickend war das einer der größten Fehler, die ich gemacht habe, da ich keine Reproduzierbarkeit und Konstanz in den Übungen hatte. Ich hatte das Gefühl, die Trainingsplanung beziehungsweise die Übungsauswahl sei kompliziert, es fehlte mir an Wissen und ich wusste nicht, wohin ich will. Das alles hat sich geändert, als ich mich entschlossen habe, mich zu meinem ersten Wettkampf anzumelden. Davon will ich dir jetzt kurz erzählen.

2019 wurde das Wettkampfformat »1-Rep-Max – Weighted Calisthenics« ins Leben gerufen. In dieser Form des Wettkampfes geht es darum, in den Disziplinen Muscle-up, Pull-up oder Chin-up (ja, man kann selbst entscheiden, welchen Griff man wählt), Dip und Kniebeuge maximales Gewicht auf eine Wiederholung zu bewegen, ohne gegen das Regelwerk zu verstoßen. Pro Disziplin hat man drei Versuche, man muss mindestens einen Versuch pro Disziplin gültig absolvieren und am Ende ergibt die Summe aus jeweils dem höchsten bewegten Gewicht pro Disziplin ein Ergebnis. Die Person mit dem höchsten Ergebnis gewinnt den Wettkampf.

Am 11. Mai 2019 war es so weit: Der erste 1-Rep-Max- Weighted-Calisthenics-Wettkampf fand in Wien statt. Ich wusste: Da will ich mitmachen. Und eins war klar: Ich musste stärker werden.

Im Rahmen der Vorbereitung auf diesen Wettkampf habe ich meinen Trainingsplan gezielt auf die vier relevanten Disziplinen ausgerichtet und sämtliche Aktivitäten ausgeschlossen, die keinen unmittelbaren Beitrag zur Leistungssteigerung in diesen Bereichen leisten. Ich erhöhte die Gewichte in den einzelnen Lifts und in Relation zu meinem Körpergewicht war ich noch nie so stark wie zu diesem Zeitpunkt. In den Wochen nach dem Wettkampf habe ich dann wieder angefangen, Skills in mein Trai-

ning zu implementieren. Und ich war überrascht, wie leicht mir die auf einmal fielen! Selbst solche, die vor dem Wettkampf noch eine große Herausforderung für mich waren.
Damals ist es mir wie Schuppen von den Augen gefallen: Ich habe die Komplexität aus dem Training genommen, habe das ganze ständige Hin und Her hinter mir gelassen und mich einfach nur darauf fokussiert, stärker zu werden. Die neu dazugewonnene Kraft hat mir geholfen, vorhandene Plateaus zu überwinden und mich in den Skills weiterzuentwickeln, ohne sie aktiv trainiert zu haben. Je stärker ich wurde, desto leichter fielen mir neue Skills, das ist bis heute gleich geblieben.
Daraus habe ich Folgendes für die Trainingsplanung im Calisthenics abgeleitet: Egal, ob du mit dem Training anfängst, fortgeschritten oder Profisportler*in bist, die Basis von deinem Training muss darauf ausgelegt sein, dass du immer stärker wirst und nie damit aufhörst, dich darin weiterzuentwickeln. Das sollte immer und vor allem am Anfang die höchste Priorität in deinem Trainingsplan haben!
Wenn du das berücksichtigst, bist du immun gegen »Die neue beste Übung für XY«, denn die gibt es nicht. Wenn du einen bestimmten Skill noch nicht beherrschst, dann liegt es meistens schlicht und ergreifend daran, dass du noch zu schwach bist. Der Handstand wird hier nicht berücksichtigt, da dafür zusätzliche Fähigkeiten wie Beweglichkeit und Körperkontrolle erforderlich sind. Wie hoch deine Maximalkraft sein muss und wie sich das messen lässt, ist für jeden Skill unterschiedlich. Das schauen wir uns detailliert im nächsten Kapitel an.
Also falls du dir jetzt schon denkst: »Das ist ja alles schön und gut, aber ich möchte doch Skills lernen und nicht nur Dips und Klimmzüge können!«, dann keine Sorge, dazu kommen wir gleich! Wir trainieren natürlich nicht nur Klimmzüge und Dips, sondern ergänzen das Training mit weiteren Übungen und Skills, für die du schon die Kraftvoraussetzungen hast.
Grundsätzlich aber gilt: Sich einfach nur darauf zu konzentrieren, stärker zu werden, vornehmlich in Dips und Klimmzügen, hilft, die Komplexität aus dem Training zu nehmen, sodass du dich auf das Wesentliche fokussieren und schnellstmöglich vorankommen kannst. Das ist auch der Grund, weshalb dieses Buch den Titel *Kraft ohne Grenzen* trägt: Du sollst deine Kraft steigern, die dich dann in Kombination mit Körperkontrolle zu

atemberaubenden Skills führen wird. Und was es für großartige Skills im Calisthenics gibt, schauen wir uns im nächsten Kapitel (ab Seite 61) an.

## Maximale Körperspannung durch Atmung – der Stack

Bevor wir uns die Skills ansehen, noch ein sehr unterschätztes Thema im Calisthenics und generell im Kraftsport: die richtige Atmung während der Übungsausführung. Durch eine gezielte Atmung sind wir in der Lage, die Körpermitte zu stabilisieren und mehr Kraft aufzubauen. Um die Atmung effektiv zu gestalten, müssen ein paar Faktoren berücksichtigt werden:

- Der Brustkorb sollte über deinem Becken platziert sein. Dabei sollte der Brustkorb weder stark nach hinten gekippt sein, sodass die Rippen nach oben rausgestreckt werden, noch sollte er nach vorne eingefallen sein.
- Dein Becken sollte weder stark nach vorne (Hohlkreuz) noch stark nach hinten (Rundrücken) gekippt sein. Wir wollen den Brustkorb und das Becken jeweils in einer neutralen Position und vertikal übereinandergestapelt haben, um das Zwerchfell parallel zum Beckenboden auszurichten. Dadurch entsteht ein effizienter Druckzylinder im Rumpf und der Körper kann atmen und gleichzeitig stabilisieren.

Wenn dein Brustkorb und dein Becken wie beschrieben zueinander ausgerichtet sind, kann das Zwerchfell in seiner optimalen Position arbeiten. Die Bauchmuskulatur kann Druck aufbauen (Intra-abdominal Pressure beziehungsweise intraabdominaler Druck) und dein Core wird effizient stabilisiert – ohne dauerhaftes Anspannen. Das Zueinander-Ausrichten von Brustkorb und Becken mit der verbundenen Atmung nennen wir Stack!

So baust du den Stack auf:

**Variante 1:** Im Liegen (sehr gut zum Lernen)

1. Lege dich auf den Rücken, der Kopf liegt auf dem Boden auf.
2. Stelle die Füße auf. Im Idealfall legst du sie auf eine Erhöhung, sodass Oberschenkel zu Rumpf in einem 90-Grad-Winkel angeordnet sind.
3. Der untere Rücken darf leicht neutral sein – nicht stark ins Hohlkreuz drücken.
4. Positioniere die Hände an den unteren Rippenbogen.
5. Atme etwa fünf Sekunden über den Mund keuchend aus und spüre, wie sich die Rippen an den Körper anlegen und gleichzeitig die seitliche Bauchmuskulatur (in der Fachsprache auch kurz TVA, Transverse Abdominis, genannt) aktiviert wird.
6. Atme geräuschlos durch die Nase ein – die seitlichen Rippen dehnen sich wieder aus.

**Variante 2:** Im Stehen (anspruchsvoller)

1. Stelle dich hüftbreit hin: Die Knie sind locker, nicht durchgestreckt.
2. Richte das Becken neutral aus: Stelle dir vor, dein Becken sei eine Schale mit Wasser. Das Wasser darf weder nach vorne (Hohlkreuz) noch nach hinten (Rundrücken) auslaufen.
3. Rippen runter: Hebe den Burstkorb nicht aktiv an. Stattdessen atme ruhig aus, bis du merkst, dass sich deine unteren Rippen leicht schließen. Atme mit offenem Mund für circa fünf Sekunden aus, als würdest du eine Fensterscheibe anhauchen. Lege deine Hände gerne seitlich auf die Rippen, dann spürst du, wie sie sich bewegen. Dein Brustbein zeigt währenddessen gerade nach vorne. So kannst du sicherstellen, dass sich deine Rippen bewegen und nicht dein ganzer Oberkörper.

4. Nach dem du fünf Sekunden ausgeatmet hast, solltest du deine seitlichen Bauchmuskeln (Transversus abdominis/TVA) leicht spüren. Deine Sixpack-Muskulatur sollte weich sein: kein Bauch-Einziehen, kein hartes Anspannen.
5. Halte die sanfte Bauchspannung aufrecht und atme jetzt geräuschlos durch die Nase in den Brustkorb ein. Versuche, den Brustkorb in alle Richtungen zu weiten. Du solltest spüren, dass sich der Rumpf rundum ausdehnt, nicht nur der Bauch nach vorne.

Halte die Spannung während der gesamten Übungsausführung aufrecht, während du zum Beispiel einen Liegestütz oder Dip ausführst, und starte in der Stützposition einen erneuten Durchlauf. Das kann zu Beginn sehr herausfordernd sein, wird dir jedoch von Training zu Training immer leichter fallen und sich stabiler anfühlen.
Übe Variante 1, bis sie dich nicht mehr herausfordert, bevor du zu Variante 2 übergehst. Du kannst auch beide Varianten als Cool-down in dein Training integrieren, um dich mit der Atmung vertraut zu machen.
Bei den Übungsbeschreibungen im nächsten Kapitel sprechen wir immer über den Stack; das bedeutet, du sollst genau das machen, was wir hier besprochen haben. Der Stack ist ab jetzt die Voraussetzung für nahezu jede Übung.

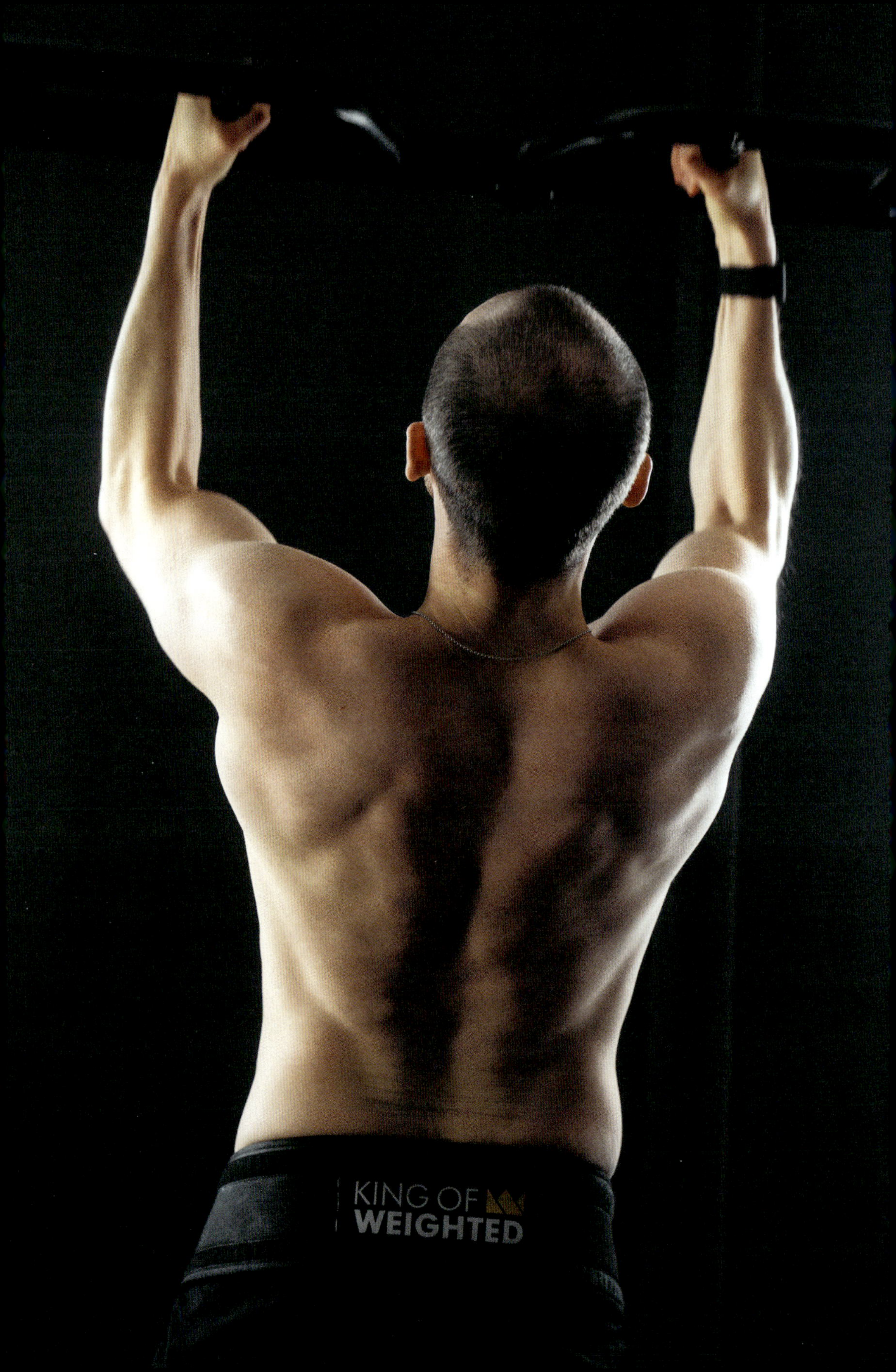
KING OF
WEIGHTED

# DIE SKILL-PYRAMIDE

Im folgenden Kapitel geht's endlich an die Übungen. Diese habe ich nach dem Schwierigkeitsgrad geordnet.

Die Skill-Pyramide ist eine einfache Darstellung der relevantesten Skills, um Klarheit in dein Training zu bringen. Sie hilft dir, zu verstehen, was du brauchst, um deine Wunsch-Skills zu erreichen. Gleichzeitig gibt sie dir Struktur, damit du besser einschätzen kannst, wann welche Skills beziehungsweise Übungen für dich sinnvoll sind.

Die einzelnen Übungen sind wie folgt aufgebaut: Du bekommst generelle Infos zu dem Skill und den Voraussetzungen, die du mitbringen solltest. Anschließend besprechen wir die technischen Details des jeweiligen Skills. Im nächsten Schritt zeige ich dir Regressionsvarianten, damit du dich langsam, aber sicher an den Skill herantasten kannst. Solltest du den Skill schon beherrschen, gibt es weitere Progressionen, wie du den Skill noch schwieriger gestalten kannst.

Calisthenics bedeutet »die schöne Kraft«, deshalb legen wir in der Skill-Pyramide großen Wert auf die technische Ausführung. Für ein ausreichend tiefes Verständnis sind manchmal die Ausführungen etwas umfangreicher, als du vielleicht gewohnt bist. Lass dich davon nicht einschüchtern. Keine der Übungen und Skills sind unmöglich. Je höher du die Pyramide erklimmst, desto härter werden sie. Das erfordert viel Körperbeherrschung und Geduld.

Am Ende jeden Skill-Kapitels gebe ich dir Tipps für die Trainingsplanung. Die Tipps in Kombination mit dem nächsten großen Kapitel »Dein Trainingsplan« (ab Seite 252) kannst du wie ein Baukastensystem betrachten. Um erfolgreich im Calisthenics zu werden, müssen Übungsauswahl und Trainingsplanung Hand in Hand gehen. Aus diesem Grund empfehle ich dir, nachdem du für dich die relevantesten Skills der Pyramide durchgearbeitet hast, ins Kapitel über die Trainingsplanung einzusteigen und mit den Infos langsam, aber sicher deinen Trainingsplan zu erarbeiten.

# WO DU ANFANGEN SOLLTEST

Die schwierigsten Skills sehen oft am beeindruckendsten aus, deshalb wollte ich genau diese lernen. Als mir jedoch bewusst wurde, dass das ein längerer Weg werden würde, habe ich mich umentschieden: Stattdessen wollte ich lieber schnell mein Skill-Repertoire füllen und vermeintlich »leichtere« Skills lernen. Mein Gedanke war: Besser jetzt gleich viele einfache Skills beherrschen, als Ewigkeiten auf einen einzigen, schweren Skill hinzutrainieren. Ich wollte zeigen, dass ich Calisthenics mache, und mein Umfeld mit meinem Können beeindrucken. Ich meine, wer von denen kann schon einen Handstand, einen Muscle-up oder eine Dragon Flag? Das hat mich unweigerlich zu einer Frage gebracht (gut, eigentlich sind es zwei), die ich lange nicht beantworten konnte:

Welche Skills sind eigentlich »einfacher« als andere? Und welche Voraussetzungen benötigt man, um die unterschiedlichen Skills zu meistern?
Ganz so einfach oder allgemeingültig lässt sich das zwar nicht beantworten, aber durch mein eigenes Training und die Erfahrungen, die ich in der Zusammenarbeit mit mehreren Hundert Klient*innen machen durfte, hat sich ein Muster abgezeichnet. Über die Masse der Personen, die die unterschiedlichen Skills erlernt haben, konnte ich analysieren, wie stark sie zu jedem Zeitpunkt waren und welche zusätzlichen Fähigkeiten sie erlernt hatten, bevor sie den Skill XY das erste Mal meistern konnten. Daraus ließen sich einige Erkenntnisse ablesen.
Die erste war, dass es wirklich Skills gibt, die einfacher sind als andere. Ausnahmslos alle Sportler*innen haben auf ihrer Calisthenics-Reise von Anfang an Klimmzüge, Chin-ups und Push-ups und danach Dips trainiert. Unabhängig davon, ob sie die Übungen mit Widerstandsbändern, mit dem eigenen Körpergewicht oder mit Zusatzgewicht gemacht haben. Das war für mich in der Analyse der Anhaltspunkt, den alle Sportler*innen gemeinsam hatten. Somit hatte ich Vergleichswerte, die aufzeigten, wie hoch die Maximalkraft im Verhältnis zum Körpergewicht der Person war, als sie Skill XY gemeistert hat.

Aus diesen Daten habe ich das Konzept der Skill-Pyramide entwickelt, die die einzelnen Skills nach Schwierigkeitsgrad sortiert. Gleichzeitig hatte ich eine Antwort auf die Frage, welche Voraussetzungen man für die unterschiedlichen Skills, benötigt.

Anzumerken bleibt: Bei der Skill-Pyramide handelt es sich um eine Momentaufnahme aus dem Jahr 2026. Der Sport ist noch relativ jung und entwickelt sich sehr schnell weiter. Es kann sein, dass wir in zehn Jahren neue Daten gesammelt haben, die Einfluss auf die Skillpyramide haben werden. Stand heute bestätigen die Personen, die neue Skills lernen, die Voraussetzungen der Skills, die wir herausgearbeitet haben.

Die Reihenfolge der Skills auf der Pyramide ist nach dem Faktor Kraft in Relation zum Körpergewicht angeordnet. Es gibt jedoch Skills, für die außerdem ein gewisses Maß an Mobility (zum Beispiel L-Sit oder Handstand) oder Körperbeherrschung und -spannung (zum Beispiel Handstand oder Handstand-Push-up) notwendig ist. Es kann also sein, dass du schon die Kraft für manche Skills aus Level 2 hast, obwohl du andere Skills aus Level 1 noch nicht beherrschst, weil dir hierfür noch die Beweglichkeit fehlt.

In so einem Fall könntest du aber gleichzeitig schon an einem Ring-Muscle-up (Level 2) arbeiten und die Beweglichkeit für den L-Sit (Level 1) und den Handstand (Level 1) trainieren und mit den ersten Progressionsstufen beginnen. Wichtig zu verstehen ist, dass deine individuellen Voraussetzungen entscheiden, welche Übungen für dich aktuell sinnvoll sind.

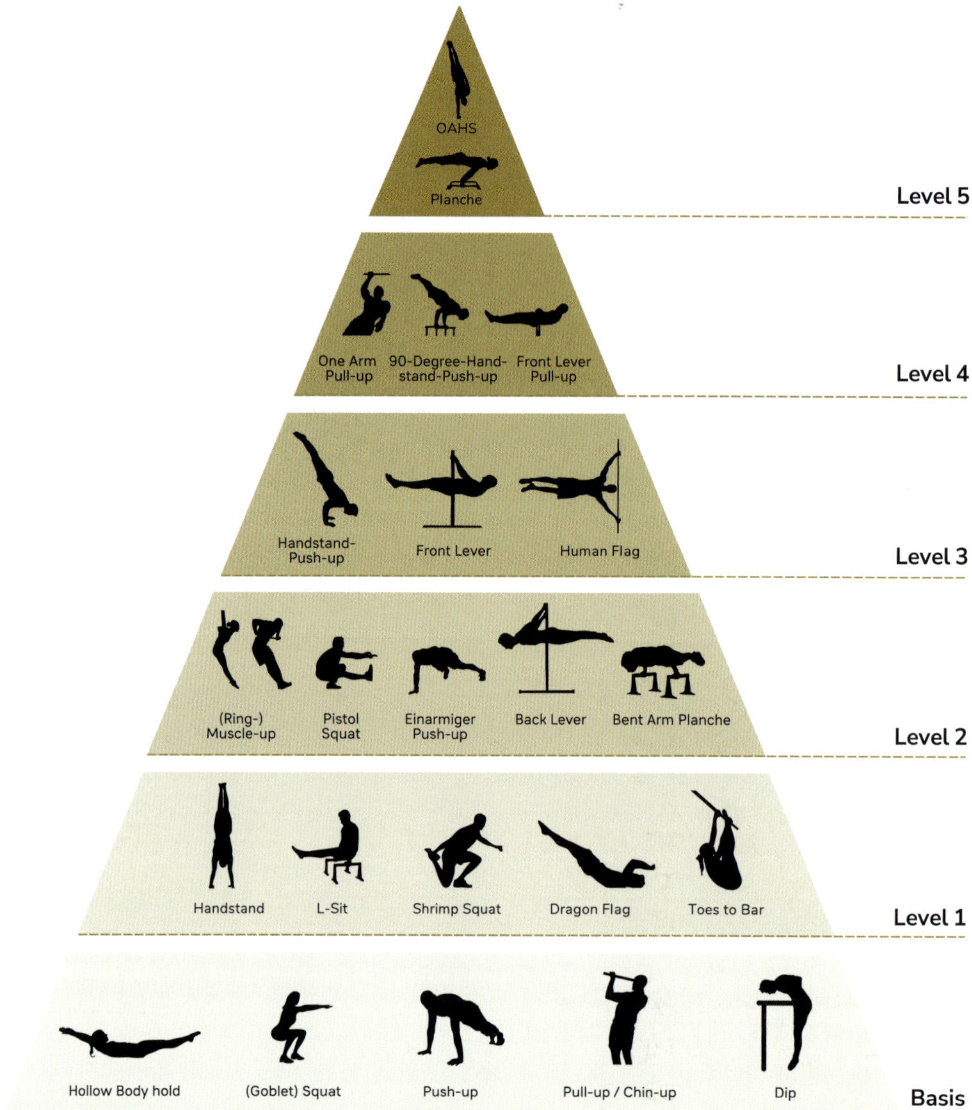


Die Skill-Pyramide ist von links nach rechts und von unten nach oben zu lesen.

# DIE BASIS

Die Basis der Skill-Pyramide ist die Grundlage deiner Calisthenics-Reise. Getreu dem Sprichwort »Ohne ein solides Fundament ist jedes Bauwerk zum Scheitern verurteilt« müssen wir uns darum kümmern, die Basis zu schaffen und die Grundlagen des Sports zu beherrschen. Erst wenn dies der Fall ist, sind wir in der Lage, die Spitze der Pyramide zu erklimmen und die ersten Skills zu meistern.

Die Basis besteht aus Übungen, die uns Fähigkeiten abverlangen, die wir für schwierigere Übungen benötigen. Das heißt auch, dass wir regelmäßig auf die Basis zurückgreifen und sicherstellen müssen, ob die Technik noch passt, wir die notwendige Körperspannung haben und/oder stark genug sind. Stelle dir ein Videospiel vor, in dem du dich bei fortgeschrittener Spieldauer »hochleveln« kannst. Jedes Level hält einen neuen Endgegner für dich bereit. In unserem Fall sind die Endgegner die unterschiedlichen Skills.

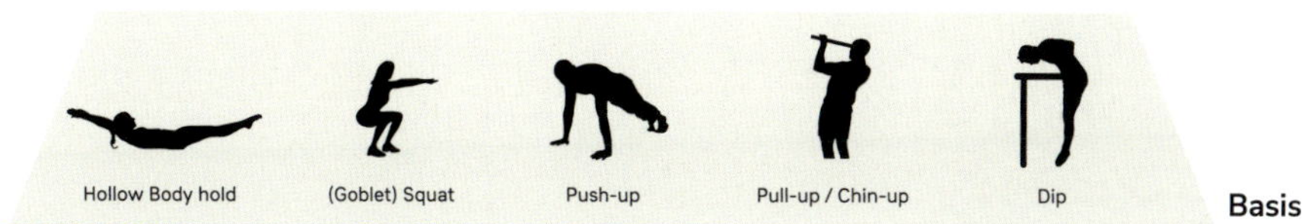


Du weißt bereits, dass Calisthenics »die schöne Kraft« bedeutet. Es geht darum, Übungen technisch korrekt auszuführen, um das Verletzungsrisiko zu minimieren und die Übungen spielerisch leicht und ästhetisch aussehen zu lassen. Damit das möglich ist, benötigen wir ein hohes Maß an technischem Verständnis und Gespür für den Körper. Mit steigendem Schwierigkeitsgrad wirst du vor neue Herausforderungen in der Technik und bezüglich deiner Körperkontrolle gestellt. Calisthenics hebt sich dadurch klar von CrossFit, Freeletics oder ähnlichen Sportarten ab, bei denen zwar auch teilweise mit dem eigenen Körpergewicht gearbeitet wird, bei denen es aber eher darum geht, eine bestimmte Bestzeit zu erreichen. Solche Workouts mit vorgegebenen Übungen und Wiederholungen mit einem Zeitlimit verfolgen ein anderes Ziel. Sobald Zeit ein Faktor in deiner Trainingsgestaltung ist, wirst du mit steigender Ermüdung Einbrüche in der Technik haben. Dies sollte im Calisthenics nicht der Fall sein, da die Qualität der Ausführung an erster Stelle steht. Der Fokus in deinem Training sollte daher immer auf der kontrollierten und korrekten Ausführung der Übungen liegen. Klingt anspruchsvoll und anstrengend? Ja – aber es macht auch unfassbar viel Spaß! Also lass uns loslegen!

In den nächsten Kapitelabschnitten der Skill-Pyramide befassen wir uns ausführlich mit den Übungstechniken, ihren Feinheiten und grundlegenden Prinzipien. Da es meiner Meinung nach aber nicht der beste Weg ist, dynamische Übungen nur mit Fotos und Texten zu erklären, habe ich als Ergänzung eine Übungsbibliothek mit Erklärvideos aufgebaut. Um zu dieser Seite zu kommen, scanne bitte mit deinem Smartphone den folgenden QR-Code oder gib manuell in deinen Browser folgende URL ein:

www.flex-calisthenics.com/calisthenics-coaching/kraft-ohne-grenzen

# Hollow Body Hold

Der Hollow Body Hold, auch »Schiffchen« genannt, ist eine sehr beliebte Übung, um Körperspannung von den Fingern bis zum großen Zeh zu trainieren. Diese Übung hat ihren Platz in der Basis der Skill-Pyramide verdient, weil es für Calisthenics essenziell ist, ein hohes Maß an Körperspannung zu besitzen.
Wenn du in der Lage bist, den Hollow Body Hold für 30 Sekunden oder länger zu halten, können wir davon ausgehen, dass du ein solides Maß an Körperspannung besitzt.
»Hold« ist das englische Wort für »halten« und wird im Calisthenics-Kontext oft für Haltezeiten bei statischen Übungen verwendet.

## Voraussetzungen

Für den Hollow Body Hold gibt es keine Voraussetzung. Als Ergänzung kannst du deinen Rumpf mit weiteren Core-Übungen wie zum Beispiel dem Unterarmstütz trainieren.

## Übungstechnik

1. Starte in der Rückenlage mit angezogenen Knien, strecke die Arme über den Kopf aus. Der Fokus in dieser Position sollte darauf liegen, mit dem Steißbein, dem unteren und mittleren Rücken Kontakt zum Boden zu haben. In dieser Position nimmst du den Stack (Seite 57) ein und streckst deine Füße gerade nach vorne. Das Ziel dabei ist, deine Beine komplett auszustrecken und circa fünf bis zehn Zentimeter über dem Boden zu halten, ohne dabei den Kontakt mit dem (unteren) Rücken zum Boden zu verlieren.

2. Bringe deine gestreckten Arme nach hinten, sodass deine Schultern um 180 Grad geöffnet werden. Hebe die Schulterblätter vom Boden ab. Jetzt bist du in der Endposition angekommen.

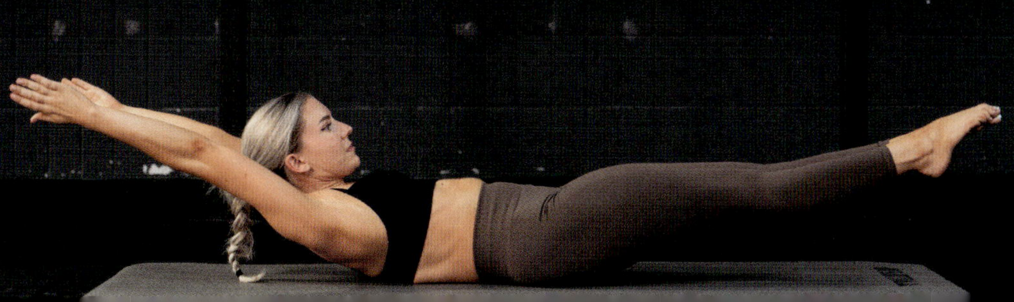

## Regression und Progression

Wenn während der Übung der Kontakt zwischen Rücken und Boden verloren geht, sollte die Position von Armen und Beinen so angepasst werden, dass der Hollow Body Hold mindestens zehn Sekunden lang gehalten werden kann, ohne ins Hohlkreuz zu geraten. So findest du den richtigen Schwierigkeitsgrad der Übung für dich. Idealerweise beginnt man in der beschriebenen Startposition und streckt Beine und Arme nur so weit aus, dass der Kontakt des Rückens zum Boden erhalten bleibt.

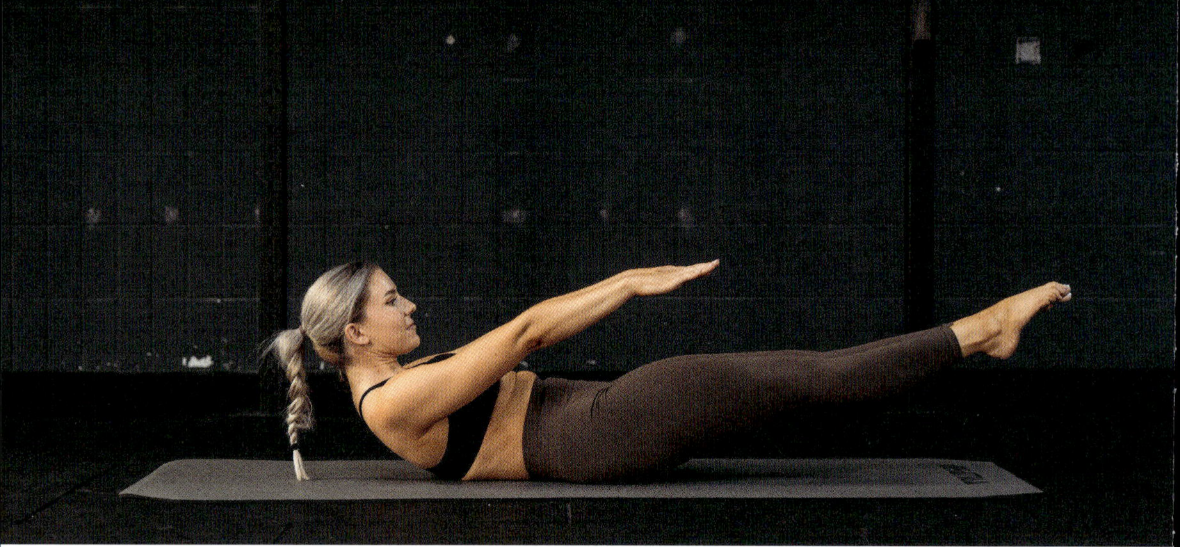

Mit dem für dich optimalen Schwierigkeitsgrad kannst du nun die Haltezeit trainieren. Das Ziel sollte sein, die Position für mindestens 30 Sekunden zu halten. Wenn das möglich ist, kannst du den nächsten Schwierigkeitsgrad wählen, indem du deine Beine und Arme weiter ausstreckst. Das wiederholst du so lange, bis du in der Endposition angekommen bist.

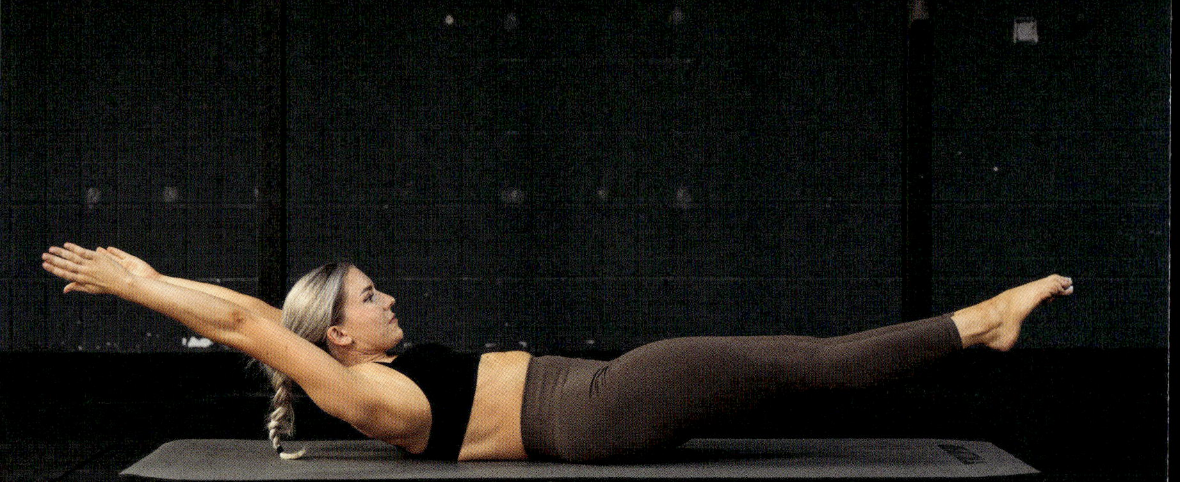

Wenn dir der normale Hollow Body Hold leichtfällt, kannst du die Übung intensiver gestalten, indem du kleine Gewichte in der Hand und auf deinen Füßen hältst oder mit Gewichtsmanschetten arbeitest.
Eine weitere Progression ist der Hollow Body Crunch. Die Startposition ist der beschriebene Hollow Body Hold. Statt der Endposition bringst für den Crunch Arme und Beine gleichzeitig aus der Muskelkraft des Bauches für circa zehn Zentimeter nach oben und lässt sie wieder in die Startposition zurücksinken. Wenn du mehrere Wiederholungen ausführst, wirst du schnell merken, dass die Übung dadurch intensiver ist als der herkömmliche Hold.

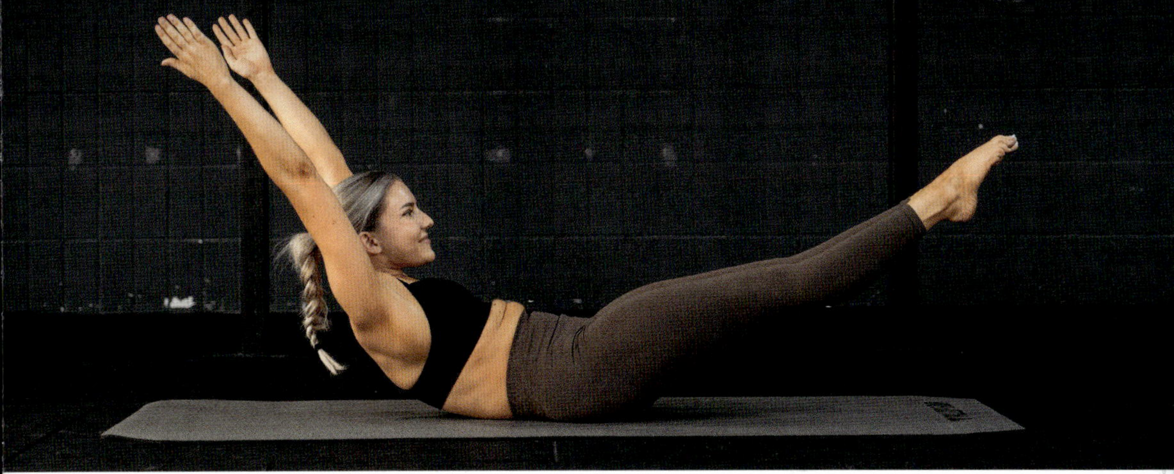

## Tipps für deine Trainingsplanung

Den Hollow Body Hold mit seinen Regressionen und Progressionen solltest du mindestens 2-mal pro Woche trainieren, um Fortschritte zu erzielen. Das Trainingsvolumen sollte über die Woche hinweg zwischen 6 und 10 Sätzen mit 15–30 Sekunden pro Satz liegen.
Wenn dir die beschriebenen Progressionen leichtfallen, kannst du dir überlegen, diese Übung wieder aus dem Trainingsplan zu entfernen und die nächstschwierigere Core-Übung einzubauen (L-Sit, siehe Seite 110).

# Goblet Squat

Calisthenics ist ein oberkörperlastiger Sport und für die beeindruckenden Skills benötigen wir wenig bis keine Kraft in den Beinen. Dennoch sollte Beintraining ein fester Bestandteil deiner Trainingsroutine sein. Eine umfassende Metaanalyse[3] mit über 1,8 Millionen Teilnehmenden zeigte, dass geringe Muskelkraft, insbesondere in den Beinen, mit einem deutlich erhöhten Risiko für Ganzkörper- und insbesondere Herz-Kreislauf-Beschwerden verbunden ist. Umgekehrt reduziert gezieltes Krafttraining der unteren Extremitäten dieses Risiko signifikant und wirkt präventiv gegen altersbedingten Muskelabbau und damit einhergehende Funktionseinbußen. Der Klassiker im Beintraining sind Kniebeugen mit der Langhantel (Back Squats). Diese Übung ist jedoch nur für Personen relevant, die in einem Fitnessstudio trainieren und Zugang zu einer Langhantel mit Gewichtsscheiben haben. Des Weiteren ist diese Übung ziemlich komplex. Wenn du noch keine Erfahrung mit Krafttraining hast, empfehle ich dir erst einmal einfachere Übungen, die dich an den Back Squat heranführen.

Deshalb zeige ich dir hier den Goblet Squat. Unabhängig von deinem Trainingsort hast du bestimmt Zusatzgewicht in irgendeiner Form zur Verfügung, egal ob es ein Wasserkasten, eine Kettlebell oder eine Kurzhantel ist. Für den Goblet Squat ist das zu Beginn völlig ausreichend.

## Voraussetzungen

Sofern du keine Verletzungen hast, die dich in der Bewegung einschränken, gibt es keine Voraussetzungen.

3 García-Hermoso, A., Cavero-Redondo, I., Ramírez-Vélez, R., Ruiz, J. R., Ortega, F. B., Lee, D.-C. & Martínez-Vizcaíno, V. (2018). »Muscular strength as a predictor of all-cause mortality in an apparently healthy population: A systematic review and meta-analysis of data from approximately 2 million men and women«. Archives of Physical Medicine and Rehabilitation, 99 (10), S. 2100–2113.e5. https://doi.org/10.1016/j.apmr.2018.01.008

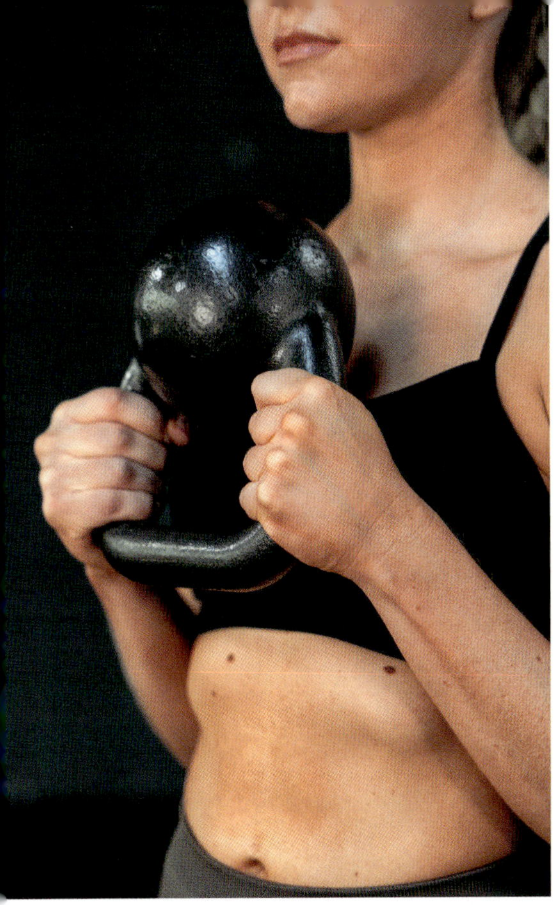

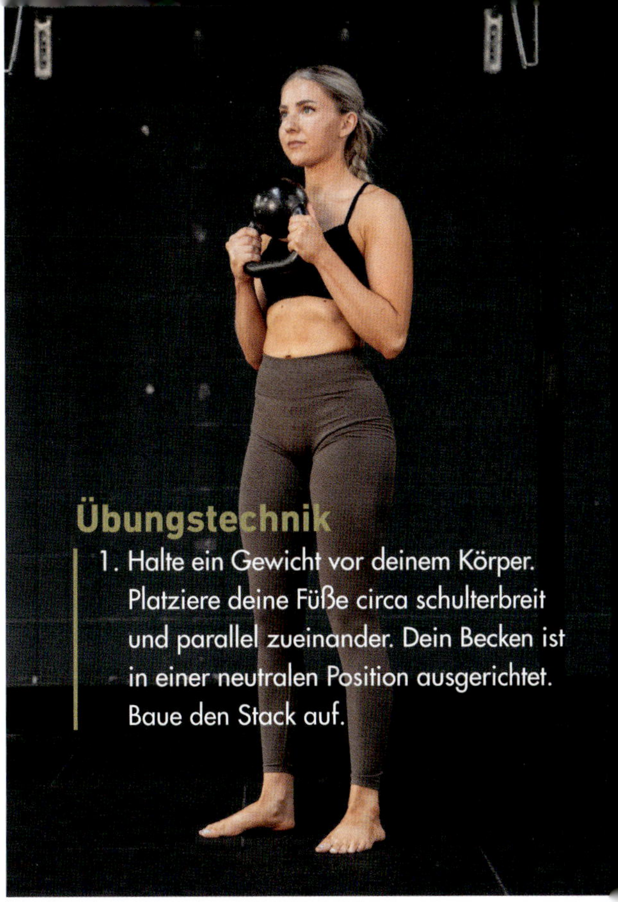

## Übungstechnik

1. Halte ein Gewicht vor deinem Körper. Platziere deine Füße circa schulterbreit und parallel zueinander. Dein Becken ist in einer neutralen Position ausgerichtet. Baue den Stack auf.

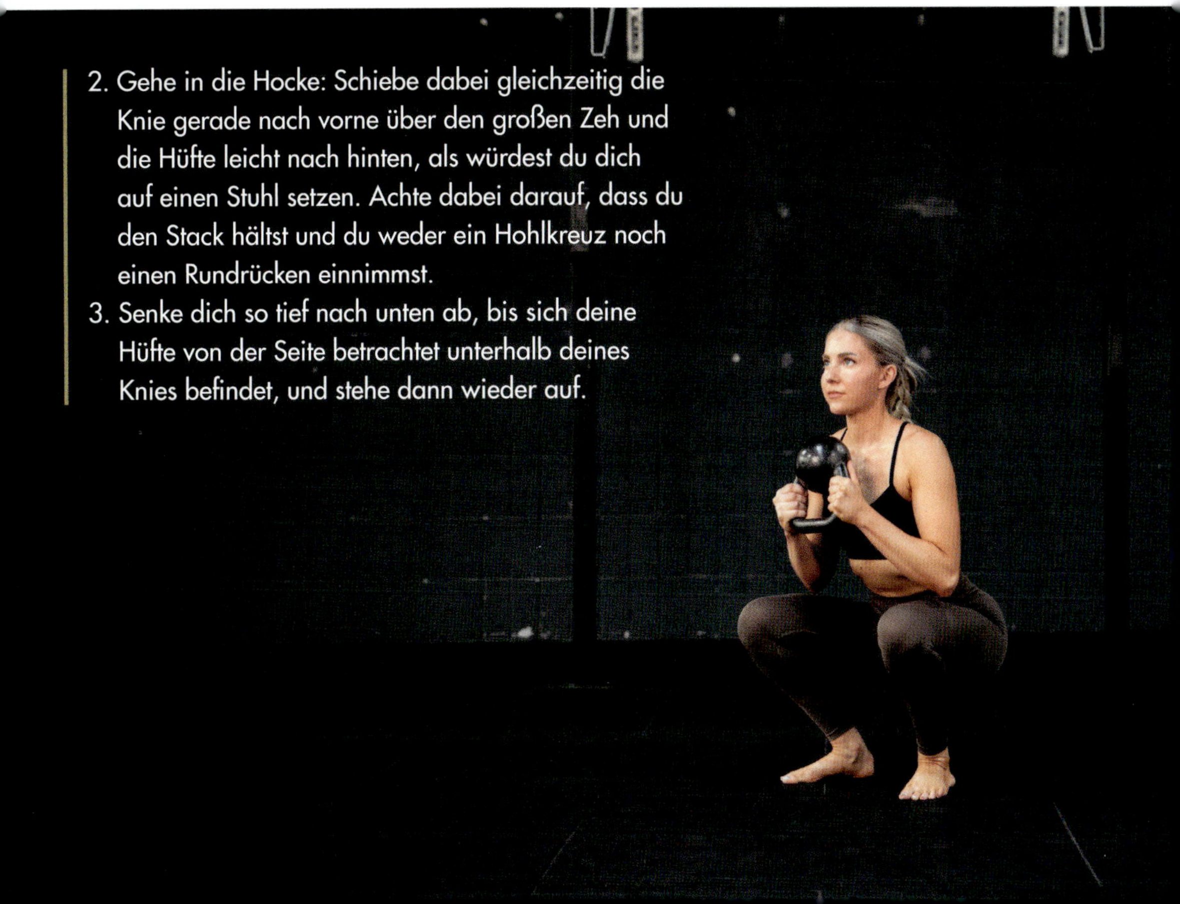

2. Gehe in die Hocke: Schiebe dabei gleichzeitig die Knie gerade nach vorne über den großen Zeh und die Hüfte leicht nach hinten, als würdest du dich auf einen Stuhl setzen. Achte dabei darauf, dass du den Stack hältst und du weder ein Hohlkreuz noch einen Rundrücken einnimmst.
3. Senke dich so tief nach unten ab, bis sich deine Hüfte von der Seite betrachtet unterhalb deines Knies befindet, und stehe dann wieder auf.

Die neutrale Beckenposition findest du, indem du mit deinen Fingern die Hüfte auf beiden Seiten abtastest. Dort fühlst du mit deinem Daumen deinen Beckenkamm. Rotiere dann das Becken in ein leichtes Hohlkreuz (Anterior Pelvic Tilt) und dann genau in die gegensätzliche Richtung (Posterior Pelvic Tilt). Stelle dir vor, dein Becken ist mit Wasser gefüllt und du möchtest es so platzieren, dass sowohl vorne als auch hinten kein Wasser herausläuft. Das ist deine neutrale Beckenposition.
Achte während der ganzen Übungsausführung darauf, dass deine Füße folgende drei Kontaktpunkte zum Boden herstellen: an der Ferse, am inneren und am äußeren Fußballen. Das ist dein Fundament und ausschlaggebend für eine stabile und effiziente Kniebeuge!

## Regression und Progression

Den Goblet Squat kannst du durch das Gewicht in deinen Händen leichter oder schwerer machen, allerdings nur bis zu einem gewissen Grad, da deine Armkraft der limitierende Faktor sein wird. Demnach ist der Goblet Squat eine super Übung, um die oben genannten Grundprinzipien zu erlernen und eine technisch saubere Kniebeuge auszuführen. Sobald du dies beherrschst, solltest du dein Beintraining intensivieren. Der nächste Schwierigkeitsgrad ist der Back Squat. Wenn du keinen Zugang zu Langhantel-Equipment hast, kannst du auf verschiedene einbeinige Squat-Varianten wie zum Beispiel Ausfallschritte oder Bulgarische Split Squats mit Zusatzgewicht in den Händen zurückgreifen.
Das Beintraining kann sehr umfangreich sein, deshalb solltest du deine Übungsauswahl an deine Ziele anpassen. Wenn du richtig stark in der Kniebeuge werden willst, weil dein Ziel irgendwann eine Teilnahme an einem Weighted-Calisthenics-Wettkampf ist, dann solltest du dich in einem Fitnessstudio anmelden und Back Squats trainieren. Ist dein Ziel jedoch, gesunde Beine für den Alltag und dein Lauftraining zu haben, dann solltest du dich tendenziell eher auf unilaterale Übungen konzentrieren. Dafür ist ein Back Squat nicht unbedingt notwendig.
Wenn du den Back Squat erlernen möchtest, solltest du mit einem erfahrenen Coach oder Athleten zusammenarbeiten, der die Technik mit dir, basierend auf deiner biomechanischen Ausgangslage, erarbeitet.

### Tipps für deine Trainingsplanung

Wenn du als Alltagssportler*in etwas Beintraining machen möchtest, solltest du die Beine 1- bis 2-mal pro Woche trainieren. Das Trainingsvolumen kann zwischen 4 und 16 Sätzen liegen. Wenn du als ambitionierte*r Sportler*in einen Weighted-Calisthenics-Wettkampf bestreiten möchtest, dann kann deine Trainingsfrequenz zwischen 2 und 4 liegen. Das Trainingsvolumen ist dann deutlich höher und sollte zwischen 12 und 25 Sätzen pro Woche liegen.

## Push-up

Der Push-up (Liegestütz) ist für viele der erste Skill auf der Pyramide. Die Fähigkeit, einen korrekt ausgeführten und technisch einwandfreien Push-up zu absolvieren, ist keineswegs selbstverständlich. Mit der Grundform trainierst du in erster Linie deine Brustmuskulatur, die vordere Schultermuskulatur und deinen Trizeps. Zudem benötigst du ein solides Maß an Körperspannung, um deine Körpermitte zu stabilisieren.
Der Push-up ist die Basis für viele weitere Übungen auf der Skill-Pyramide. Aus diesem Grund solltest du Zeit in die Grundform des Liegestützes investieren, um diese Übung zu meistern und richtig stark darin zu werden. 10 bis 15 Wiederholungen, und das für 2 bis 3 Sätze, sollten für dich kein Problem darstellen. Ist das noch nicht der Fall, dann weißt du jetzt, worauf du deinen Fokus legen solltest.

### Voraussetzungen

Sofern du keine Verletzungen hast, die dich in der Bewegung einschränken, gibt es keine Voraussetzungen.

## Übungstechnik

1. Startposition (Stützposition): Platziere deine Hände etwas breiter als schulterbreit auf dem Boden und spreize die Finger leicht ab. Achte dabei darauf, dass du sowohl auf dem Handballen, den Knöcheln und den Fingern gleichmäßig Belastung verspürst. In der untersten Liegestützposition sollte dein Oberarm circa im 45-Grad-Winkel vom Körper abstehen und dein Ellenbogen von vorne betrachtet direkt über dem Handgelenk platziert sein.
   In der Stützposition sind Handgelenk, Ellenbogen und Schulter von der Seite betrachtet in einer Linie. Strecke die Beine und positioniere die Füße eng nebeneinander.
   Nimm den Stack ein.

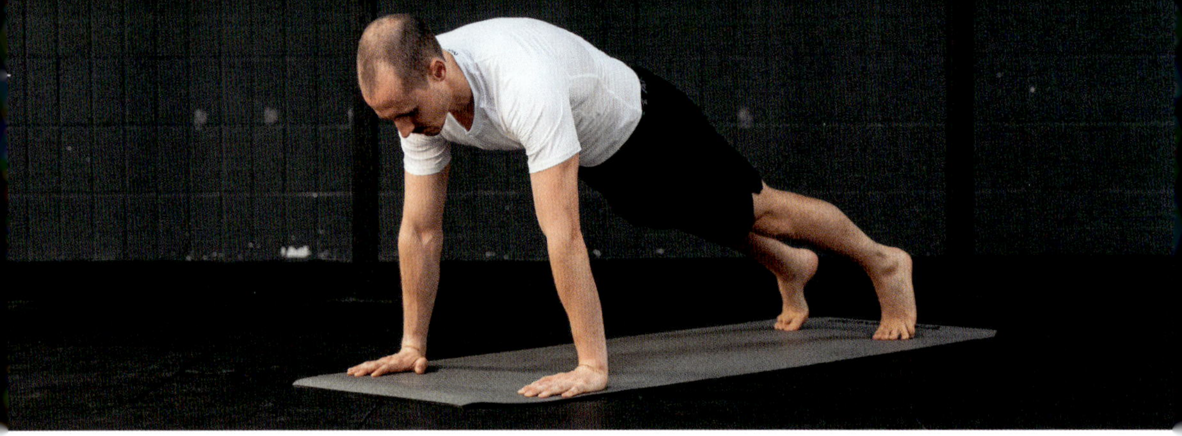

2. Stell dir vor, dass du mit deinen Händen den Boden leicht nach außen aufdrehst, sodass dein Bizeps nach vorne rotiert. In dieser Position drückst du dich leicht vom Boden weg, um die Schulterblätter in die sogenannte Protraktion zu bringen. Das ist eine kleine sanfte Bewegung, bei der deine Schulterblätter um deinen Brustkorb herum in Richtung Boden wandern. Hier drücken sich viele zu intensiv weg vom Boden und runden dabei stark die Brustwirbelsäule. Das ist an dieser Stelle nicht gewollt. Der Gedanke, das Brustbein parallel zum Boden auszurichten, hilft dir dabei, das zu vermeiden.

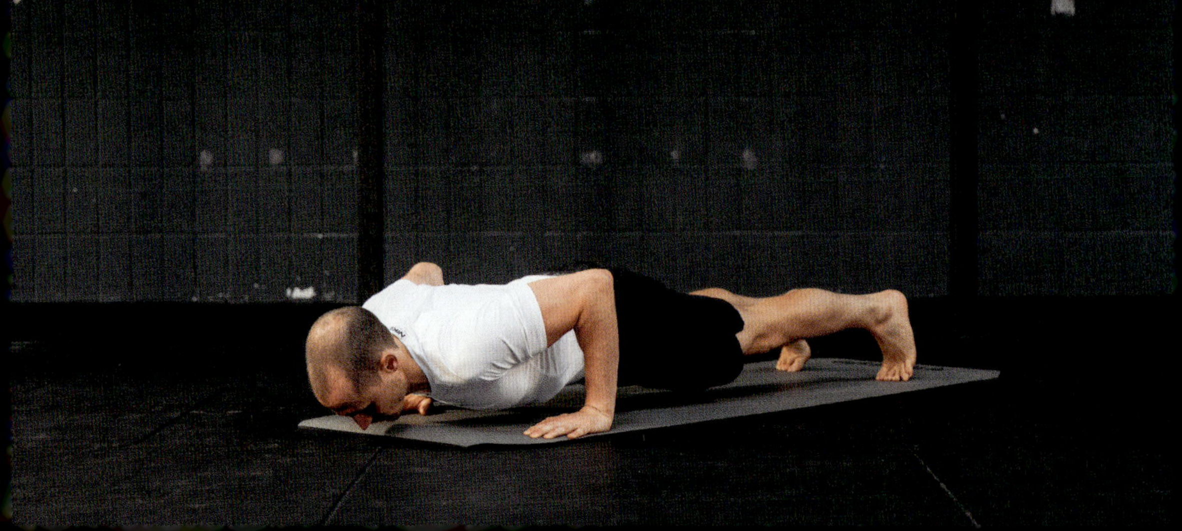

3. Lehne dich, um den Liegestütz einzuleiten, minimal nach vorne, beuge die Ellenbogen und lasse den Oberkörper nach unten sinken, bis Brust und Nasenspitze gleichzeitig den Boden berühren. Bewege die Schulterblätter dabei nach hinten in eine sogenannte Retraktion (Schulterblätter bewegen sich in Richtung Wirbelsäule). Achte darauf, dass die Schultern nicht zu den Ohren kommen. Von der Seite betrachtet ist dein Körper gerade wie ein Brett.
4. Unten angekommen, drücke die Hände in den Boden und schiebe den Körper zurück in die Startposition.

Solltest du bei dieser Ausführung »einbrechen«, also sich dein Schultergürtel instabil anfühlen oder deine Hüfte durchhängen, ist es sehr wahrscheinlich, dass du die Kraft für den Liegestütz noch nicht besitzt. Sollte das der Fall sein, empfehle ich dir, zu Beginn eine leichtere Variante zu wählen. Welche Varianten es gibt, das schauen wir uns jetzt an.

## Regression und Progression

Der beschriebene technische Ablauf des Liegestützes ist für alle Regressionen und Progressionen dieser Übung zu beachten. Wir gehen jetzt lediglich auf die Besonderheiten der jeweiligen Progression beziehungsweise Regression ein.

Die einfachste Variante sind erhöhte Liegestütze. Platziere die Hände dafür zum Beispiel auf einer Box oder auf einem Tisch. Durch die Erhöhung wird die Übung für dich leichter auszuführen sein. Der Kniff dabei ist, die Erhöhung so zu wählen, dass du in der Lage bist, ein paar technisch saubere Wiederholungen zu machen, es aber nicht zu einfach für dich ist. Eine gute Faustformel lautet: Wenn du mehr als 10 Wiederholungen schaffst, ohne an dein Muskelversagen zu kommen, solltest du eine niedrigere Erhöhung wählen.

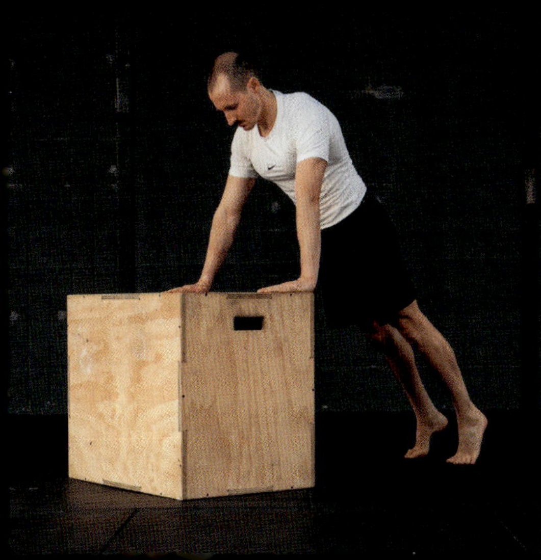

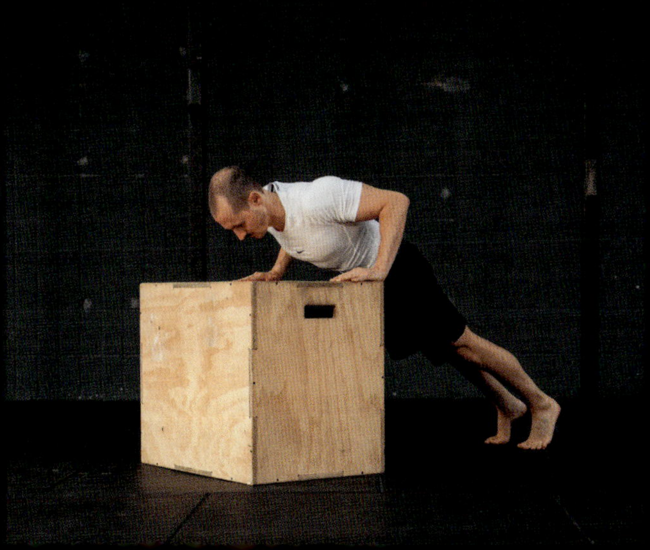

Der nächste Schwierigkeitsgrad ist der Liegestütz auf Knien. Um deine Knie an der richtigen Position zu platzieren, gehst du wie oben beschrieben in die Startposition eines normalen Liegestützes. Dann senkst du die Knie gerade nach unten und legst sie auf dem Boden ab. Achte dabei darauf, dass die Hüfte gestreckt bleibt. Wenn du hier in der Lage bist, 6 bis 8 kontrollierte Wiederholungen über 2 bis 3 Sätze auszuführen, bist bereit du für die nächste Progression.

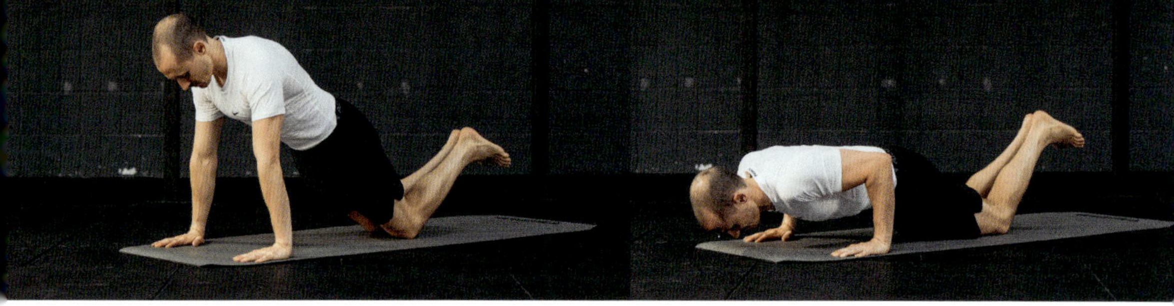

Der Sprung von den Liegestützen auf Knien zu einem normalen Liegestütz ist sehr groß. Aus diesem Grund benötigen wir eine Zwischenlösung, um die Kraftlücke zu schließen. Eine sehr gute Möglichkeit ist es, einen negativen Liegestütz auszuführen: Dabei hältst du kurz vor dem Boden inne, um die Knie auf dem Boden aufzusetzen und dich über einen Knie-Push-up wieder nach oben zu drücken. Oben angekommen, bist du wieder in der normalen Stützposition und startest wieder von vorne mit einem negativen Liegestütz. Die größte Herausforderung bei dieser Übung ist es, an der untersten Stelle die Spannung zu halten und den ganzen Körper wie ein Brett anzuspannen und nur die Knie auf dem Boden abzulegen und nicht den ganzen Körper.

Die Übung ist also eine Kombination aus einem herkömmlichen Liegestütz und einem Knie-Liegestütz. Wenn du davon 6 bis 8 kontrollierte Wiederholungen ausführen kannst, solltest du die Kraft für einen normalen Push-up haben.

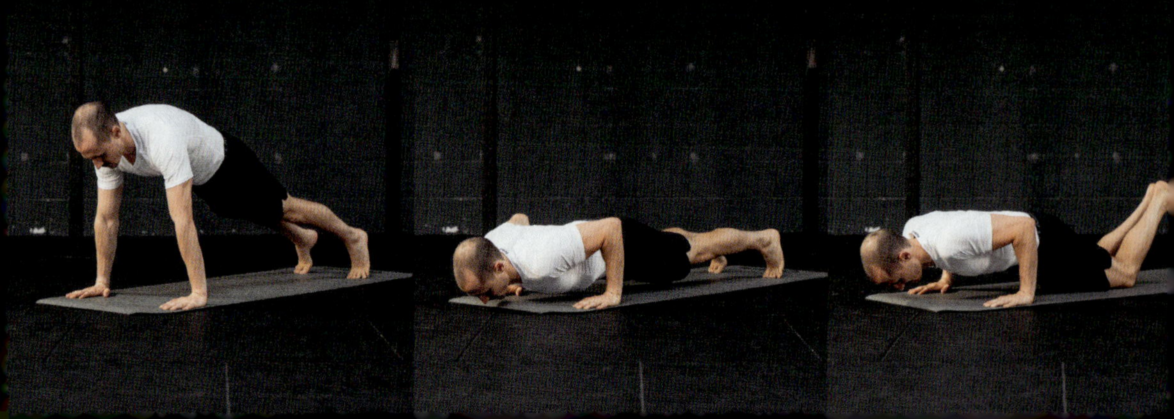

## Push-up-Varianten

Sind normale Push-ups für dich kein Problem mehr, dann kannst du damit starten, schwierigere Varianten in dein Training aufzunehmen. Durch das Integrieren von Übungen mit höherer Intensität arbeiten wir gezielt daran, stärker zu werden. Da wir beim Training mit dem eigenen Körpergewicht nicht immer die Möglichkeit haben, mehr Gewicht zu bewegen, müssen wir kreativ werden. Das sorgt auch dafür, dass das Training abwechslungsreich bleibt und uns dennoch an unser Ziel bringt.

### Der Diamond Push-up

Die Liegestütze mit engem Griff, auch bekannt als Diamond Push-ups, bei dem sich die Daumen berühren, sind schwieriger als normale Push-ups. Diese kleine, aber feine Änderung der Handposition führt dazu, dass sich die Belastung mehr auf den Trizeps und die vordere Schulter verlagert.

Die Belastungsverschiebung der Muskelgruppen führt dazu, dass diese Übung schwieriger wird. Ich finde trotzdem, dass der Push-up mit engem Griff keine reine Progression zum normalen Push-up ist, sondern eine Variante, da hierbei deutlich mehr Belastung auf dem Trizeps liegt. Diese Übung kann daher zum Beispiel eine super Unterstützung oder Vorbereitung für den Dip sein. Indem du einen stärkeren Trizeps bekommst, wirst du dir nämlich beim Erlernen des Dips leichter tun!

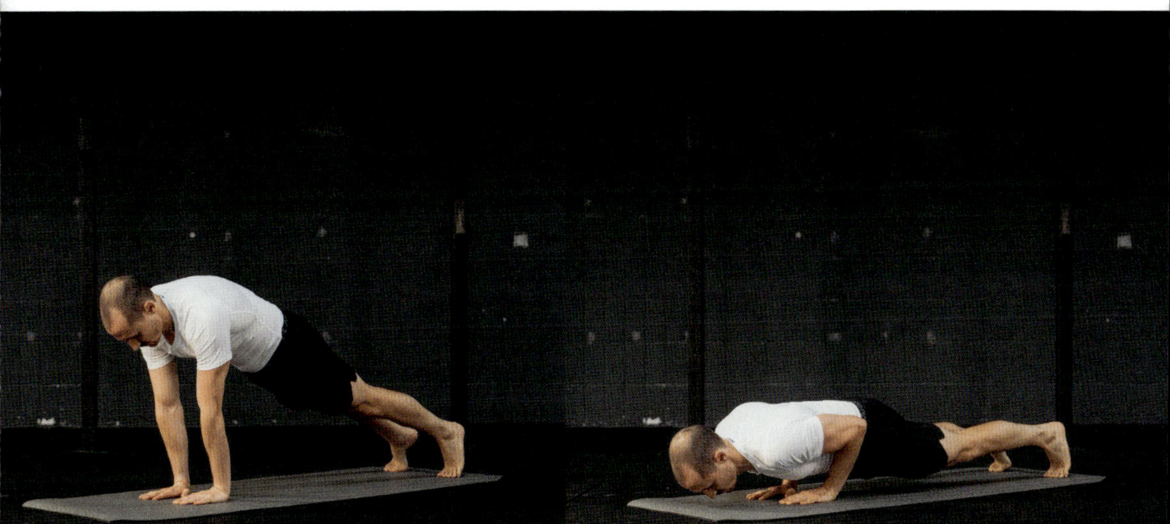

## Decline Push-up

Eine weitere Liegestütz-Variante ist der Decline Push-up. Er ist quasi das Gegenteil zum erhöhten Liegestütz: Dabei werden jetzt nämlich die Füße auf einer Erhöhung wie einer Box oder einem Stuhl platziert.

Durch die veränderte Fußposition entsteht eine andere Gewichtsverlagerung als bei einem normalen Liegestütz. Das führt dazu, dass mehr Gewicht auf den Händen und den Schultern liegt. Du drückst also einen größeren Anteil deines Körpergewichts nach oben als bei einem normalen Liegestütz. Es werden die gleichen Muskelgruppen angesprochen, jedoch mit etwas mehr Belastung auf dem Brustmuskel, insbesondere dem oberen Anteil, und der vorderen Schultermuskulatur.

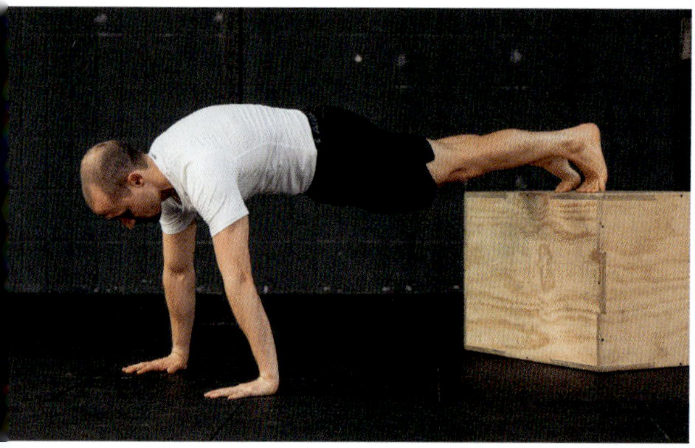

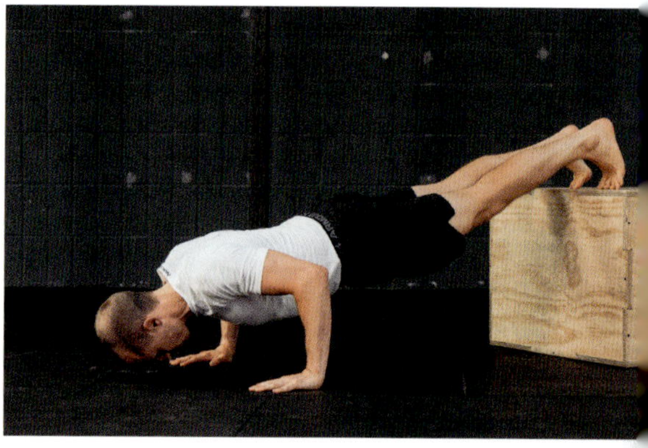

Wenn du die Decline Push-ups in dein Training integrieren möchtest, solltest du mindestens 12 bis 15 normale Push-ups beherrschen. Zu Beginn macht es Sinn, eine moderate Erhöhung für die Füße zu wählen, damit du dich langsam an die neue Gewichtsverlagerung herantasten kannst. Nimm dir zunächst 3 bis 5 Wiederholungen vor.

Die Erhöhung und die Anzahl der Wiederholungen kannst du über die Trainingswochen hinweg steigern, wobei du hier immer nur einen Parameter verändern solltest, um dich nicht zu überlasten. Die Höhe der Fußablage kann man jedoch nur bis zu einem bestimmten Punkt steigern, ohne die Übung zu verfälschen: Je höher du gehst, desto mehr Belastung kommt auf die Schulter- und weniger auf die Brustmuskeln. Der Körperwinkel für diese Übung sollte sich in einem Bereich von 15 bis 40 Grad befinden. Je nach Körpergröße entspricht das einer Erhöhung der Beine von 20 bis 60 Zentimetern. Um die Schultern gezielt zu trainieren, gibt es praktikablere Übungen (zum Beispiel den Handstand-Push-up, Seite 178).

## Ring-Push-up

Der Ring-Push-up ist eine weitere sehr effektive Variante, um die Brustmuskulatur zu trainieren. Durch die aktive Stabilisierung der Ringe beansprucht diese Übung deine Brustmuskeln mehr als ein normaler Liegestütz.

Bevor du dich an die Push-ups in den Ringen traust, solltest du mindestens 10 bis 12 normale Push-ups beherrschen. Wenn du dich beim ersten Training an den Ring-Push-up herantasten möchtest, kann es hilfreich sein, die Knie auf den Boden abzulegen und einen Knie-Push-up an den Ringen auszuführen. So gewöhnst du dich besser an die Instabilität der Ringe. Wenn das kein Problem für dich darstellt, kannst du in der gleichen Trainingssession direkt zum normalen Ring-Push-up übergehen. Du wirst sehen, dass sich deine Stabilität in den Ringen innerhalb von wenigen Trainingssessions verbessern wird.

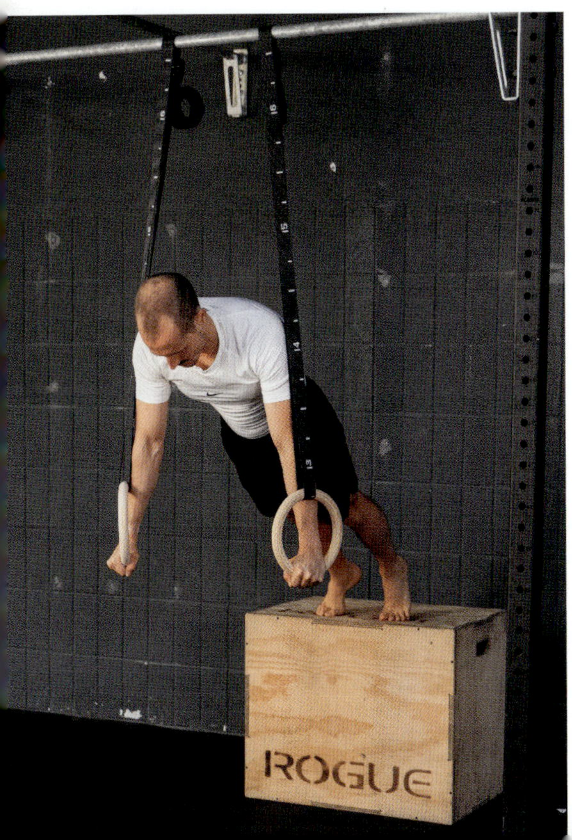


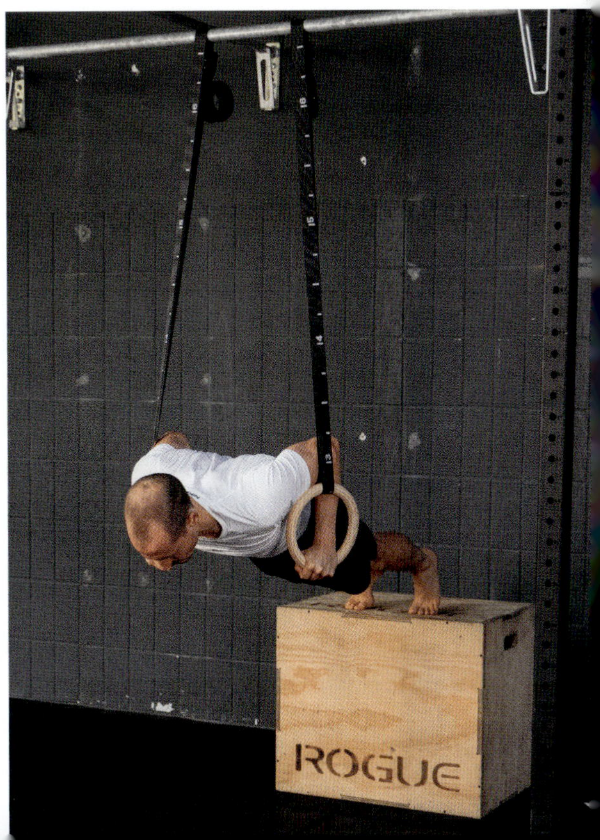

Achte zu Beginn darauf, dass sich die Ringe nah an deinem Körper befinden, während du Push-ups machst. Das wird dir bei der Stabilisierung helfen. Später, wenn du die Ringe beherrschst, kannst du mit verschiedenen Griffbreiten spielen. Sobald du in der Lage bist, 10 bis 12 Push-ups in den Ringen kontrolliert auszuführen, kannst du die Übung erschweren, indem du Zusatzgewicht verwendest.
Es gibt zwei Arten von Zusatzgewicht, die beim Ring-Push-up sinnvoll sind: Das Einfachste ist eine Gewichtsweste, ich bevorzuge jedoch einen Gewichtsgürtel. Hier ist zwar der Aufbau etwas komplexer (siehe Foto), jedoch kann das Gewicht in 1,25- bis 2,5-Kilo-Schritten optimal an das individuelle Leistungslevel angepasst und gesteigert werden.

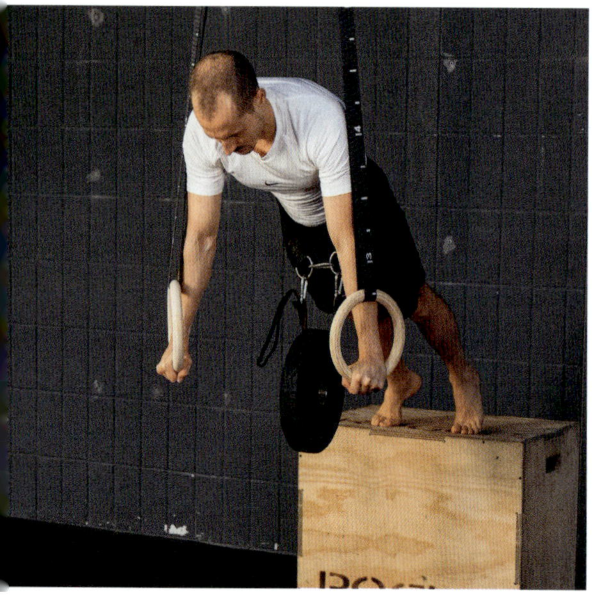

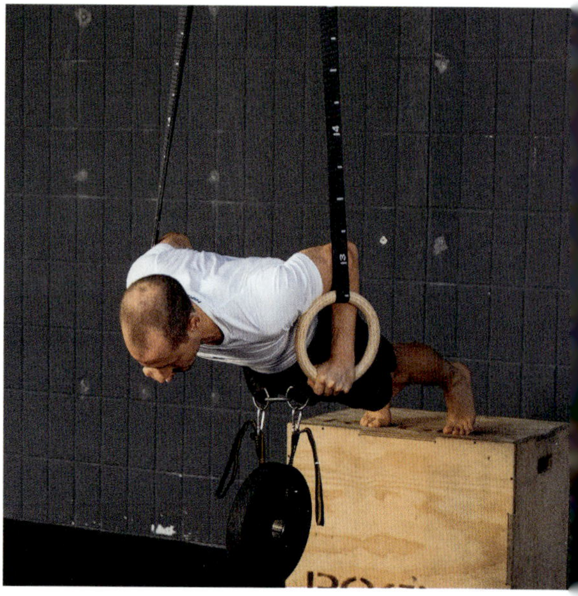

Der Ring-Push-up mit Zusatzgewicht hat allerdings auch seine Schwachstellen: Diese Übung ist nicht problemlos bis in hohe Gewichtsbereiche skalierbar. Deine Körperspannung wird früher oder später der limitierende Faktor sein, der dich davon abhält, noch mehr Gewicht bewegen zu können. Wenn es jedoch so weit ist, dass du die Übung nicht mehr technisch korrekt ausführen kannst, dann wirst du so stark geworden sein, dass du dir ohnehin überlegen solltest, in einem Fitnessstudio zu trainieren, um dich noch weiter zu steigern. Hier kann es dann sinnvoll sein, mit Kurz- oder Langhantel oder Maschinen die Brust weiterhin zu stärken.

## Tipps für deine Trainingsplanung

Push-up-Varianten kannst du 2- bis 3-mal pro Woche in dein Training integrieren. Als Beginner*in startest du am besten mit 2-mal pro Woche. Wenn du etwas fortgeschrittener bist, kannst du auch 3-mal pro Woche eine Push-up-Variante in dein Training integrieren. Das Trainingsvolumen sollte zwischen 8 und 18 Sätzen liegen.

# Pull-up und Chin-up

Den eigenen Körper durch seine Muskelkraft nach oben zu ziehen, ist nicht nur ein großartiges Gefühl, sondern zeugt auch von einem hohen Maß an Kraft. Wenn ich vom Klimmzug schreibe, dann meine ich immer Pull-up und Chin-up. Mit dem Klimmzug trainierst du in erster Linie die Rückenmuskulatur, die hintere Schultermuskulatur und die Armbeuger (Bizeps). Der Pull-up und der Chin-up sind daher zwei sehr wichtige Übungen im Calisthenics.

## Pull-up vs. Chin-up: Welchen Griff sollte ich wählen?

Ist der Pull-up oder der Chin-up einfacher? Das ist die meistgestellte Frage, wenn es darum geht, Klimmzüge zu erlernen oder die Maximalkraft zu steigern. Bevor wir diese Frage beantworten, schauen wir uns den größten Unterschied der beiden Übungen an. Die Klimmzugvarianten unterscheiden sich in erster Linie in der Art des Griffs.

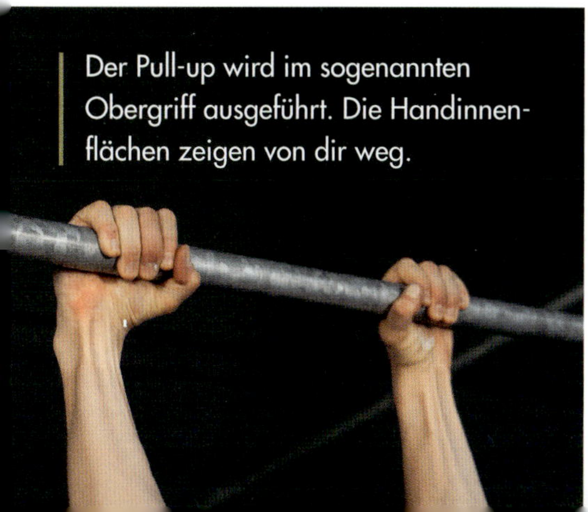

Der Pull-up wird im sogenannten Obergriff ausgeführt. Die Handinnenflächen zeigen von dir weg.

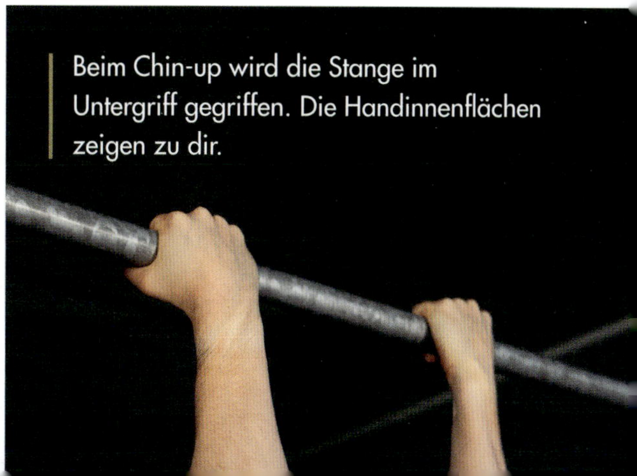

Beim Chin-up wird die Stange im Untergriff gegriffen. Die Handinnenflächen zeigen zu dir.

In einer Analyse mittels Oberflächen-Elektromyografie fanden Youdas et al. (2010)[4] heraus, dass Pull-ups und Chin-ups zwar den Latissimus dorsi, also den großen Rückenmuskel, in ähnlichem Maß aktivieren, sie sich jedoch in den Schwerpunktmuskeln unterscheiden. Beim Chin-up war eine etwas höhere Aktivierung des Musculus biceps brachii und des Musculus pectoralis major ersichtlich, wohingegen beim Pull-up der untere Anteil des Trapezius (pars ascendens musculi trapezii) eine höhere Aktivität aufwies. Der Latissimius dorsi ist der größte Rückenmuskel, den wir besitzen, demnach ist das unser Motor, wenn es darum geht, im Klimmzug stark zu werden. Da die genannte Studie sowohl beim Pull-up als auch beim Chin-up keine signifikanten Unterschiede erkennen konnte, kann man davon ausgehen, dass die Griffart keinen Unterschied auf die Aktivierung des Lattisimus dorsi macht. Diese und noch weitere EMG-Messungen[5] zeigten, dass die Aktivierung des Musculus biceps brachii im Chin-up etwas höher ist, jedoch nicht so deutlich, dass das die Ursache dafür ist, dass der Chin-up so viel »leichter« wäre als der Pull-up.
Die Griffart beeinflusst aber zwei wichtige Faktoren: in welcher Ebene der Klimmzug ausgeführt wird und wie groß der Abstand von unserem Schultergelenk zur Stange ist. Angenommen, die Griffbreite lässt sich sowohl im Pull-up als auch im Chin-up identisch einnehmen, würde das dazu führen, dass wir im Chin-up-Griff immer um den Durchmesser der Stange zu jederzeit in der Zugphase näher an der Stange sind als beim Pull-up. Dies wird vor allem dann relevant, wenn der Oberarm horizontal ausgerichtet ist, denn in dieser Phase des Zuges haben wir den größten Abstand zur Stange, wodurch die größten Kräfte auf uns wirken.
Mit dem Pull-up Griff lässt es sich für uns leichter breiter greifen als mit dem Chin-up Griff. Das führt dazu, dass wir von der Seite betrachtet näher an der Stange sind und in der sogenannten Frontalebene ziehen. Hier ist charakteristisch, dass sich die Bewegung des Oberarms gegenüber einem nahezu schulterbreiten Pull-up-Griff oder Chin-up-Griff unterscheidet. In der Frontalebene findet überwiegend eine Oberarm-Adduktion statt. Das bedeutet, dass der Ellenbogen seitlich an den Körper geführt wird.

4 Youdas, J. W., Amundson, C. L., Cicero, K. S., Hahn, J. J., Harezlak, D. T. & Hollman, J. H. (2010). »Surface electro-myographic activation patterns and elbow joint motion during a pull-up, chin-up, or Perfect-Pull-up™ rotational exer-cise«. Journal of Strength and Conditioning Research, 24 (12), S. 3404–3414. https://doi.org/10.1519/JSC.0b013e3181f1598c
5 Dickie, J. A., Faulkner, J. A., Barnes, M. J. & Lark, S. D. (2017). »Electromyographic analysis of muscle activation during pull-up variations«. Journal of Electromyography and Kinesiology, S. 32, 30–36. https://doi.org/10.1016/j.jelekin.2016.11.004

Dieses Bewegungsmuster stellt sich bei einem breiten Pull-up ein.
Ein weiterer Faktor für die Griffbreite, unabhängig von dem Pull-up- oder Chin-up-Griff, ist die Form deines Brustkorbs. Damit wir das Maximum aus unseren Klimmzügen herausholen können, müssen wir während der Klimmzugbewegung sicherstellen, dass die Schulterblätter reibungslos auf dem Brustkorb gleiten können. Für Personen mit einem breiteren Brustkorb wird sich, ausgehend von einem schulterbreiten Griff, ein etwas breiterer Griff besser anfühlen, wohingegen eine Person mit einem schmalen Brustkorb sich eventuell mit einem engeren Griff wohler fühlt.
Was ist nun die Antwort auf die Frage aller Fragen, welchen Griff ich für das Training nun wählen soll? Letzten Endes gilt: Teste den Pull-up- und den Chin-up-Griff aus. Wähle verschiedene Griffbreiten und fokussiere dich auf den Griff, mit dem du dich am wohlsten fühlst, am stärksten bist, und berücksichtige ein paar der oben genannten Punkte, um die größten Fehler zu vermeiden. Angenommen, ein schulterbreiter Chin-up-Griff fühlt sich für dich am besten an, dann solltest du deine Calisthenics-Reise überwiegend mit diesem Griff starten und dich auf diesen Griff fokussieren. Im Laufe der Zeit kannst du das immer noch ändern oder optimieren.

## Voraussetzungen

Vielleicht kennst du das Gefühl, an der Stange zu hängen und keinen blassen Schimmer davon zu haben, wie du deinen Körper über die Stange ziehen sollst. Falls ja, bitte lass dich davon nicht abschrecken! Wie im Kapitel zum Equipment (ab Seite 10) angesprochen, gibt es verschiedene Widerstandsbänder, die dich dabei unterstützen, deinen ersten Klimmzug zu meistern. Das stärkste Widerstandsband mit einer Unterstützung von 23 bis 54 Kilogramm (grünes Band)[6], je nach Ausdehnung, solltest du als Referenz verwenden. Wenn du in der Lage bist, mit diesem Widerstandsband mindestens 2 bis 3 Wiederholungen zu meistern, dann hast du die Voraussetzung erfüllt, mit Klimmzügen zu starten. Demnach kannst du anfangs Pull-ups oder Chin-ups, je nachdem, was dir leichter fällt, auch mit Unterstützung in dein Training integrieren.
Wenn du dich selbst mit dem Widerstandsband noch nicht hochziehen kannst, dann kannst du trotzdem schon damit starten, auf deinen ersten

6 https://www.Pull-up-dip.de/products/pull-up-bands?variant=46813517611333

Klimmzug hinzuarbeiten. Dann solltest du dich aber erst einmal auf Ruderübungen, wie zum Beispiel Australian Pull-ups (Seite 87) konzentrieren, um die notwendige Kraft aufzubauen.

Wenn du in einem Fitnessstudio trainierst, wäre hier zusätzlich zum Rudern ein Latzug die richtige Ergänzung für dein Pull-Training. Konzentriere dich erst einmal auf den Kraftaufbau. Sobald du die Voraussetzungen erfüllt hast, kannst du Klimmzüge mit Widerstandsband in dein Training integrieren. Zusätzliche Übungen wie Rudern oder der Latzug sollten weiterhin Teil deiner Trainingsroutine bleiben, um weiterhin gezielt Kraft und Muskulatur aufzubauen.

## Übungstechnik
## Pull-up

Um den bestmöglichen Kraft-Output beim Pull-up zu generieren, müssen wir als Erstes einen Blick auf das Set-up richten. Im Idealfall hast du eine Stange zur Verfügung, an der du dich komplett aushängen kannst, sprich: Wenn du dich dranhängst, berühren die Zehen nicht den Boden. Dafür benötigst du eine Einstiegshilfe in Form von einer Box oder Ähnlichem, damit du den Griff optimal positionieren kannst.

**Tipp:** Für besseren Grip eignet sich hier Chalk!

1. Stelle dich auf die Box und greife die Stange mit beiden Händen etwas breiter als schulterbreit. Achte dabei darauf, dass du die Hände etwas um die Stange herumrotierst, sodass die Handgelenke auf gleicher Höhe mit der Stange sind!
   Sobald du einen festen Griff hast, löse ein Bein von der Box und bringe den Körperschwerpunkt unter die Stange und hänge dich auf diese Weise langsam, aber sicher an die Stange. Hierbei solltest du darauf achten, nicht zu pendeln. Erst wenn du ruhig unter der Stange hängst, löst du auch das zweite Bein von der Box und hängst dich mit deinem ganzen Gewicht an die Stange.

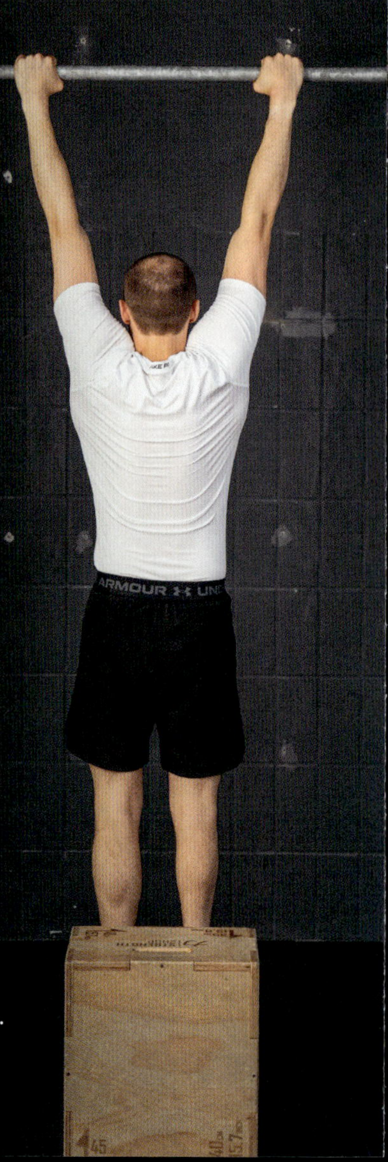

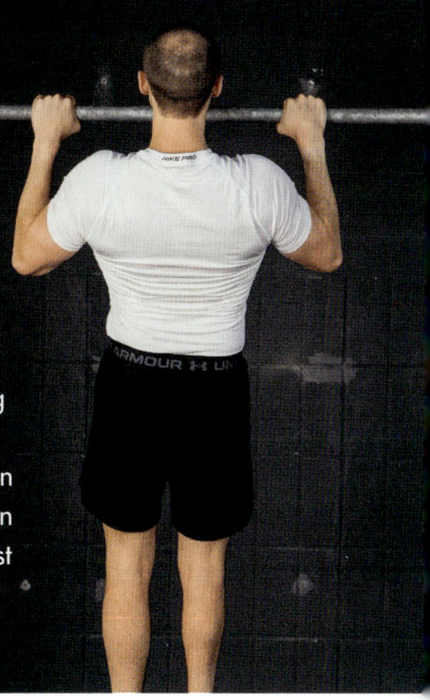

2. Bringe dich nach dem kontrollierten Einstieg in die optimale Startposition: Atme dazu einmal aus, sinke in die Schultern und baue den Stack auf. Hebe den Kopf minimal an und schaue zur Stange.
   Spanne Bizeps und Trizeps leicht an und stelle dir vor, die Stange zu verbiegen, sodass sich deine kleinen Finger weg von dir drehen würden. Dadurch spürst du eine leichte Spannung im Bereich der Schultern. Mit dieser Startposition stellst du dir im nächsten Schritt vor, dass du die Ellenbogen gerade nach unten in den Boden ziehen möchtest. So leitest du die Bewegung ein und ziehst dich nach oben, bis dein Kinn in der Endposition knapp über die Stange ragt.

Die Ellenbogen bleiben über den gesamten Bewegungsradius unter der Stange. Dein Körper rotiert um den Ellenbogen von unten nach oben herum. Das führt dazu, dass du während der ganzen Aufwärtsbewegung so nah wie möglich an der Stange bleibst, um somit einen effizienten Zug zu gewährleisten. Deine Schulterblätter wandern dabei von einer Elevation (Schulter hängen nahe an den Ohren unten im Hang) hin zu einer leichten Depression (Schultern sind weg von den Ohren an oberster Position im Klimmzug). Die Schulterblätter sollen nicht aktiv zusammengezogen werden. Im Grunde genommen musst du dich nicht so stark darauf fokussieren, was deine Schulterblätter machen, denn wenn die Technik passt, rotieren sie optimal auf dm Brustkorb so, wie sie es sollen.
Das sogenannte Closing, also der Moment, wenn dein Kinn über die Stange ragt, hängt von mehreren Faktoren ab, wie etwa dem Verhältnis von Unter- zu Oberarmlänge und der Schulterbeweglichkeit. Das beeinflusst, wie leicht oder schwer es dir fällt, nahe an die Stange ranzukommen. Ziel ist es, zu vermeiden, dass du die Aufwärtsbewegung durch ein »Werfen« an die Stange erreichst. Das kann dazu führen, dass die Kontrolle über die Bewegung verloren geht und der Bewegungsablauf nicht sauber ausgeführt wird.
Oben angekommen, hältst du die Spannung bei. Die exzentrische Phase ist der konzentrischen Phase nahezu identisch: Du willst kontrolliert unten ankommen, ohne dabei ins Pendeln zu geraten, um die bestmögliche Startposition für die nächste Wiederholung einzunehmen. Das ist anspruchsvoll und muss geübt werden. Je besser du das hinbekommst, desto effizienter wirst du im Pull-up. Unten angekommen, startest du den Prozess wieder von vorne. Gehe immer in dieser Reihenfolge vor, egal, ob du mit einem Widerstandsband oder mit Zusatzgewicht arbeitest.

## Chin-up

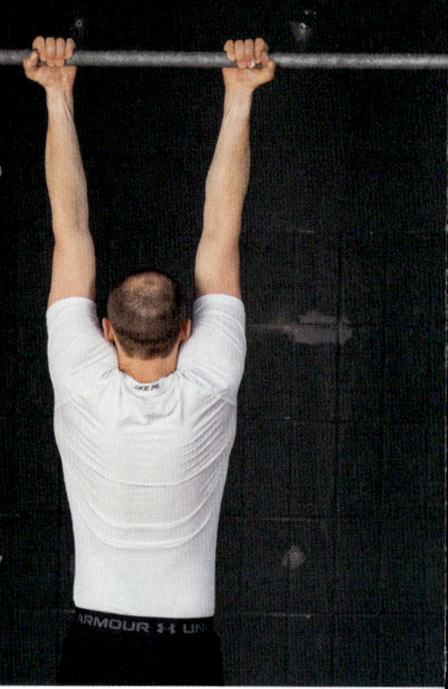

1. Da viele Dinge der Technik gleich zum Pull-up sind, gehen wir nur auf die Unterschiede ein. Der größte ist wie erwähnt der Griff: Du greifst hinter der Stange herum und versuchst so gut es geht, den Griff zu dir zu rotieren, um das Handgelenk etwas nach oben zur Stange anzuheben. Ist die erste Hand platziert, greifst du mit der zweiten Hand circa schulterbreit an die Stange und machst das Gleiche. Anschließend hängst du dich an die Stange und leitest die Bewegung nach oben ein.

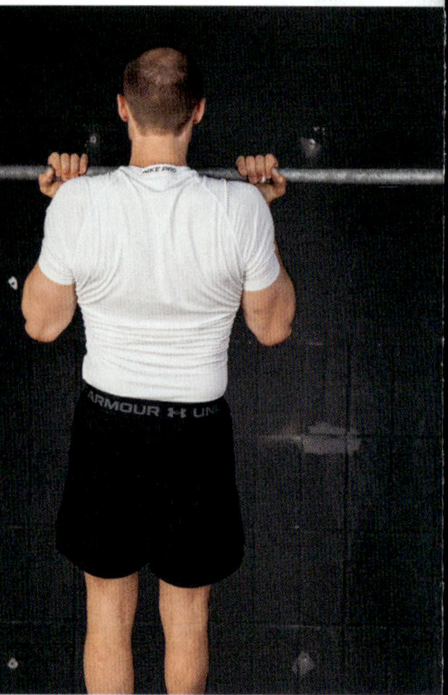

2. Konzentriere dich beim Chin-up ebenfalls darauf, die Ellenbogen gerade nach unten in den Boden zu ziehen. Aufgrund des veränderten Griffs wird dir die Bewegungseinleitung und die damit einhergehende Schulteransteuerung wahrscheinlich leichter fallen als beim Pull-up.
Ziehe dich auch hier so weit nach oben, dass das Kinn horizontal über der Stange ist. Stelle dir vor, dass du den oberen Brustbereich zur Stange bringen möchtest. Das hilft dir, dich von unten vertikal nahe an der Stange entlang nach oben zu ziehen. Die Brust sollte die Stange nicht berühren.

## Regression und Progression

Skills wie der Ring-Muscle-up, der Muscle-up oder der Front Lever basieren auf deiner Kraft im Klimmzug. Der Pull-up/Chin-up ist also ein sehr wichtiger Marker für deine Calisthenics-Reise und sollte daher immer Teil deiner Trainingsroutine sein. Dein Fokus sollte darauf liegen, dass du in dieser Übung stärker wirst.

Um darauf hinzuarbeiten, kannst du mit Ruderübungen wie dem Australian Pull-up starten:

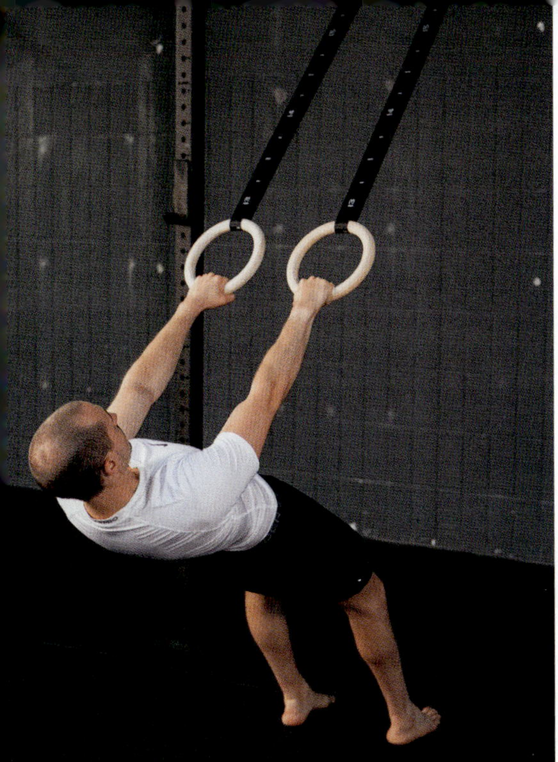

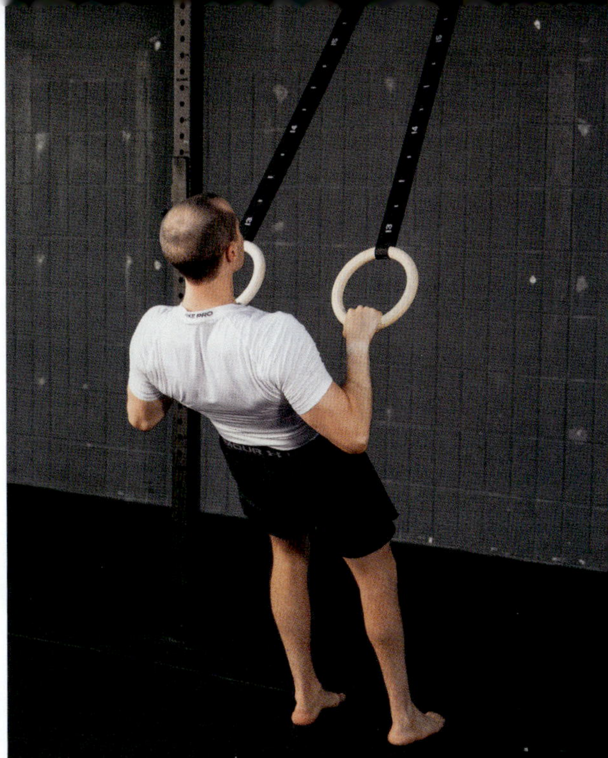

## Der Australian Pull-up

1. Für den Australian Pull-up hängst du die Ringe so auf, dass sie sich auf Hüfthöhe befinden. Greife die Ringe und lehne dich zurück, bis die Arme durchgestreckt sind und dein Gewicht von den Ringen gehalten wird. Strecke die Hüfte und nimm den Stack ein.
2. Um dich nach oben zu ziehen, führe die Ellenbogen zum Körper und an ihm vorbei. Halte die Schultern weg von den Ohren. Du ziehst dich so weit hoch, bis der Oberarm auf der Höhe des Brustkorbs oder leicht dahinter positioniert ist.
3. Lasse dich anschließend kontrolliert in die Startposition ab und starte die nächste Wiederholung.

Je aufrechter du bei dieser Übung stehst, desto einfacher ist sie für dich. Je horizontaler deine Körperlinie wird, desto schwieriger ist die Übung für dich. Suche eine Intensität, mit der du die Anzahl der Wiederholungen aus deinem Trainingsplan schaffst. Zu Beginn sind 8 bis 12 Wiederholungen anzupeilen.

Wenn zu Beginn dein Ziel der erste freie Klimmzug ist, solltest du mit Unterstützung arbeiten. Am besten eignen sich hierfür Widerstandsbänder.

Wenn du Klimmzüge mit einem Widerstandsband machst, solltest du ein Bein in dem Widerstandsband platzieren, bevor du die Stange greifst. Gehe anschließend wie beschrieben vor. Sobald du optimal an der Stange hängst, löst du das zweite Bein von der Box und platzierst es ebenfalls im Band.

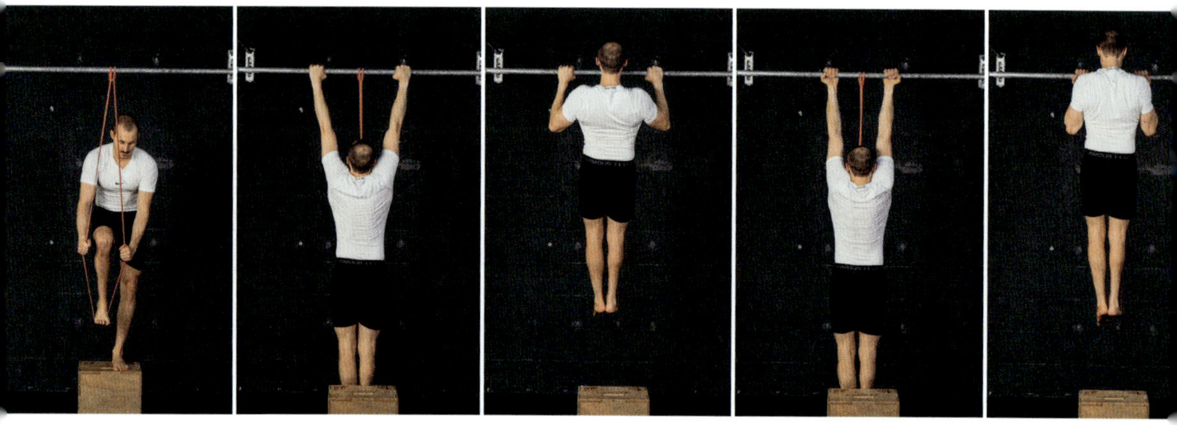

Eine häufig gestellte Frage ist, wie viele Wiederholungen man mit einem bestimmten Band schaffen sollte, bevor man zum nächstleichteren wechselt. Basierend auf Trainingserfahrungen empfehle ich Folgendes:

- Starte mit dem grünen Band.
- 6 bis 7 Klimmzüge mit dem grünen Band → Weiteres Training mit dem blauen Band
- 6 bis 7 Klimmzüge mit dem blauen Band → Weiteres Training mit dem schwarzen Band
- 6 Klimmzüge mit dem schwarzen Band → Weiteres Training mit dem roten Band
- 4 bis 5 Klimmzüge mit dem roten Band → erster freier Klimmzug

Natürlich spielt auch dein Körpergewicht eine Rolle: Je weniger du wiegst, desto früher kannst du wahrscheinlich zu einem leichteren Band wechseln. Diese Werte können also lediglich als Anhaltspunkt dienen. Es kann

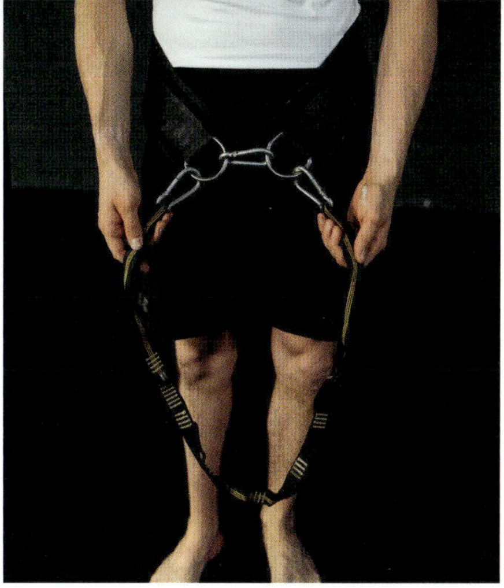

in deiner individuellen Trainingssituation also sein, dass du früher oder etwas später auf ein leichteres Band wechseln kannst.
Sind freie Klimmzüge für dich kein Problem mehr, dann sollte dein Ziel sein, 10 bis 12 Wiederholungen zu schaffen. Das ist der Startschuss, um Klimmzüge mit Zusatzgewicht zu machen. Dann solltest du die Wiederholungsanzahl in deinem Training reduzieren. Das Zusatzgewicht befestigst du an einem Gewichtsgürtel mit einem Seil.

Bei Klimmzügen mit Zusatzgewicht ist es nochmals wichtiger, ohne Pendelbewegung an der Stange zu hängen. Das Gewicht sollte so an deinem Gürtel befestigt sein, dass sich die Gewichtsscheiben etwa auf Höhe deiner Füße befinden. Dadurch kannst du mit deinem Fuß das Gewicht beim Einstieg an die Stange kontrollieren. Erst wenn du die Kontrolle über das Gewicht hast und ruhig an der Stange hängst, löst du das zweite Bein von der Box und hängst dich komplett an die Stange.

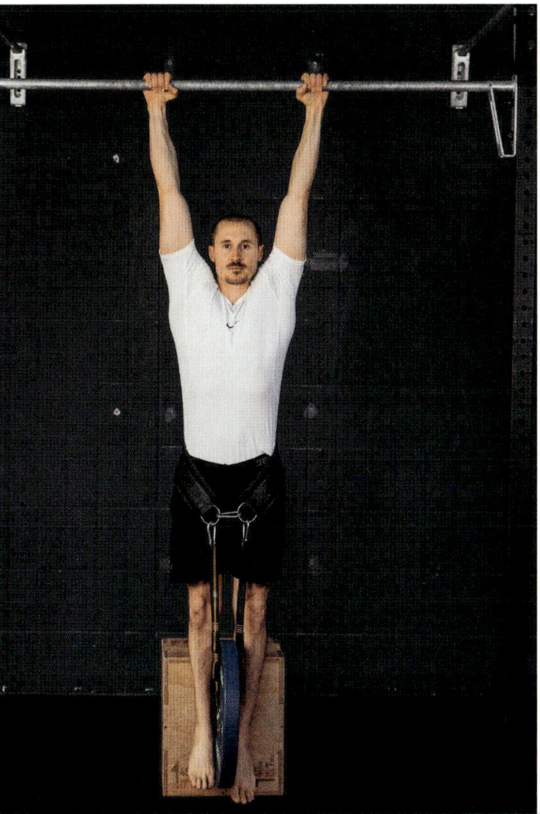

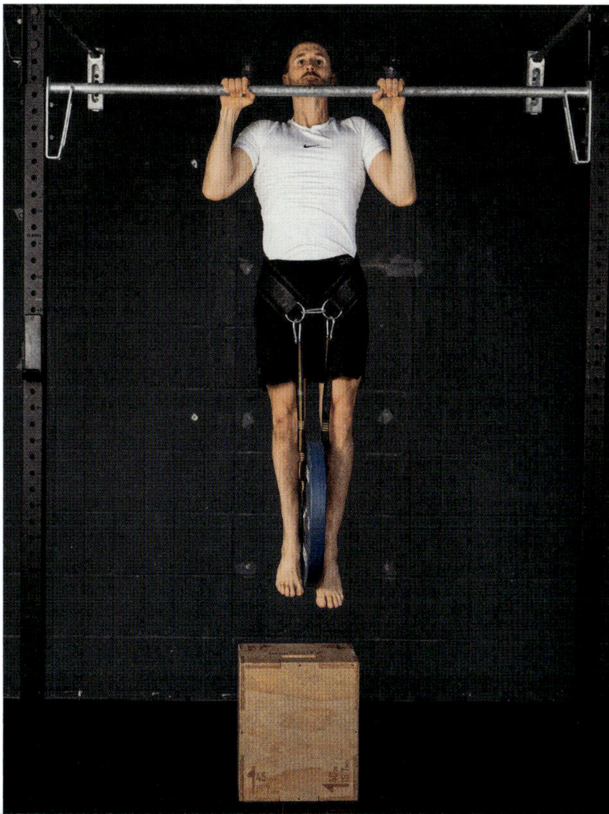

Sobald sie möglich sind, solltest du in jeden deiner Trainingspläne Klimmzüge mit Zusatzgewicht integrieren.

Weitere sinnvolle Zwischenziele nach deinem ersten Klimmzug können folgende sein:

- 5 Klimmzüge → Dragon Flag (Seite 122)
- 10 bis 12 Klimmzüge → Starte mit Zusatzgewicht
- 1RM im Klimmzug beträgt 40 Prozent deines Körpergewichts → Ring-Muscle-up (Seite 135)
- 1RM im Klimmzug beträgt mehr als 50 Prozent deines Körpergewichts → Muscle-up (Seite 143)
- 1RM im Klimmzug beträgt mehr als 75 Prozent deines Körpergewichts → Front Lever (Seite 189)

### Tipps für deine Trainingsplanung

Klimmzüge solltest du 2-mal pro Woche trainieren. Je fortgeschrittener du wirst, desto mehr kannst du dir über ein drittes Mal pro Woche Gedanken machen. Das wöchentliche Trainingsvolumen sollte zwischen 8 und 18 Klimmzügen liegen.

## Der Dip

Der Dip ist das Pendant zum Klimmzug für drückende Übungen. Mit dieser Übung trainierst du in erster Linie die Brustmuskulatur, die vordere Schultermuskulatur und den Trizeps. Es sind jedoch noch viele weitere Muskeln involviert, um diese Übung effizient und nachhaltig auszuführen. Der Dip ist eine komplexe Übung und die Technik wird oftmals unterschätzt. Der Dreh- und Angelpunkt bei dieser Übung sind deine Schultern. Es ist nicht unüblich, dass Trainierende Schulterprobleme durch Dips entwickeln. Aus diesem Grund ist es umso wichtiger, die Technik wirklich zu verinnerlichen.

## Voraussetzungen

Da du für den Dip ein gewisses Maß an Kraft und Trainingserfahrung brauchst, empfehle ich, dass du zuerst mindestens 15 Liegestütze beherrschst und dir dann circa 8 bis 10 enge Liegestütze erarbeitest, bevor du mit dem Dip startest. Dadurch baust du ein gewisses Maß an Kraft in der Brust, der vorderen Schulter und dem Trizeps auf, die du benötigst, um leichter die Kontrolle und die Technik im Dip zu erlernen.

Eine weitere Voraussetzung für den Dip ist die Atmung. Du solltest keine Probleme haben, den Stack aufzubauen und zu halten, während du die Übung ausführst. Das ist die Voraussetzung dafür, dass sich deine Schulterblätter einwandfrei auf dem Brustkorb bewegen können.

## Übungstechnik

Im Idealfall hast du für den Dip einen parallelen Barren zur Verfügung, der nach vorne und nach unten genügend Platz bietet. Die Beine sollen während der Bewegung gerade nach unten wandern, ohne den Boden zu berühren und ohne mit der Nase an einer Wand oder einem Pfosten anzustoßen. Außerdem benötigst du eine Einstiegshilfe, zum Beispiel eine Box, um in Ruhe den Griff zu platzieren, von oben in den Dip einzusteigen und den Stack aufzubauen. Durch eine Einstiegshilfe vermeidest du, dass du in den Stütz springen musst und unkontrolliert umherpendelst. Die Griffbreite des Barrens sollte im Idealfall so eingestellt werden, dass ein Unterarm plus eine Handfläche zwischen die Holme passt. Bei fortgeschrittenen Athleten*innen darf der Barren etwas breiter sein. Dies verlangt jedoch etwas mehr Stabilität und Sicherheit in der Technik.

Nachdem du das passende Set-up aufgebaut hast, geht es an die Übungsausführung.

1. Starte stehend auf einer Erhöhung und platziere die Hände vor dir auf dem Barren. Bewege die Schulterblätter leicht nach vorne, ohne dich einzurunden. Atme 5 bis 6 Sekunden keuchend aus, bis du deine seitlichen Bauchmuskeln spürst. Anschließend atmest du über die Nase in den oberen Rücken ein, um den Brustkorb nach hinten zu expandieren. Mit diesem Pre-Start-Stack steigst du nun in den Barren ein und nimmst die Stützposition ein.
2. Um während der Übungsausführung nicht zu pendeln, gibt es ein paar Tipps zum optimalen Einsteigen:
   - Platziere die Hüfte zwischen den Händen.
   - Bring dann ein Bein gerade unter dich und lehne dich mit dem Oberkörper nach vorne, bis von der Seite betrachtet Schulter, Ellenbogen und Handgelenk in einer Linie ausgerichtet sind.
   - Erst dann löst du das zweite Bein von der Box und platzierst es neben dem ersten Bein.

Sobald du mit Zusatzgewicht trainierst, wird dieser Einstieg unumgänglich, denn hier bringst du beim Einstieg das Zusatzgewicht unter dich und musst mit dem ersten Fuß die Gewichtsscheiben kontrollieren, damit sie ruhig unter dir hängen. Wenn das der Fall ist, kannst du die Stützposition einnehmen.

3. In der Stützposition angekommen, legst du den Fokus auf deine Schulterposition: Lasse dich leicht in die Schultern einsinken und stelle dir vor, dass du die Schlüsselbeine nach hinten und anschließend nach unten ziehen willst. Dabei fühlt es sich so an, als würdest du die Schulterblätter nach hinten unten in deine Hosentaschen stecken wollen. Während dieses Vorgangs zeigt dein Brustbein gerade nach vorne. Das führt dazu, dass du eine »stolze Brust« präsentierst.
   Achtung: Hierbei ist es wichtig, dass du die Wirbelsäule nicht überstreckst. Die Bewegung geht lediglich von den Schlüsselbeinen und Schulterblättern aus. Die Wirbelsäule bleibt nach wie vor im Stack.
4. Im nächsten Schritt zeigen die Ellenbogen gerade nach hinten, dadurch forcierst du eine leichte Außenrotation der Oberarme. Dies wird dir helfen, die Startposition einzunehmen. Das Becken ist in einer neutralen Position unter dir platziert. Achte dabei darauf, dass deine Sixpack-Abs nicht aktiv sind. Lediglich die seitlichen Bauchmuskeln dürfen spürbar sein.
   Richte den Blick gerade nach vorne, atme wieder keuchend aus, suche erneut den Stack und atme über die Nase in den Brustkorb ein und versuche, deine Brust »aufzublasen«. Ist dies geschehen, verschließt du deine Stimmritze und hältst die Luft an. Jetzt hast du die Startposition für deinen Dip eingenommen und bist bereit loszulegen. Dieser Vorgang bedarf einiges an Übung und an Körpergefühl, ist jedoch essenziell für einen effizienten und nachhaltigen Dip.
5. Leite die Bewegung ein, indem du die Schulterblätter leicht nach oben (Elevation) und zu der Wirbelsäule hin (Retraktion) wandern lässt. Löse gleichzeitig die Außenrotation des Oberarms und lasse ihn leicht in eine Innenrotation übergehen. Beuge die Ellenbogen und senke den Körper nach unten. Der Brustkorb bewegt sich also leicht nach vorne unten und die Schulterblätter gleiten auf dem Brustkorb zur Wirbelsäule hin, bis du in der unteren Position angekommen bist. Hüfte und Beine senken sich gerade nach unten ab. Versuche, dich nicht zu stark nach vorne zu lehnen. Lasse dich so tief absinken, bis die hintere Schulter leicht unterhalb des Ellenbogens platziert ist.
6. Die negative Phase willst du kontrolliert ausführen, um mit moderater Geschwindigkeit im Umkehrpunkt anzukommen und die Bewegung wieder nach oben einzuleiten. Solltest du dich zu schnell ablassen, musst du mehr Kraft aufbringen, den Körper abzubremsen und dich wieder hochzudrücken. Das ist mit dem eigenen Körpergewicht vielleicht noch realisierbar, aber spätestens mit Zusatzgewicht

wird hier die Kraft und Kontrolle nicht mehr ausreichen, um eine stabile Form zu gewährleisten. Aus diesem Grund kannst du dir merken, dass du immer kontrolliert nach unten arbeitest und, je näher du zum Umkehrpunkt kommst, desto langsamer werden willst, um dich dann explosiv nach oben zu drücken.

7. Drücke dich dann wieder zurück nach oben in die Startposition. Dort angelangt, atmest du einmal durch, platzierst die Schultern wie oben beschrieben und machst dich bereit für die nächste Wiederholung.

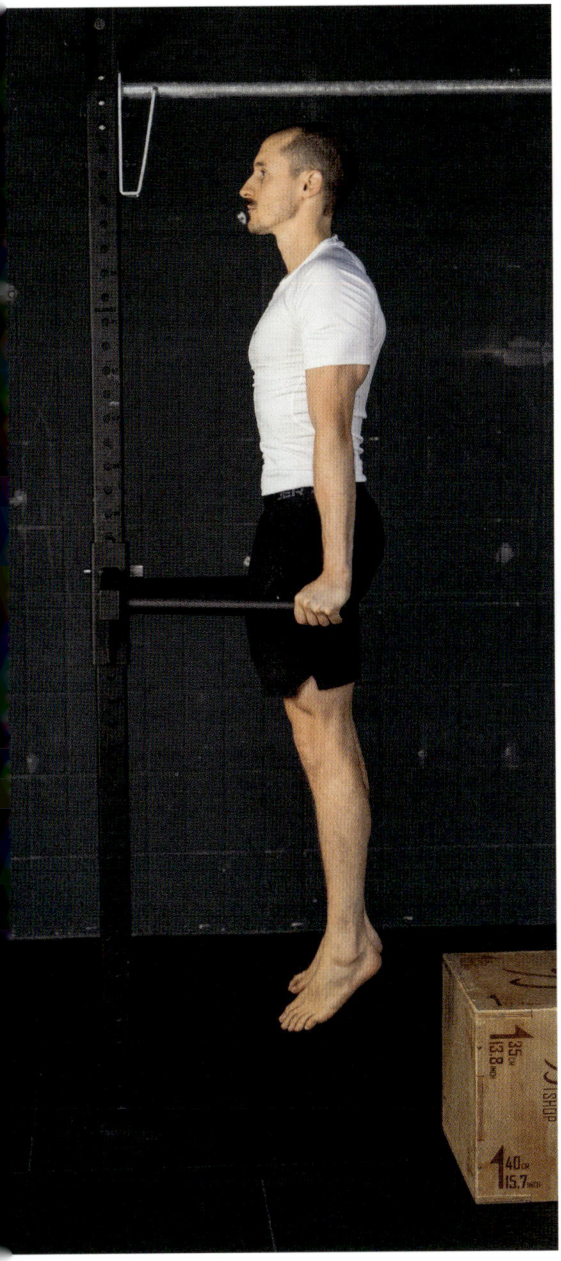

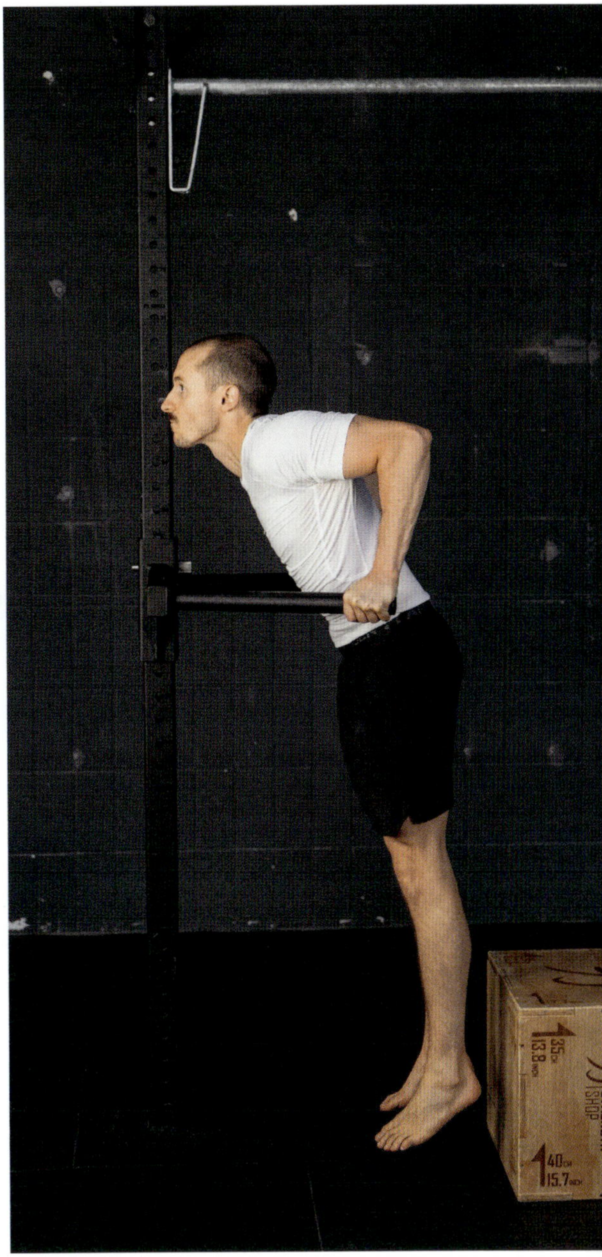

## Tipp

Wenn du dich von hinten filmst, dann achte darauf, dass deine Ellenbogen nicht nach innen, also zueinander, kollabieren. Sie sollten während der Ausführung gerade über den Holmen mit leichter Tendenz nach außen platziert werden. Von der Seite betrachtet dürfen die Ellenbogen über dem Handgelenk platziert werden, können jedoch leicht nach vorne und hinten arbeiten. Hier darfst du ihnen Raum für Bewegung lassen. Es gilt jedoch zu vermeiden, dass zu große Bewegungen stattfinden, denn diese deuten auf technische Fehler hin. Wenn die Ellenbogen zum Beispiel zu weit nach vorne wandern, während du den Dip ausführst, kann das darauf hindeuten, dass du dich zu weit nach vorne lehnst. Hier bedarf es ein geschultes Auge, um der Technik den notwendigen Feinschliff zu geben. Deshalb filme dich regelmäßig bei der Ausführung.

## Regression und Progression

Um dich zu Dips vorzuarbeiten, kannst du mit Bench-Dips beginnen. Dabei ist es wichtig, die Schultern zu kontrollieren. Bei dieser Regressionsstufe wollen wir den Oberarm hinter den Körper führen, die Schulterblätter können leicht nach oben zur Wirbelsäule rotieren. Wenn du den Bench-Dip beherrschst und die anderen Voraussetzungen erfüllt sind, bist du bereit für Dips.

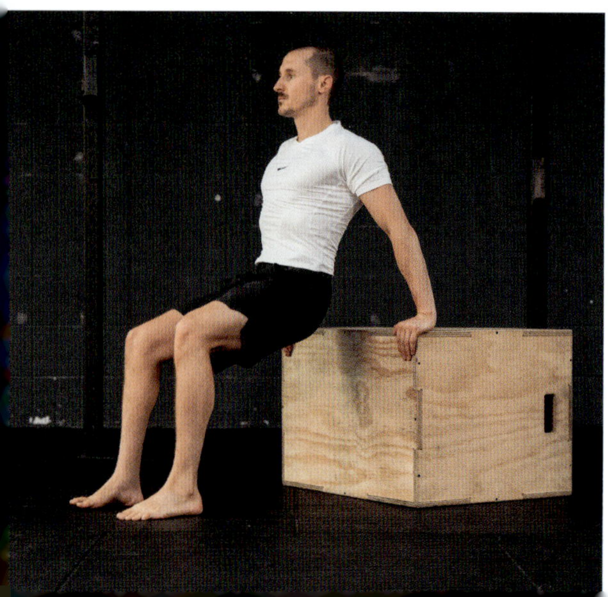

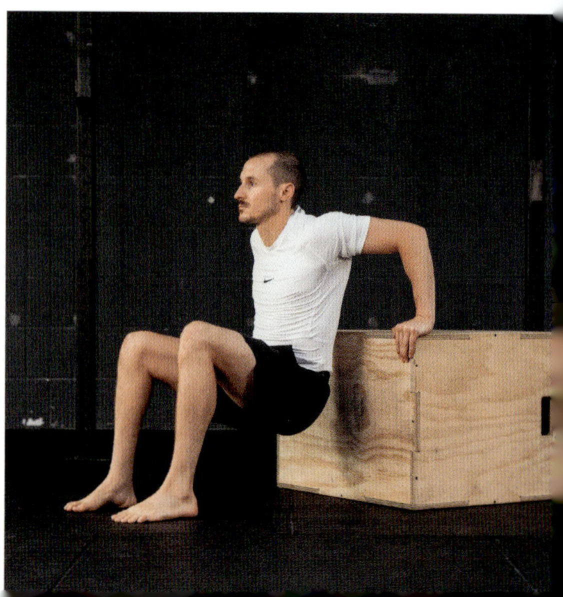

Sofern die Voraussetzungen nun erfüllt sind, kannst du Dips mit einem Widerstandsband in dein Training integrieren. Das macht vor allem dann Sinn, wenn du dich mit der Technik vertraut machen möchtest. Durch diese Regression der Übung führst du die Dip-Bewegung aus, reduzierst jedoch die Last. Dadurch fällt es dir leichter, den Fokus auf die Technik zu richten, um die Bewegung zu verinnerlichen.

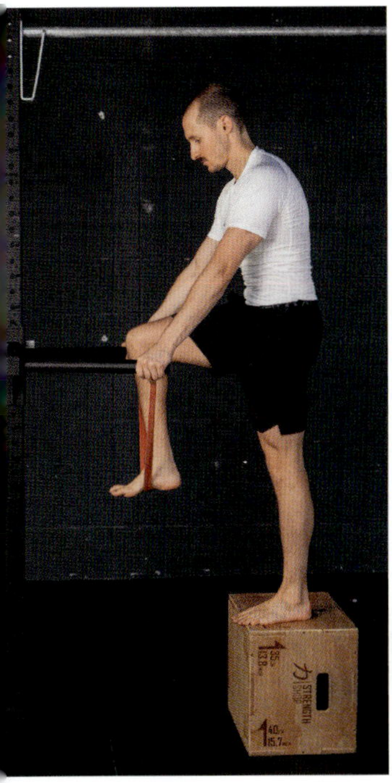

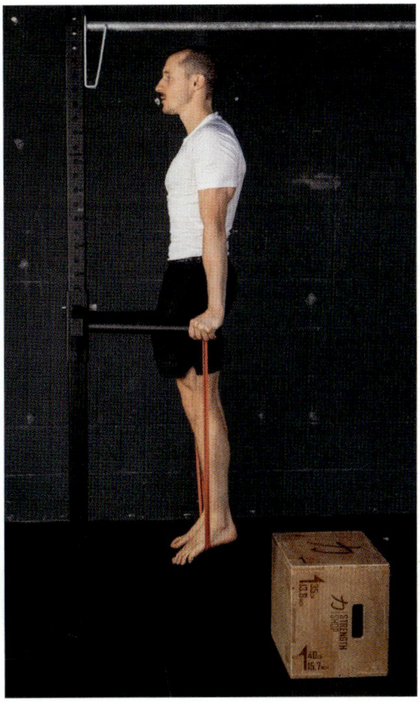

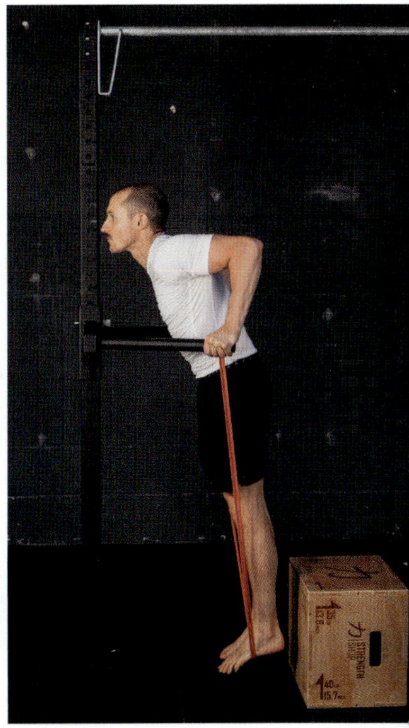

Sobald du die Technik verstanden hast, kannst du den Widerstand des Bandes reduzieren, indem du ein leichteres Band verwendest.

Wenn du 10 bis 12 freie Dips mit kontrollierter Technik schaffst, kannst du mit einer Progression starten. Hier gibt es nur einen wirklich sinnvollen nächsten Schritt, und zwar den Dip mit Zusatzgewicht.
Das Zusatzgewicht wird an einem sogenannten Dip-Gürtel befestigt. Das führt dazu, dass das Gewicht an deinem Körpermittelpunkt befestigt wird und du den Oberkörper frei bewegen kannst und nicht durch eine Weste oder Ähnliches eingeschränkt bist. Einmal eingefügt, sollte diese Variante ein fester Bestandteil deines Trainings bleiben, denn auch hier muss das Ziel sein, stärker zu werden und mehr Gewicht zu bewegen.

Wenn du keinen Barren zur Verfügung hast, kannst du Dips auch an den Ringen erlernen. Hier gelten die gleichen Voraussetzungen, Regressionen und Progressionen des Dips wie am Barren. Bei dem Ring-Dip kommt durch die Instabilität der Ringe eine weitere Komponente hinzu, welche die Übungsausführung zu Beginn etwas erschwert. Hier empfehle ich dir im Vorfeld, Liegestütze in den Ringen zu trainieren und den Dip Hold in den Ringen in dein Training zu integrieren, bevor du mit dynamischen Ring-Dips startest. Dadurch erarbeitest du dir die Stabilität in den Ringen und lernst, wie sich die Ringe verhalten. Sobald du dich hier sicher fühlst, kannst du mit der ersten Stufe des Dips starten.

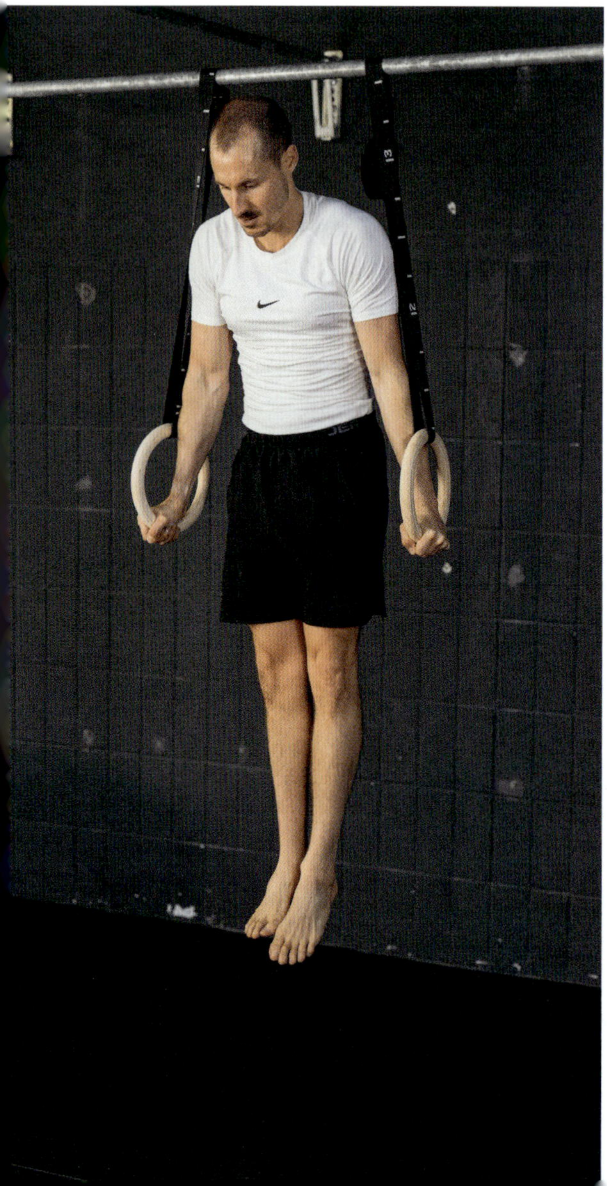

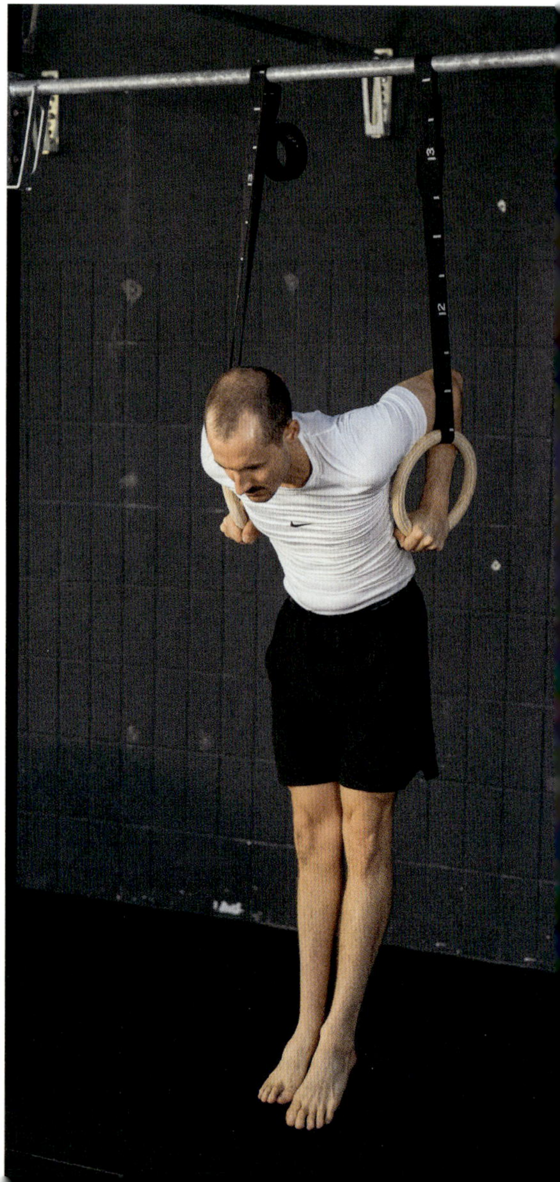

## Sinnvolle Zwischenziele für den Dip sind:

- Der erste Dip
- 5 Dips → Starte mit Pike Push-ups (Seite 183)
- 10 bis 12 Dips → Dips mit Zusatzgewicht
- 1RM beträgt 40 Prozent deines Körpergewichts → Starte mit dem Back Lever (Seite 164)
- 1RM beträgt 70+ % deines Körpergewichts → Handstand-Push-up (Seite 178; + 30 Sekunden freier Handstand in perfekter Linie)
- 1RM im Dip beträgt mindestens 100 Prozent deines Körpergewichts → Starte mit der Planche (Seite 226)

## Tipps für deine Trainingsplanung

Ich empfehle dir, den Dip 2-mal pro Woche für den bestmöglichen Fortschritt in dein Trainingsprogramm zu integrieren – unabhängig davon, auf welchem Leistungslevel du aktuell bist. Je fortgeschrittener du in der Trainingsplanung bist, desto mehr kannst du dir darüber Gedanken machen, um ein weiteres Training pro Woche aufzustocken. Das wöchentliche Trainingsvolumen im Dip sollte zwischen 8 und 20 Sätzen liegen.

# LEVEL 1

Level 1 der Skill-Pyramide beinhaltet die ersten Calisthenics Skills wie den Handstand, L-Sit, Shrimp Squat, Dragon Flag und die Toes to Bar.

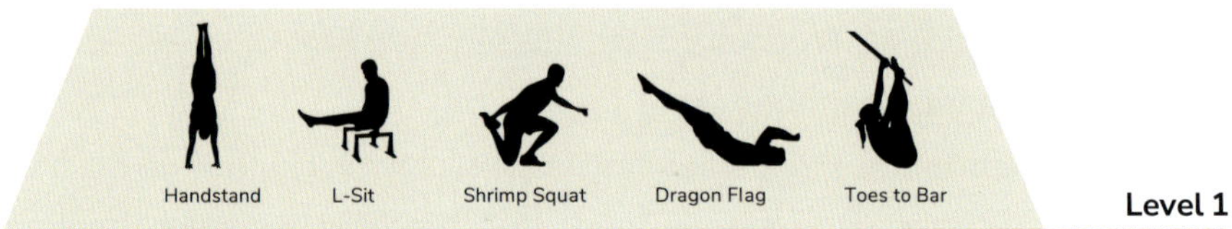


Nachdem du eine solide Basis in deinem Training gelegt hast, kannst du mit den ersten Calisthenics-Skills aus Level 1 starten. Du wirst gleich sehen, dass du einige Skills schon in dein Training integrieren kannst, obwohl du dich noch auf dem Basis-Level befindest. Du findest dazu mehr Hinweise in den Voraussetzungen der einzelnen Übungen.

## Handstand

Der Handstand ist ein Zeichen von maximaler Körperkontrolle und -verständnis. Um diesen Skill zu meistern, benötigt es vor allem Zeit – viel Zeit. Und damit meine ich wirklich Monate oder sogar Jahre. Viele unterschätzen das und gehen davon aus, dass, wenn man ihn nur etwas trainiert, ihn schon irgendwie erlernt. Dem ist leider nicht so – das solltest du wissen.

Die Kunst beim Erlernen des Handstands ist es, kleine Meilensteine zu erkennen und diese zu schätzen. Denn betrachten wir nur das Endergebnis, den Handstand frei im Raum auszuführen, ist dies sehr demotivierend, denn es wird mehr Zeit benötigen. Diese Erkenntnis mag sich für dich jetzt vielleicht ernüchternd anhören, entspricht jedoch der Realität und wird dir dabei helfen, einen gesunden Bezug zu deiner Handstandpraxis herzustellen.

Den Handstand zu meistern, verlangt dir ein hohes Maß an Durchhaltevermögen, Frustrationstoleranz und Disziplin ab. Wenn du bereit bist, dies zu erbringen, dann ist der Handstand der richtige Skill für dich. Solltest du das nicht wollen, empfehle ich dir, dir andere Ziele zu setzen, denn dann wirst du keinen Spaß dabei haben.

Fragst du dich, warum das Erlernen des Handstands so lange dauert? Nun, um den Handstand zu meistern, müssen verschiedene Kriterien erfüllt sein. Du benötigst:

- ein hohes Maß an Beweglichkeit deiner Schulter und der Brustwirbelsäule, um in der Lage zu sein, die Schulter um 180 Grad zu öffnen.
- ein solides Maß an handstandspezifischer Schulterkraft und -stabilität, die du dir nur über den Handstand erarbeiten kannst. Grundsätzlich gilt, dass du bereits mindestens 3 bis 5 freie Liegestütze absolvieren können solltest.
- mentale Stärke. Du solltest dich kopfüber sicher fühlen, darfst keine Angst vor dem Umfallen oder der Übung selbst haben. Wenn dies der Fall ist, hindert dich diese Blockade, in eine effiziente Position zu kommen, die dich weiterbringt.
- eine gute Körperbeherrschung, um zu verstehen, wie die Schulter zur Hüfte und zu den Beinen ausgerichtet sein muss. Du musst in der Lage sein, dein Becken anzusteuern und auch kopfüber den Stack aufzubauen.

Sobald du nur eines der genannten Kriterien nicht erfüllst, musst du daran arbeiten, was die Dauer verlängert, den Handstand zu erlernen. Das mag sich unmöglich anhören, ist es aber nicht. Grundsätzlich kann jeder den Handstand erlernen, sofern die notwendige Zeit investiert wird und der Fokus stimmt. Je realistischer du dem Weg zum Handstand gegenüberstehst, desto mehr Spaß wirst du auf der Reise haben.
Hast du den Handstand erst einmal gemeistert, gibt er dir unglaublich viel: Das Gefühl, über Kopf zu stehen und seinen Körper zu kontrollieren, ist unbeschreiblich. In diesem Moment denkst du an nichts anderes. Du bist zu 100 Prozent bei dir und deinem Körper. Ich bin sogar der Meinung, dass dich der Handstand mental unglaublich stark macht. Das Gefühl, Monate, Jahre auf diesen Skill hinzuarbeiten und ihn dann das erste Mal frei stehend zu meistern und die Kontrolle zu halten, ist unbeschreiblich. Man fühlt sich, als könnte man alles erreichen. Genau aus diesem Grund ist es die unzähligen Trainingsstunden auch wert!

## Voraussetzungen

Jetzt kann der Eindruck entstehen, dass man erst alle Kriterien wie Beweglichkeit, Kraft et cetera aufbauen sollte, bevor man mit dem handstandspezifischen Training startet. Das kann man zwar machen, ist jedoch nicht sinnvoll, denn: Den Handstand zu erlernen, braucht ohnehin viel Zeit. Deswegen solltest du so früh wie möglich mit dem handstandspezifischen Training starten, um das notwendige Körpergefühl zu entwickeln, Sicherheit über Kopf zu generieren und handstandspezifische Schulterkraft aufzubauen. Im Abschnitt »Regression und Progression« findest du noch mehr dazu.

Es ist auf alle Fälle sinnvoll, 3 bis 5 Liegestütze hintereinander ausführen zu können, bevor du mit dem handstandspezifischen Training startest. Damit verfügst du über eine gewisse Grundkraft in den Armen und Schultern.

## Übungstechnik

Biomechanisch betrachtet ist der freie Handstand ziemlich einfach zu erklären. Das Ziel ist es, alle Gelenke in einer Linie übereinanderzustapeln, um den perfekten Handstand zu kreieren. Die gängigste Variante, in den freien Handstand zu kommen, ist über den sogenannten Kick-up.

1. Platziere die Hände etwa schulterbreit mit gespreizten Fingern auf dem Boden. Im nächsten Schritt platzierst du die Schultern senkrecht über den Handgelenken, damit sich Handflächen, Ellenbogen und Schultern in einer Linie übereinander befinden. Den Kopf platzierst du zwischen den Schultern. Richte den Blick zwischen die Daumen.
   Gehe mit den Füßen so nah wie möglich an die Hände. Dabei ist es in Ordnung, wenn du die Knie leicht beugst. Das Gesäß sollte von der Seite betrachtet der höchste Punkt des Körpers sein.
   Als Nächstes musst du Stabilität und Spannung aufbauen. Drücke dich dafür mit den Händen aktiv vom Boden weg, als würdest du den Kopf zwischen den Schultern verschwinden lassen wollen, wie eine Schildkröte, die den Kopf einzieht. Währenddessen schraube den Boden leicht nach außen auf, um in der Schulter eine leichte Außenrotation zu generieren. Dabei kannst du dir vorstellen, als würdest du mit jeder Hand ein Marmeladenglas nach außen aufdrehen wollen. Das kann dir dabei helfen, die Bewegung zu verstehen. Die Intensität sollte einer 2 bis 3 entsprechen – auf einer Skala von 1 (leicht) bis 10 (extrem schwierig). Jetzt solltest du ein stabiles Schultergefühl haben.

Spanne dann die Bauchmuskulatur an, indem du den Bauchnabel leicht nach innen zur Wirbelsäule hineinziehst. Diese Bauchspannung solltest du halten, bis du im Handstand angekommen bist, um zu vermeiden, ins Hohlkreuz zu fallen. Dein Körper sollte sich nun wie ein gespannter Bogen anfühlen, der jederzeit losschießen könnte. Und genau das machen wir als Nächstes.

2. Es folgt der Kick-up: Löse ein Bein vom Boden, spanne es an und strecke es durch. Das zweite Bein ist zum Abspringen da. Ich empfehle dir, dasjenige Bein für den Absprung zu wählen, in dem du mehr Gefühl hast, um das richtige Maß an Schwung zu generieren. Um in den freien Handstand zu kommen, stößt du dich mit deinem Sprungbein vom Boden ab, führst das zweite, gestreckte Bein nach oben und fokussierst dich darauf, die Hüfte als Erstes über die Schultern zu bringen, bevor die Beine oben ankommen. Diese Reihenfolge ist entscheidend, um effizient in die gerade Linie zu kommen. Deine Beine können leicht versetzt, wie in einer Scherenform, oben ankommen. Es ist sogar hilfreich, die ersten Sekunden diese Form beizubehalten, damit du dich schneller ausbalancieren kannst. Wenn du sicher stehst, kannst du die Beine schließen und frei stehen.
3. Die Balance im freien Handstand zu halten, ist ein kontinuierliches Arbeiten und Ausgleichen der unterschiedlichen Gelenke. Das beginnt bei deinen Fingern, die sich in den Boden krallen und Kraft aufbringen, um nicht umzufallen. Die Handfläche gibt dir ein gutes Feedback, wo sich der Schwerpunkt von deinem Handstand befindet. Hast du mehr Druck auf dem Handballen, tendierst du dazu, bauchseitig umzukippen. Verspürst du mehr Druck auf den Fingern, ist dein Schwerpunkt zu weit zum Rücken hin verlagert.

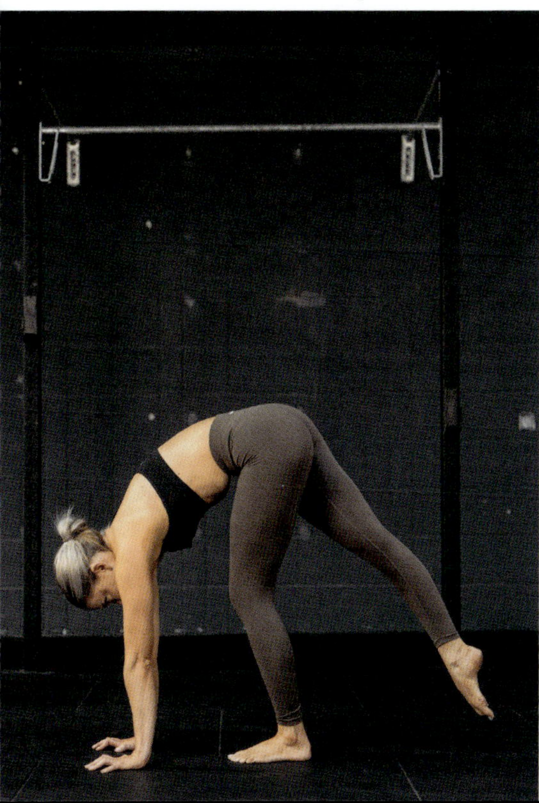

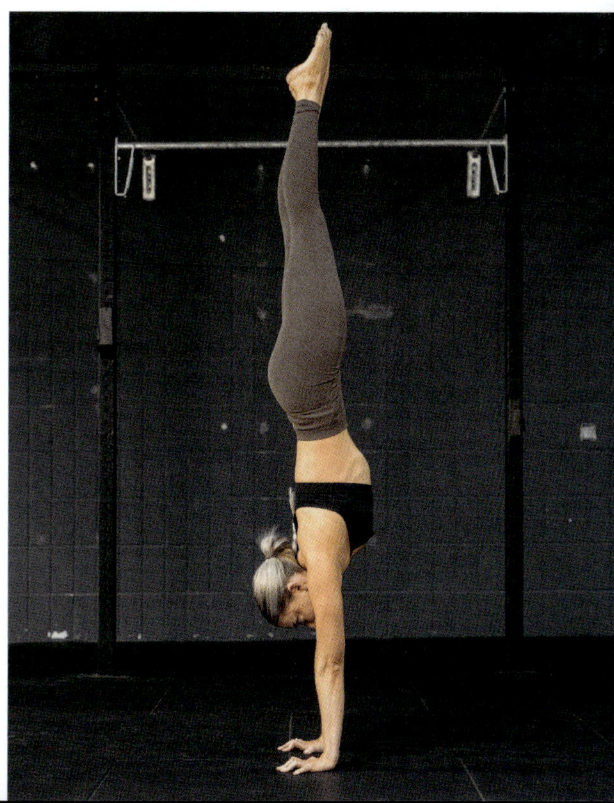

**Hinweise:** Das Ziel ist es, die Belastung über die gesamte Hand gleichmäßig zu verteilen, um den Schwerpunkt des Körpers über der Hand zu zentrieren. Deine Ellenbogen sollten gestreckt sein, können jedoch von einer gestreckten zu einer minimal gebeugten Position wechseln, um auszugleichen. Sie sollten jedoch nicht zu stark gebeugt werden, denn sonst wird der Handstand ein Kraftakt und du verschiebst schnell den Schwerpunkt. Durch das Rotieren der Handflächen nach innen und außen kannst du über den gestreckten Ellenbogen deine Schulterblätter ansteuern und rotieren, was dir zusätzliche Stabilität gibt.
Baue den Stack auf, um Becken zu Brustkorb optimal auszurichten. Dennoch kannst du ebenfalls Ausgleichsbewegungen über die Hüfte und dein Becken machen, um die Balance zu halten.
Zu guter Letzt kannst du auch die Beine ansteuern, um den Körper in Balance zu halten. Das kann aber schnell den gegenteiligen Effekt haben und dich eher aus dem Gleichgewicht bringen. Es gilt: Ausgleichsbewegungen sollten immer möglichst nahe zum Boden starten und dann nach oben arbeiten.
Bevor du also mit der Hüfte und deinen Beinen arbeitest, solltest du in erster Linie den Fokus auf deine Hände legen. Wenn du dir ein Video von einer Person anschaust, die den Handstand gut beherrscht, achte mal gezielt auf die Hände und Unterarme. Da wirst du erkennen, dass diese permanent am Arbeiten sind, damit der restliche Handstand ruhig und kontrolliert aussieht.

## Regression und Progression

Den Handstand frei zu balancieren, bedarf viel Training und setzt eine gute Körperbeherrschung voraus. Die wenigsten von uns sind mit der Fähigkeit geboren, ohne Training einen Handstand zu beherrschen. Aus diesem Grund müssen wir Übungen finden, die uns ermöglichen, in die Position des Handstands zu kommen, ohne balancieren zu müssen. Dafür eignet sich der Face-to-Wall-Handstand.
Der Vorteil hierbei ist, dass du in der Lage versetzt wirst, leichter alle Gelenke optimal übereinanderstapeln zu können.

## Face-to-Wall-Handstand

In der Endposition sind die Handgelenke dabei circa eine Fußlänge entfernt von der Wand platziert. Somit kann der Schwerpunkt optimal über die Handfläche platziert werden. Stütze die Zehen an die Wand, um die notwendige Stabilität zu finden. In dieser Position ist der Körper in einer »perfekten« Linie ausgerichtet und du kannst ein Gefühl für die Übung entwickeln, bevor du dich an die ersten Balanceversuche wagst.

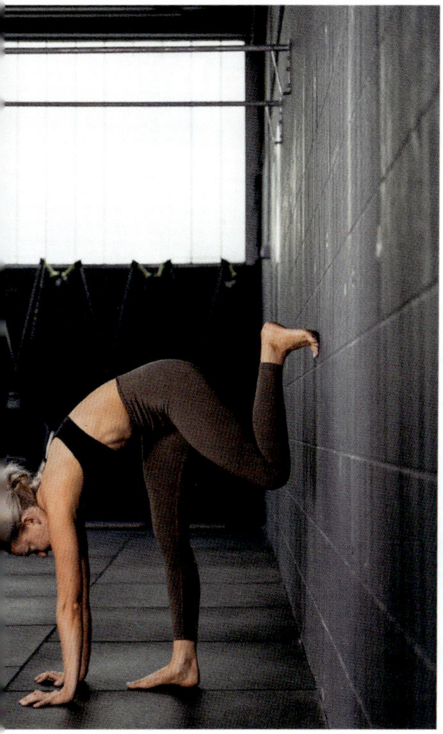

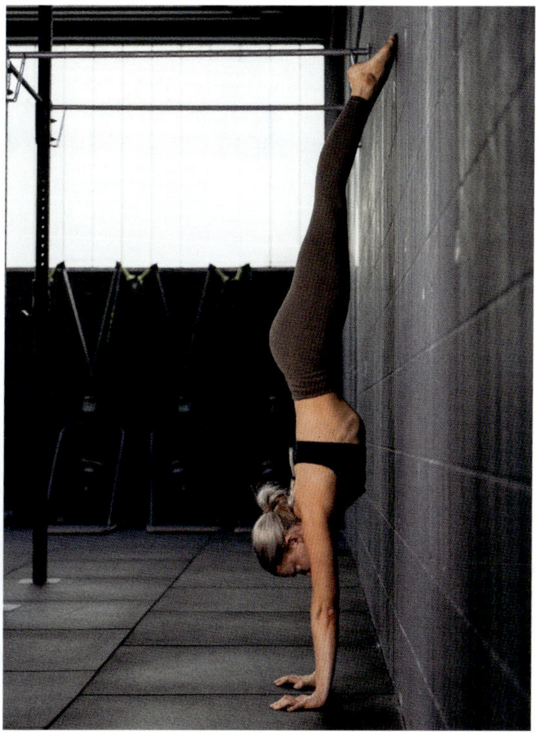

1. Starte mit den Händen auf dem Boden und platziere sie so nah wie möglich an der Wand, damit du noch in der Lage bist, ein Bein so weit oben wie möglich an der Wand zu positionieren. Hebe im nächsten Schritt das zweite Bein an und platziere es ebenfalls an der Wand. Von der Seite betrachtet bildest du ein Brett, das an der Wand lehnt.
2. Um mit den Händen näher an die Wand zu kommen, musst du dein Gewicht auf eine Seite deiner Wahl verlagern. Das bekommst du hin, indem du die Hüfte zum Beispiel auf deine linke Seite lehnst. Somit spürst du weniger Belastung auf der rechten Hand und kannst sie lösen, um einen »Schritt« näher zur Wand zu machen. Das Gleiche machst du jetzt mit der anderen Seite. Das wiederholst du so oft, bis du mit den Händen circa eine Schuhlänge entfernt von der Wand stützt.

**Hinweise:** Vor dem ersten Handstand empfiehlt es sich, die Entfernung zur Wand abzumessen. Stelle dazu die Ferse an die Wand und klebe oder male eine Markierung auf den Boden, wo der Schuh endet.

Wenn der Handstand neu für dich ist, dann gehe nur so nah an die Wand, wie du dich wohlfühlst, und verharre in dieser Position. Dann ist das deine erste Progression. Über die Zeit werden sich Kraft und Sicherheit einstellen, dann kannst du immer näher an die Wand heranwandern. Somit ist dein erster Meilenstein, in die gewünschte Entfernung zur Wand zu kommen.

Nimm dir für diese Übung genügend Zeit, denn das Körpergefühl für die optimale Linie im Handstand ist essenziell für die nächsten Progressionen. Wenn sich bei dieser Übung Fehler einschleichen, wird dich das später einholen.

Wenn du dir eine gute Basis erarbeitet hast und in der Lage bist, dich für 20 bis 30 Sekunden an der Wand zu halten, kannst du zur nächsten Variante übergehen: die sogenannten Fuß-Taps.

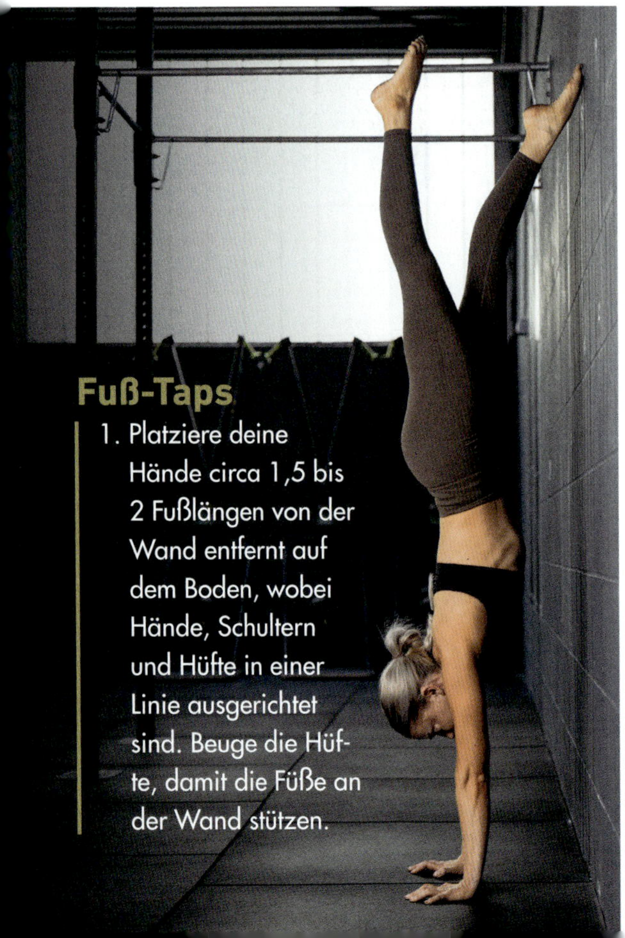

## Fuß-Taps

1. Platziere deine Hände circa 1,5 bis 2 Fußlängen von der Wand entfernt auf dem Boden, wobei Hände, Schultern und Hüfte in einer Linie ausgerichtet sind. Beuge die Hüfte, damit die Füße an der Wand stützen.

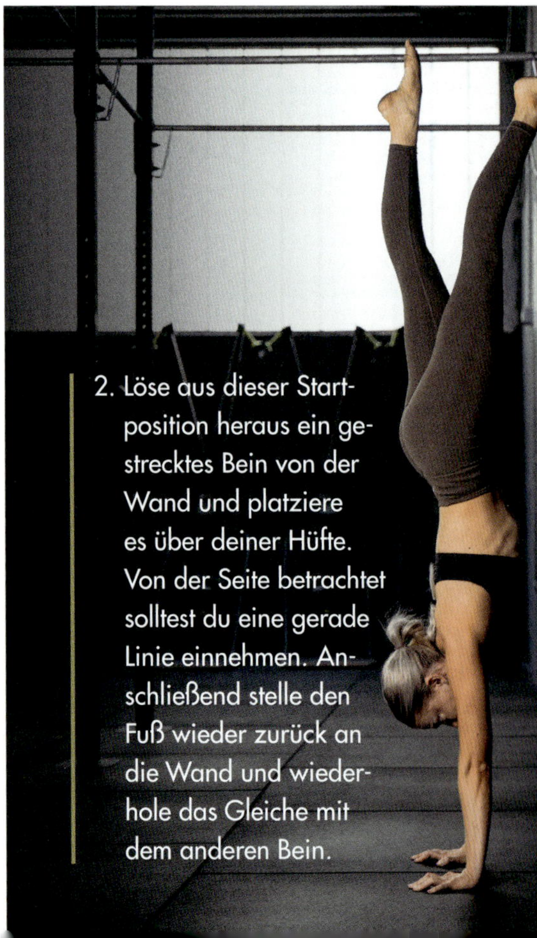

2. Löse aus dieser Startposition heraus ein gestrecktes Bein von der Wand und platziere es über deiner Hüfte. Von der Seite betrachtet solltest du eine gerade Linie einnehmen. Anschließend stelle den Fuß wieder zurück an die Wand und wiederhole das Gleiche mit dem anderen Bein.

**Hinweise:** Das Ziel ist, den Fußwechsel zunächst dynamisch durchzuführen, sodass beide Beine nur für kurze Zeit frei in der Luft sind. Je einfacher dir das fällt, desto langsamer führe den Fußwechsel aus. Das Ziel sollte sein, dass du erst ein Bein von der Wand löst, dann das zweite Bein hinterherziehst und für circa 2 bis 5 Sekunden frei stehst, bevor du wieder ein Bein an die Wand lehnst und das Gleiche wiederholst.

Das Wichtigste bei dieser Übung ist, dass du lernst, die Beine zu bewegen, ohne dabei deine Linie von den Händen zur Hüfte zu verändern. Wenn dir das gelingt, wirst du bei dieser Übung sehr gute Fortschritte machen.

## Freier Handstand von der Wand weg

Von den Fuß-Taps zur nächsten Progressionsstufe, dem freien Handstand von der Wand aus, ist es ein fließender Übergang.

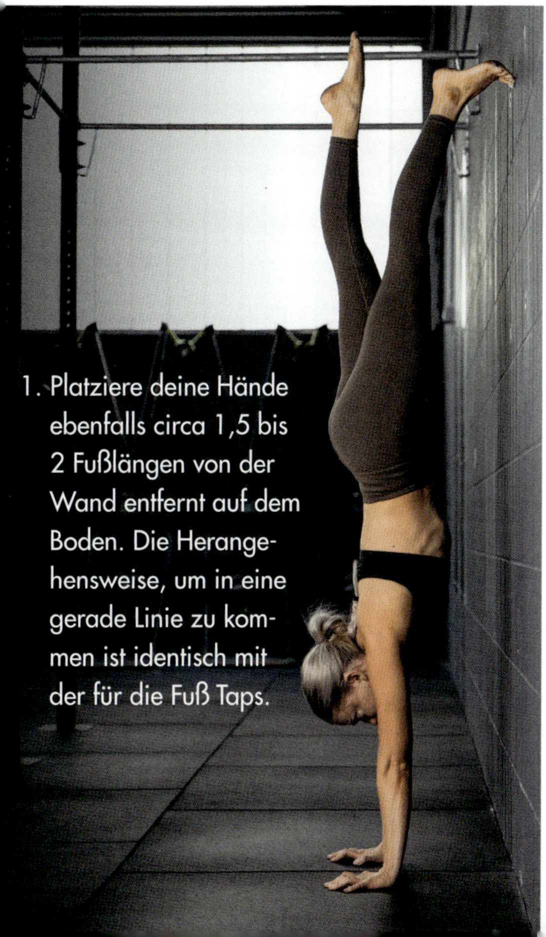

1. Platziere deine Hände ebenfalls circa 1,5 bis 2 Fußlängen von der Wand entfernt auf dem Boden. Die Herangehensweise, um in eine gerade Linie zu kommen ist identisch mit der für die Fuß Taps.

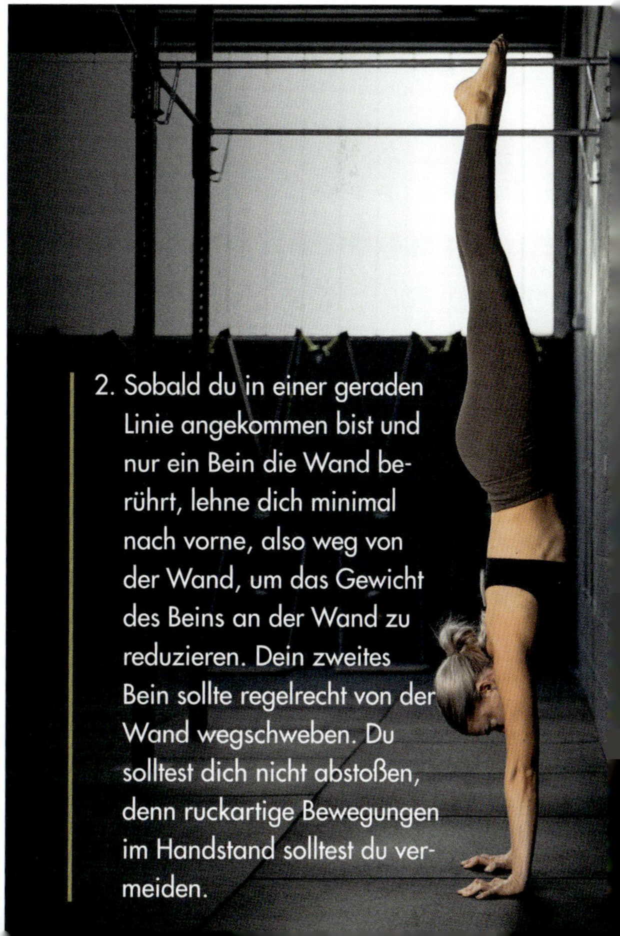

2. Sobald du in einer geraden Linie angekommen bist und nur ein Bein die Wand berührt, lehne dich minimal nach vorne, also weg von der Wand, um das Gewicht des Beins an der Wand zu reduzieren. Dein zweites Bein sollte regelrecht von der Wand wegschweben. Du solltest dich nicht abstoßen, denn ruckartige Bewegungen im Handstand solltest du vermeiden.

**Hinweise:** Die Erfahrung zeigt, dass du, wenn du bei diesem Level angekommen bist, eine Kombination aus Fuß-Taps und dem freien Handstand von der Wand aus trainieren solltest. Je nachdem, wie deine Tagesverfassung ist, kannst du dich eher auf die Fuß-Taps konzentrieren oder auf den freien Handstand.

Das Ziel ist es, eine Kontinuität aufzubauen. Du solltest in der Lage sein, kontrolliert von der Wand in den freien Handstand zu kommen und regelmäßig über 10 Sekunden frei zu balancieren. Wenn du dieses Ziel erreicht hast, ist es sinnvoll, an dem Kick-up in den freien Handstand zu arbeiten.

## Kick-up

Diese Übung eignet sich dafür, um mehr Variabilität in dein Balancegefühl zu bekommen.

Die Schwierigkeit beim Kick-up ist, zu verstehen, wie stark du abspringen musst, um sanft im Handstand anzukommen. Dafür eignet sich der Handstand mit dem Rücken zur Wand, denn da kannst du genau diesen Ablauf üben, ohne hintüberzufallen.

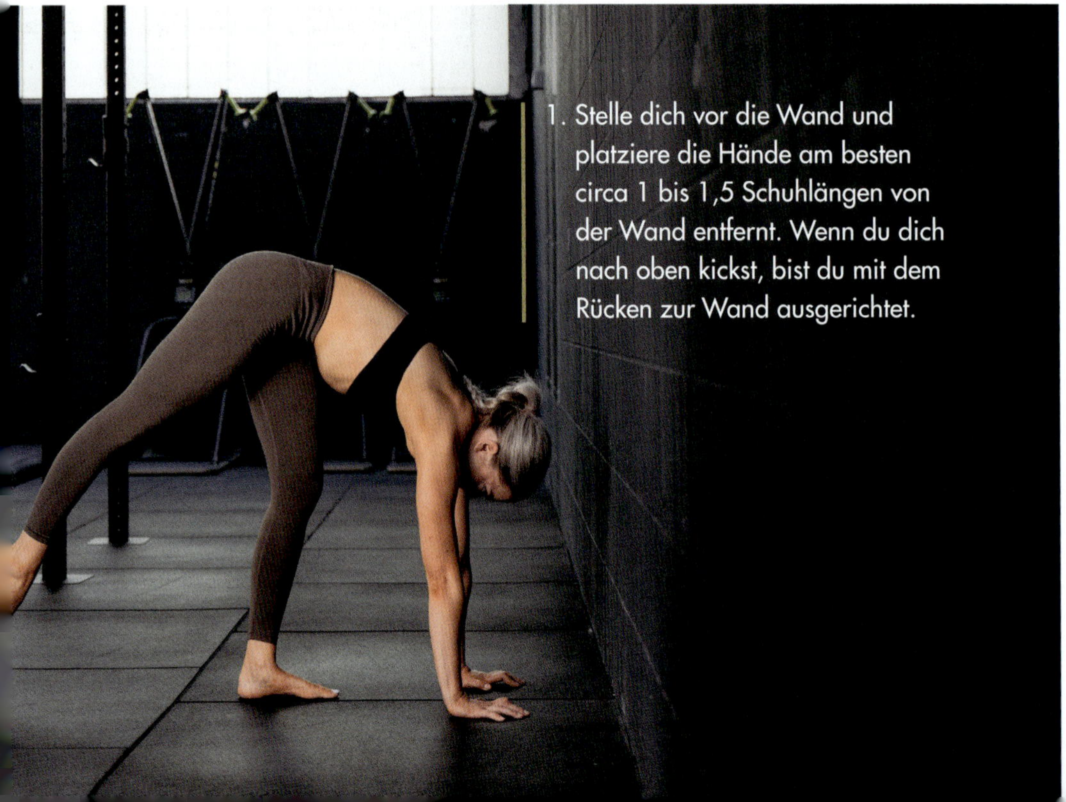

1. Stelle dich vor die Wand und platziere die Hände am besten circa 1 bis 1,5 Schuhlängen von der Wand entfernt. Wenn du dich nach oben kickst, bist du mit dem Rücken zur Wand ausgerichtet.

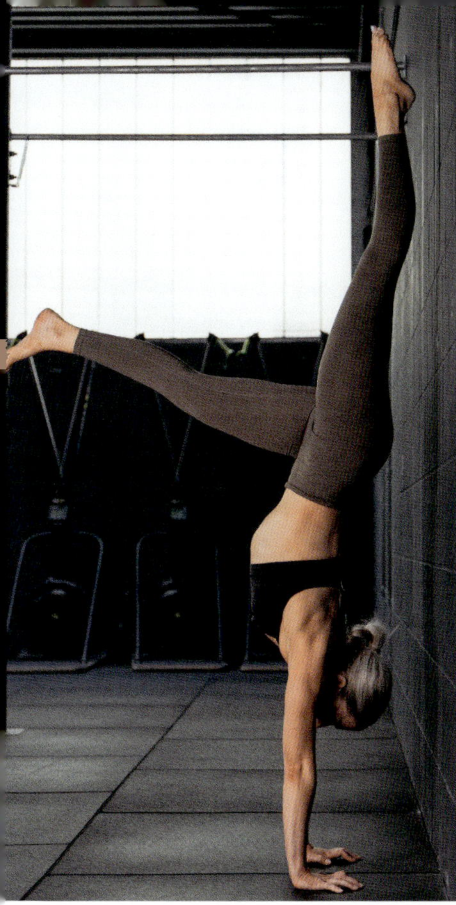

2. Führe den Kick-up aus, wie er in dem Abschnitt »Übungstechnik« (Punkt 2) beschrieben wurde.

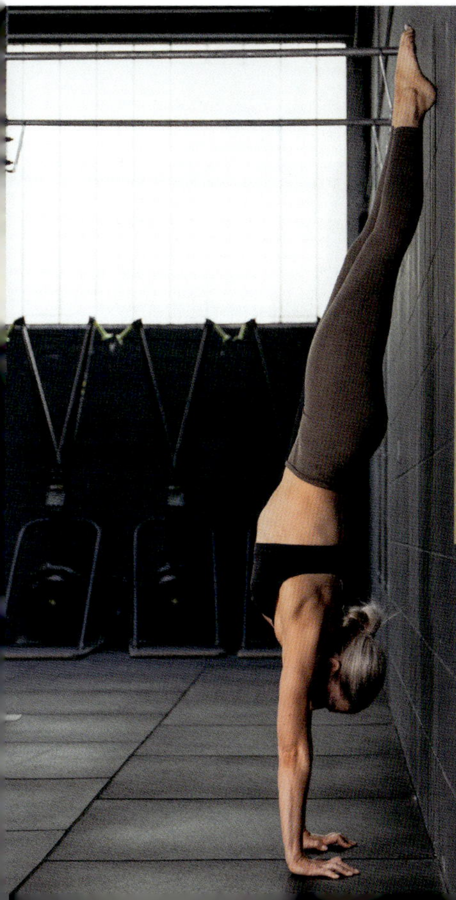

3. Sobald du in der Endposition angekommen bist, hast du zwei Möglichkeiten, wie du weitermachen kannst:
   a. Du gehst gleich wieder runter und übst den nächsten Kick-up, um mehr Volumen in den Bewegungsablauf zu bekommen.
   b. Wenn du den Kick-up schon gut beherrschst, kannst du an der Wand stehen bleiben und ein Bein lösen, über deine Finger Druck in den Boden erzeugen und dann den Körperschwerpunkt kontrolliert von der Wand weg verlagern, indem du auch das zweite Bein löst und langsam in den freien Stand kommst.

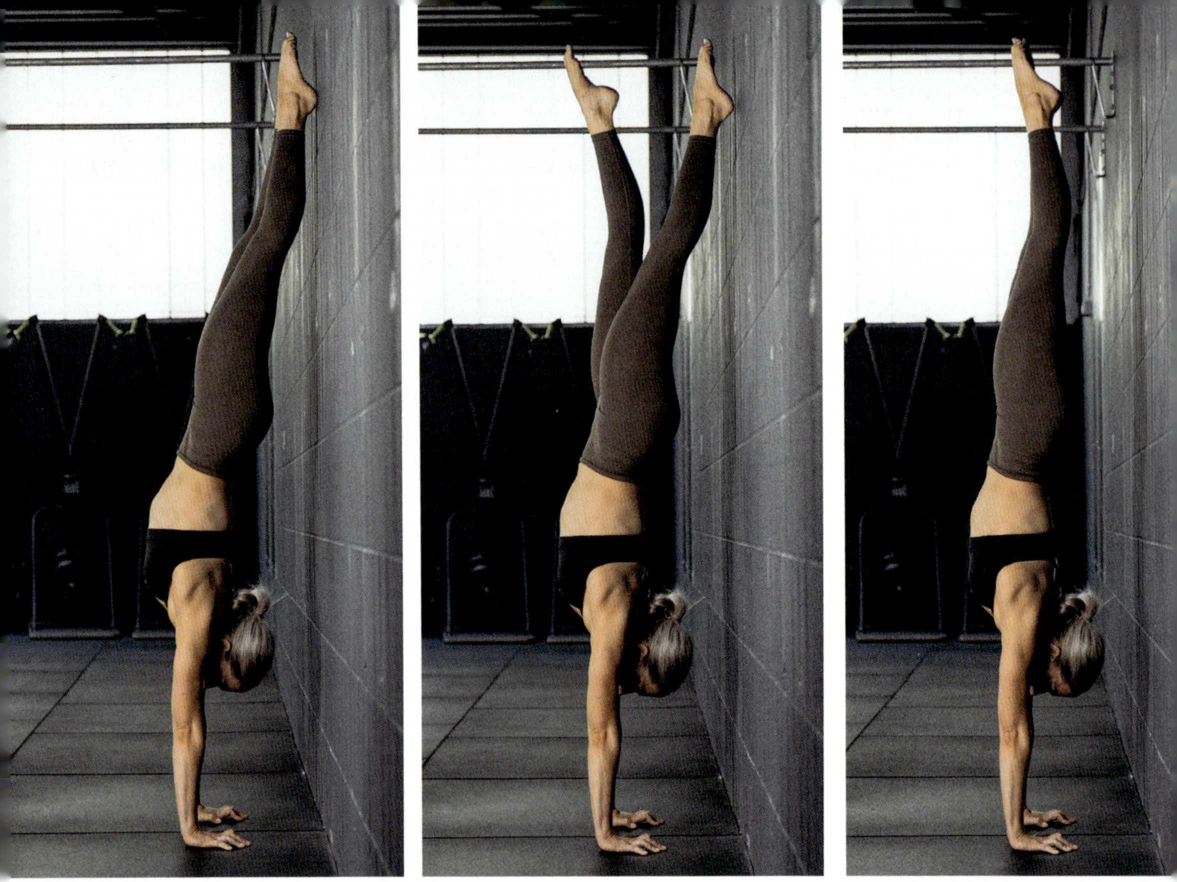

Wenn du auch diese Übung meisterst, kannst du dich an den freien Handstand wagen. Je sicherer du in den besprochenen Vorübungen bist, desto leichter wird dir der freie Handstand gelingen.
Wann beherrscht man einen Handstand? Unsere Kunden bekommen einen goldenen Handstand-Pokal, die sogenannte »Golden Line«, wenn sie in der Lage sind, einen Handstand frei aufzuschwingen, und für mindestens 10 Sekunden in einer geraden Linie stehen können. Wenn du also die Voraussetzungen für eine »Golden Line« erfüllst, dann kannst du hinter den Handstand einen Haken machen. Das bedeutet jedoch nicht, dass die Arbeit dann vorbei ist. Du wirst sehen, im Handstand gibt es immer noch Dinge, die man verbessern kann.

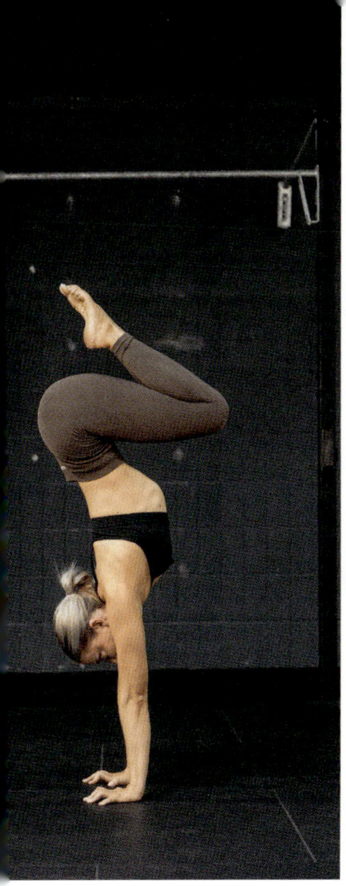 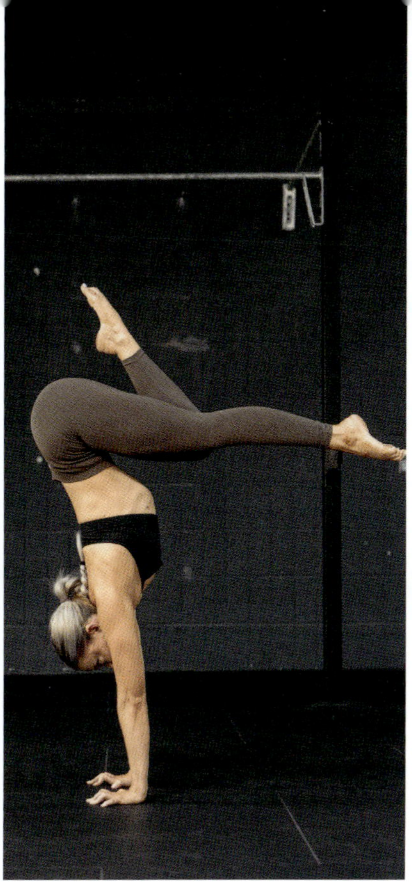 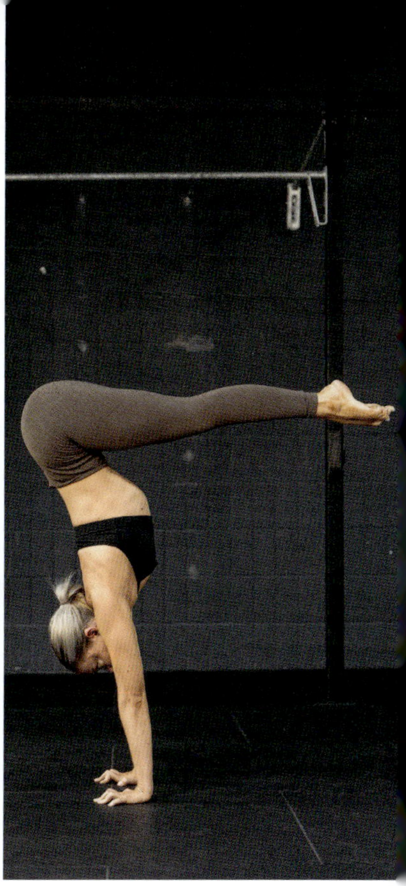

Nächste Herausforderungen können dann einzelne Figuren im Handstand sein, wie zum Beispiel der Tucked-Handstand, die »halbe 7« oder die »7«. Diese Übungen bereiten dich für den sogenannten Schweizer Handstand oder Press to Handstand vor.

Wir kümmern uns in Level 3 um den Handstand-Push-up und in Level 5 um den einarmigen Handstand. Also keine Sorge, es erwartet dich noch mehr!

## Tipps für deine Trainingsplanung

Wenn du neu mit dem Handstandtraining startest, empfehle ich dir eine Trainingsfrequenz von 2-mal pro Woche, bis sich deine Unterarme und Handgelenke an die Belastung angepasst haben. Mit 3 bis 8 Sätzen pro Einheit fährst du hier ein solides Trainingsvolumen. Mit zunehmender Trainingserfahrung kannst du sowohl die Frequenz als auch das wöchentliche Trainingsvolumen auf 20 bis 50 Sätze erhöhen.

# L-Sit

Der L-Sit ist neben den Basisübungen der erste Skill, mit dem du als Calisthenics-Beginner*in starten kannst. Er lässt sich meist in einem überschaubaren Zeitraum erlernen, hier sprechen wir von ein paar Wochen bis Monaten.

## Voraussetzungen

Für den L-Sit benötigst du ein solides Maß an Schulterkraft, um dich vom Boden wegzudrücken. Du solltest also in der Lage sein, 5 bis 10 Liegestütze zu machen.
Außerdem brauchst du eine starke Kompressionskraft vom Rumpf zu den Beinen, um die Beine gerade nach vorne ausstrecken und parallel über dem Boden halten zu können, sowie Beweglichkeit in der Beinrückseite.

Wenn deine Mobilität noch nicht ausreichend ist, um die Beine parallel zum Boden halten zu können, ist das leichte Zurücklehnen des Oberkörpers eine valide Strategie, dies zu kompensieren. Durch das Zurücklehnen des Oberkörpers belastest du stärker den Trizeps, der in dieser Position dafür da ist, dich zu stabilisieren. Ist der Trizeps zu schwach, würden wir ansonsten rückwärts umfallen. Sollte deine Beweglichkeit und Kompressionskraft ausreichend für den L-Sit sein, ist wenig bis keine Kompensionsstrategie notwendig und du kannst schon früher mit dem L-Sit-spezifischen Training beginnen.
Wenn du aktuell daran arbeitest, deine ersten Liegestütze zu erlernen oder stärker darin zu werden, um die Voraussetzungen für den L-Sit zu erreichen, kannst du parallel dazu mit Mobilitätstraining für die Beinrückseite beginnen und an deiner Kompression arbeiten.

## Übungstechnik

Die Technik für den L-Sit ist nicht komplex. Es gibt nur ein paar wenige Dinge zu beachten, um diesen Skill von Beginn an richtig zu erlernen. Wenn du mit dem L-Sit startest, empfehle ich dir, mit Parallettes zu arbeiten, um etwas mehr Abstand zum Boden zu gewinnen. Die Parallettes sollten etwas breiter als schulterbreit platziert sein, damit du dich entspannt zwischen die Griffe auf den Boden setzen kannst.

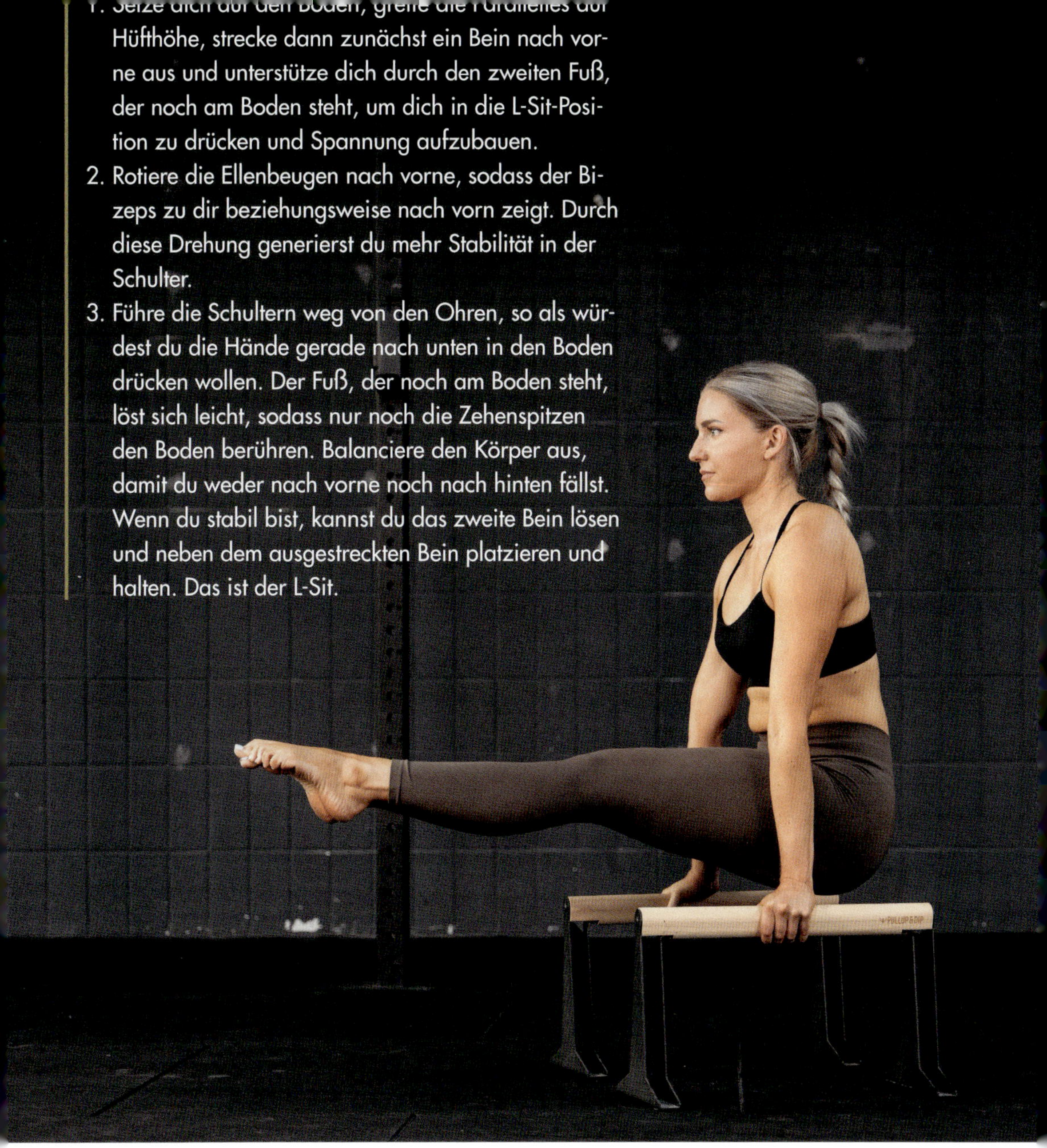

1. Setze dich auf den Boden, greife die Parallettes auf Hüfthöhe, strecke dann zunächst ein Bein nach vorne aus und unterstütze dich durch den zweiten Fuß, der noch am Boden steht, um dich in die L-Sit-Position zu drücken und Spannung aufzubauen.
2. Rotiere die Ellenbeugen nach vorne, sodass der Bizeps zu dir beziehungsweise nach vorn zeigt. Durch diese Drehung generierst du mehr Stabilität in der Schulter.
3. Führe die Schultern weg von den Ohren, so als würdest du die Hände gerade nach unten in den Boden drücken wollen. Der Fuß, der noch am Boden steht, löst sich leicht, sodass nur noch die Zehenspitzen den Boden berühren. Balanciere den Körper aus, damit du weder nach vorne noch nach hinten fällst. Wenn du stabil bist, kannst du das zweite Bein lösen und neben dem ausgestreckten Bein platzieren und halten. Das ist der L-Sit.

## Regression und Progression

Beweglichkeit und Kompression zwischen Rumpf und Beinen ist beim L-Sit das Wichtigste, deshalb schauen wir uns hierfür Übungen an, die dabei helfen, diese Fähigkeiten zu erarbeiten.

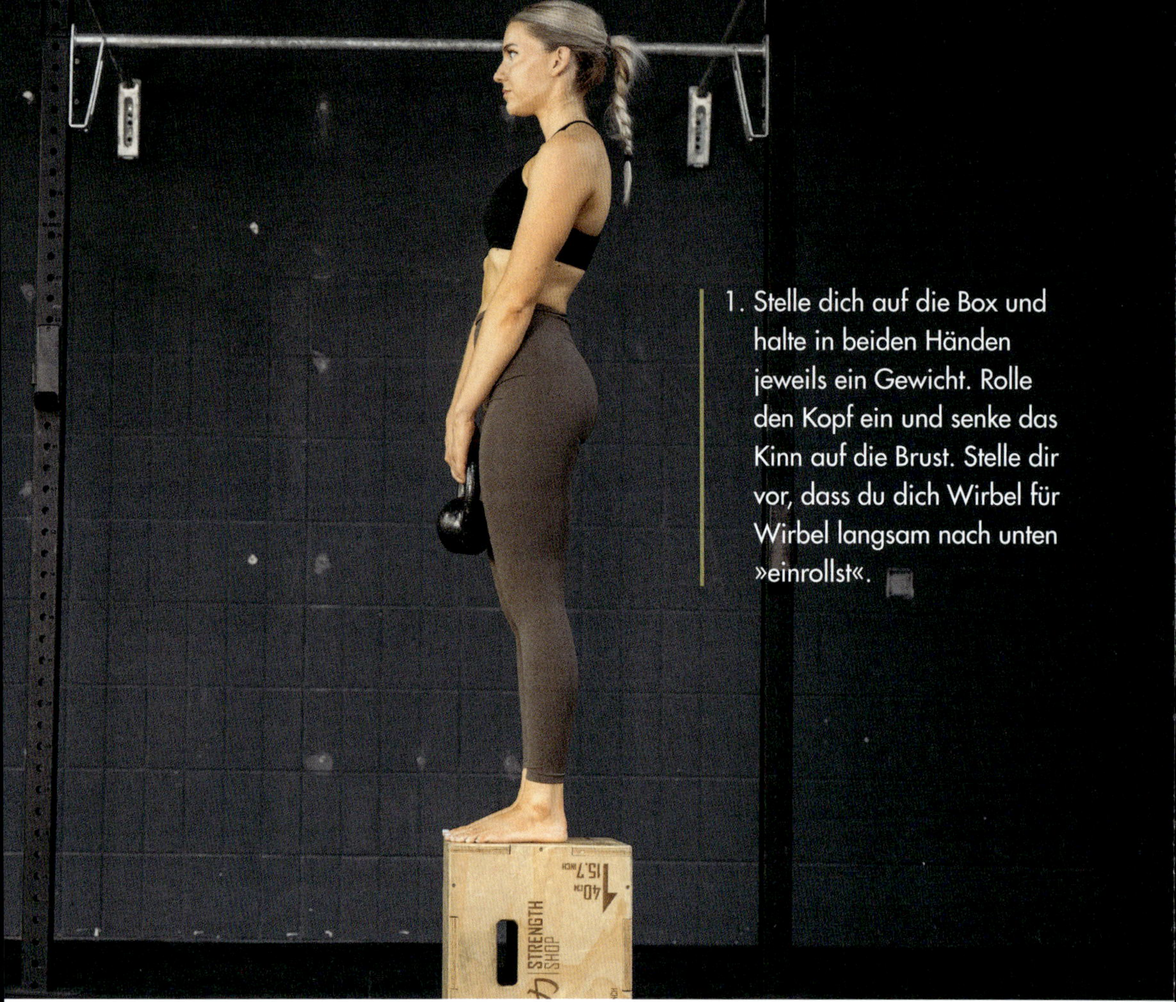

1. Stelle dich auf die Box und halte in beiden Händen jeweils ein Gewicht. Rolle den Kopf ein und senke das Kinn auf die Brust. Stelle dir vor, dass du dich Wirbel für Wirbel langsam nach unten »einrollst«.

## Jefferson Curl

Der Jefferson Curl ist eine Beweglichkeitsübung, mit der die gesamte hintere Muskelkette geöffnet, auf Länge gebracht und gleichzeitig gestärkt wird. Hierfür benötigst du eine Erhöhung, zum Beispiel eine Box oder einen Stuhl, auf der oder dem du sicher stehen kannst. Nimm ein Gewicht in die Hände (zu Beginn zwischen 2 und 5 Kilogramm).

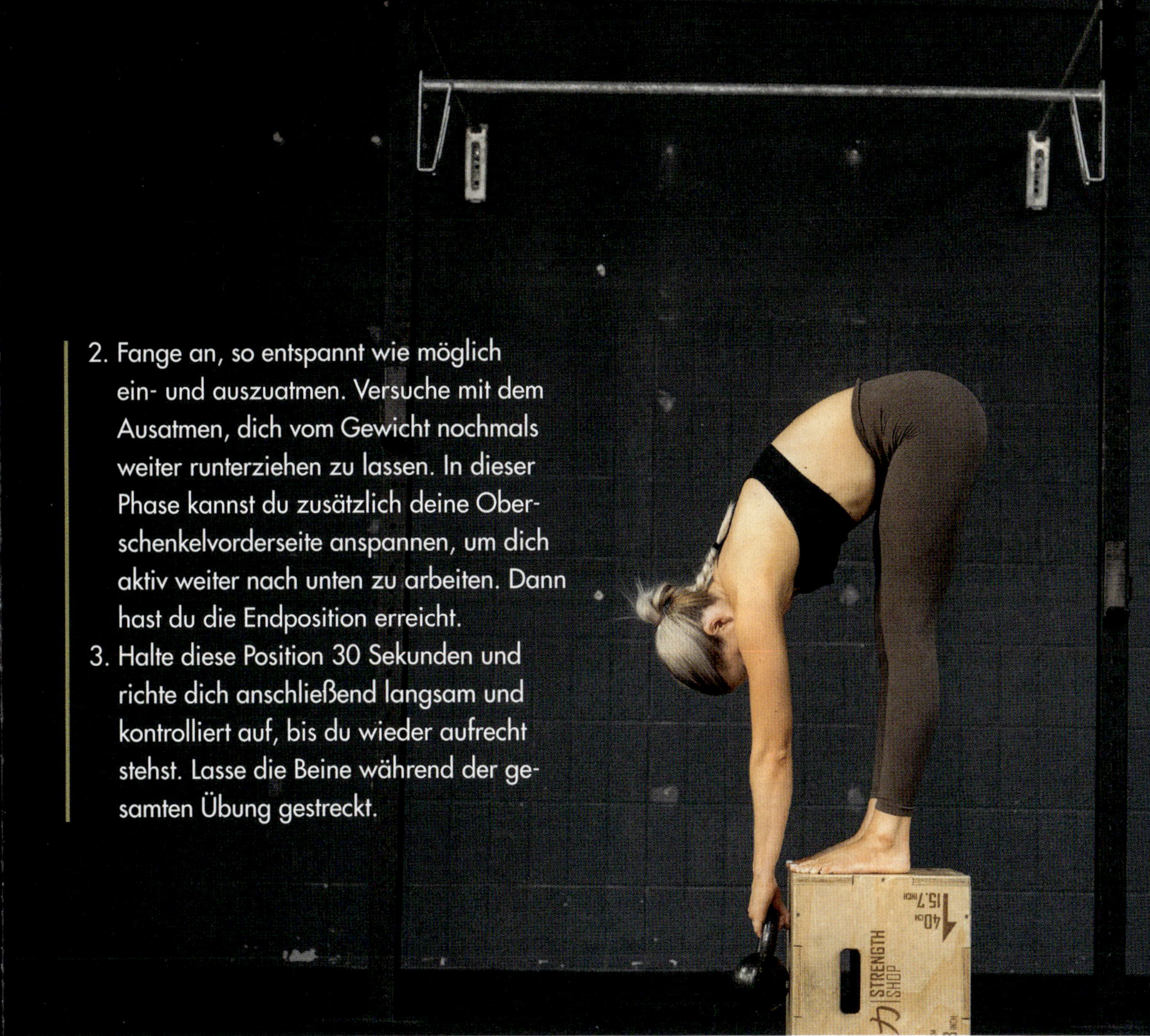

2. Fange an, so entspannt wie möglich ein- und auszuatmen. Versuche mit dem Ausatmen, dich vom Gewicht nochmals weiter runterziehen zu lassen. In dieser Phase kannst du zusätzlich deine Oberschenkelvorderseite anspannen, um dich aktiv weiter nach unten zu arbeiten. Dann hast du die Endposition erreicht.
3. Halte diese Position 30 Sekunden und richte dich anschließend langsam und kontrolliert auf, bis du wieder aufrecht stehst. Lasse die Beine während der gesamten Übung gestreckt.

**Hinweise:** Der Erfolg bleibt bei dieser Übung aus, wenn du nicht nach deinem Maximum strebst, deshalb empfehle ich dir, einen Gegenstand als externes Ziel auf den Boden zu stellen, das du aktiv mit deinen Händen beziehungsweise dem Gewicht erreichen willst. Reduziere im Laufe der Zeit die Höhe des beziehungsweise der Gegenstände, sodass du angeregt wirst, immer tiefer zu kommen. Dadurch machst du dein Mobility-Training messbar.

Nach 1 bis 2 Warm-up-Sätzen, bei denen du nur an circa 80 Prozent deines Limits gehst, kannst du 2 bis 3 Arbeitssätze mit jeweils 30 Sekunden Belastungszeit pro Trainingseinheit trainieren, und das etwa 1- bis 2-mal pro Woche.

## Overcoming Iso Core Compression

Nachdem du jetzt weißt, wie du deine Beweglichkeit der hinteren Muskelkette verbessern kannst, schauen wir uns eine Kompressionsübung zwischen Rumpf und Beinen an. Denn wenn deine Beinrückseite zwar mobil ist, deine Kompression dagegen aber schwach, wirst du nicht in der Lage sein, den L-Sit zu halten.

1. Setze dich mit gestreckten Beinen auf den Boden. Versuche dabei, deine Sitzbeinhöcker auf dem Boden zu spüren.
2. Lehne dich so weit wie möglich nach vorne und versuche, deine Hände so nah es geht an den Füßen zu platzieren. Diese Position sollte fordernd sein, jedoch nicht zu anstrengend.
3. Hebe ein gestrecktes Bein gerade nach oben an, als würdest du dein gestrecktes Knie zur Nase bringen wollen. Davon machst du zehn10 Wiederholungen. Halte das Bein bei der letzten Wiederholung für weitere 10 Sekunden oben und versuche, immer weiter zur Nase zu kommen.
4. Wiederhole den Ablauf weitere 2-mal, um in Summe 3 Sätze absolviert zu haben, bevor du das Gleiche mit dem anderen Bein ausführst.

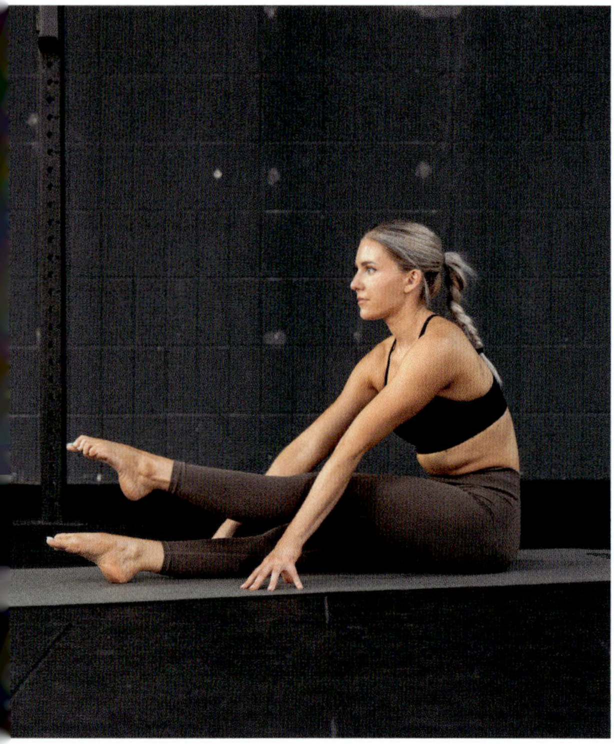

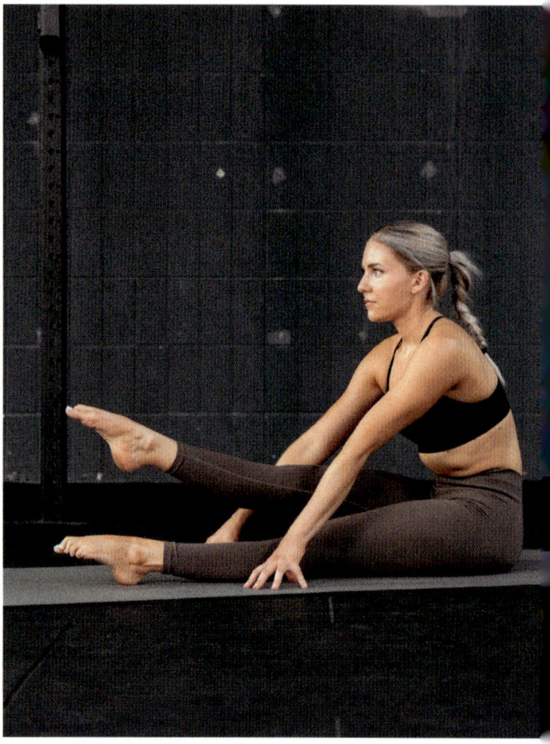

**Hinweise:** Wichtig: Wenn du dein Bein höher als 5 Zentimeter vom Boden anheben kannst, solltest du mit den Händen weiter in Richtung Füße wandern und deinen Oberkörper weiter nach vorne bringen, um die Kompression zu erhöhen.

In meinen Augen ist Mobility-Training ein permanenter Kampf und wenn man das Gefühl hat, es wird einfacher, muss man aktiv weiter in den »Schmerz« reingehen. Es wird nie wirklich besser. Da muss man durch.

## Tuck Position

Wenn deine Beweglichkeit ein solides Maß erreicht hat, kannst du dich auf die L-Sit-spezifischen Übungen konzentrieren. Die erste Vorstufe zum L-Sit ist die Tuck Position. Hierbei ziehst du die Knie zur Brust und die Fersen zum Hintern. Nimm eine kompakte Position ein, um ein Gefühl für die Übung zu entwickeln und die technischen Aspekte wie beschrieben bewusst umzusetzen. Halte den Tuck L-Sit für 10 bis 15 Sekunden, bevor du zur nächsten Stufe weitergehst.

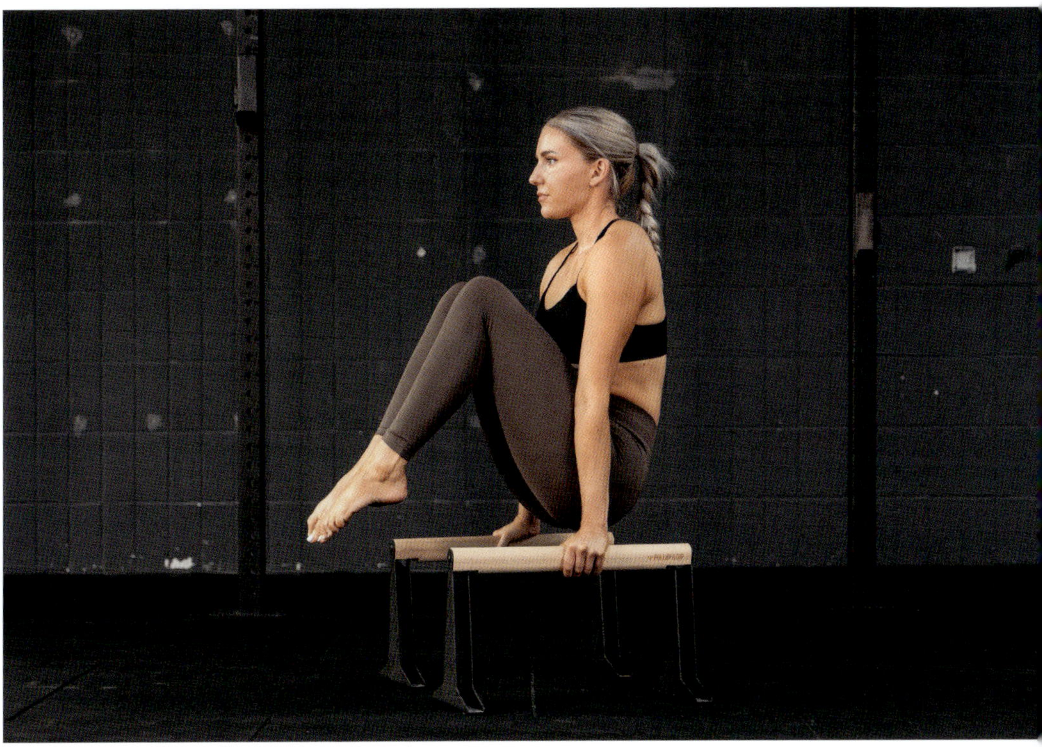

## Einbeiniger L-Sit

Die nächste Progression ist der einbeinige L-Sit. Hier bleibt ein Bein in der Tuck Position und das zweite Bein streckst du gerade nach vorne aus.

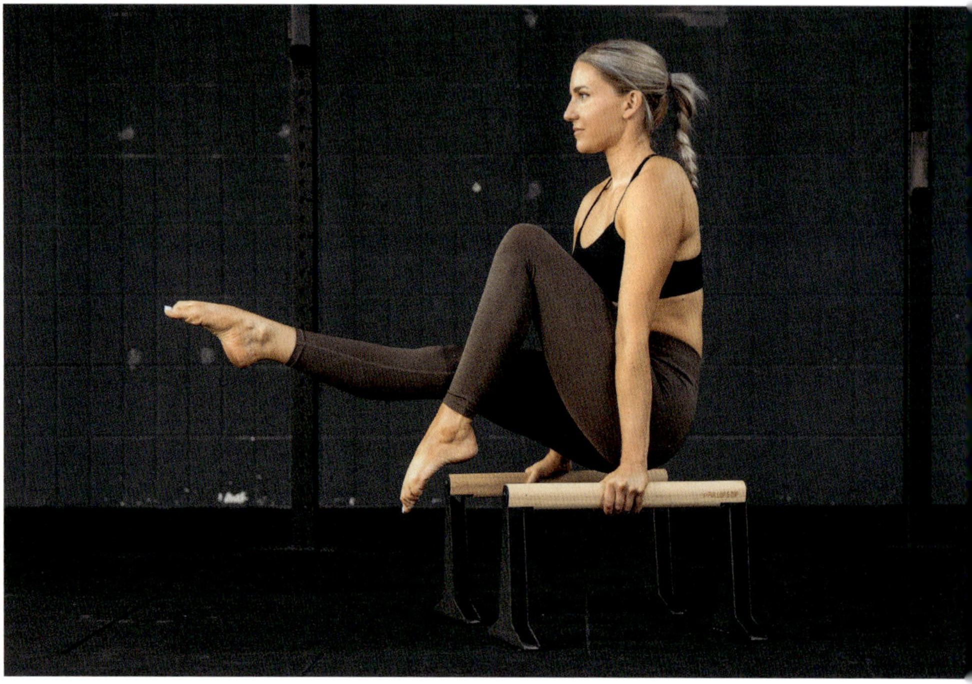

Wenn du diese Übung entspannt für 10 bis 15 Sekunden am Stück über 3 Sätze hinweg halten kannst, strecke das angewinkelte Bein langsam weiter nach vorne aus. Hier empfehlen sich folgende Stufen:

1. Fußballen an Knie des ausgestreckten Beins anlegen.
2. Ferse an das Knie des ausgestreckten Beins anlegen.
3. Fußballen an den Knöchel des ausgestreckten Beins anlegen.

**Hinweise:** In jeder der drei Positionen solltest du 10 bis 15 Sekunden verweilen, bevor du den Schwierigkeitsgrad erhöhst. Bist du an Position 3 angekommen und kannst dies für 10 bis 15 Sekunden halten, wirst du in der Lage sein, die ersten freien Sekunden im L-Sit zu halten. Ist dies geschehen, gilt es, die Haltezeit zu erhöhen, bis du den L-Sit ebenfalls entspannt 10 bis 15 Sekunden halten kannst. Wenn du das schaffst, hast du den Skill gemeistert.

## Tipps für deine Trainingsplanung

Den L-Sit kannst du 2- bis 3-mal pro Woche trainieren, um ihn zu meistern.

Je nach individueller Voraussetzung kann es notwendig sein, das L-Sit-Training durch gezielte Mobility-Übungen (ab Seite 112) zu ergänzen. Das Trainingsvolumen für den L-Sit inklusive Mobility-Arbeit sollte dann bei 6 bis 15 Sätzen pro Woche liegen.

Wenn du den L-Sit beherrschst, kannst du ihn noch einmal für circa 2 bis 3 Sätze pro Woche in deinem Training lassen, um den Skill zu erhalten und gleichzeitig genug Raum für neue Skills zu schaffen.

# Shrimp Squat

Der erste Unterkörper-Skill, den du erlernen kannst, ist der Shrimp Squat. Für diesen Skill benötigst du Balance, Kraft und Beweglichkeit. Wie schon beim Goblet Squat (Seite 70) angesprochen, sind einbeinige Kniebeugevarianten der nächste Schritt, um die Intensität für die Beinmuskulatur zu erhöhen, ohne externes Gewicht zu verwenden.

## Voraussetzungen

Für den Shrimp Squat solltest du den Bodyweight Squat mit seinen technischen Feinheiten beherrschen. Der Shrimp Squat ist eine unilaterale Kniebeuge, somit solltest du ein bisschen Balance mitbringen. 10 bis 15 Sekunden auf einem Bein zu stehen, sollte kein Problem für dich sein.

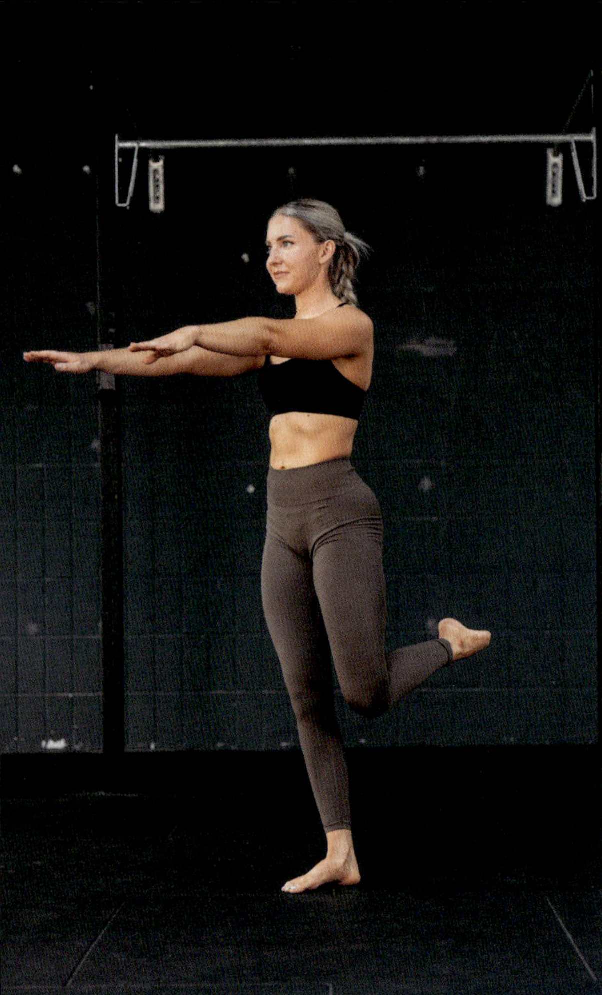
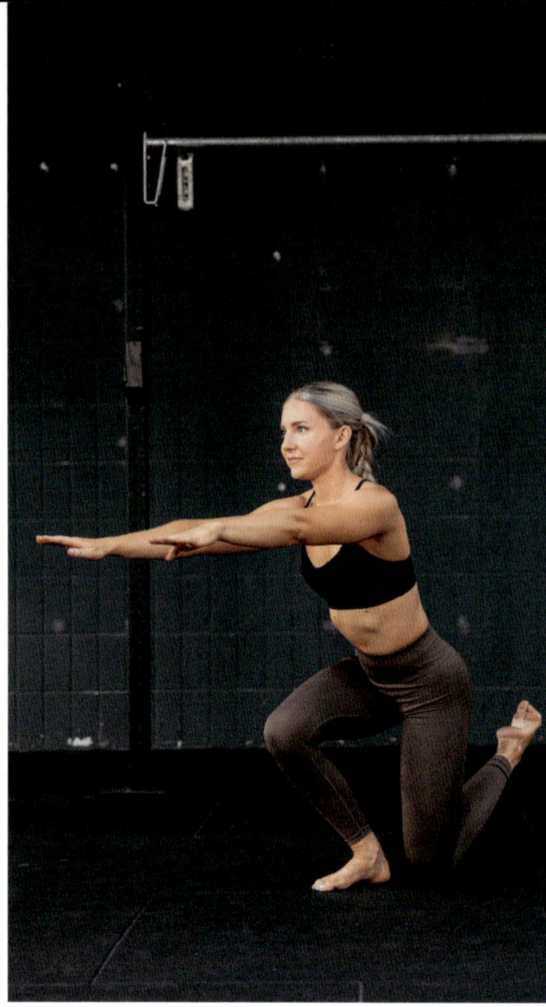

## Übungstechnik

1. Stelle dich mit beiden Beinen aufrecht hin. Hebe ein Bein an und winkle den Unterschenkel nach hinten an, als würdest du die Ferse zum Gesäß ziehen wollen. Das Knie sollte gerade nach unten zeigen. Verlagere das Gewicht auf dem Standbein auf die Ferse, den großen und kleinen Zeh. Während der Übungsausführung sollten diese Druckpunkte auf keinen Fall verloren gehen.
2. Leite die Bewegung ein, indem du die Hüfte nach hinten schiebst und zugleich das Knie beugst. Das Ziel ist es, das angewinkelte Knie zum Boden zu führen und wieder aufzustehen. Das angewinkelte Knie sollte circa 5 Zentimeter hinter der Ferse des Standbeins den Boden berühren. Das Knie soll sanft auf dem Boden aufsetzen. Drücke dich anschließend in die Ausgangsposition zurück.

Wenn du Schwierigkeiten mit dem Gleichgewicht hast, strecke beide Hände nach vorne aus und lehne dich mit dem Oberkörper leicht nach vorne. Suche einen festen Punkt auf dem Boden, den du während der Ausführung anvisierst. Das wird dir helfen, stabiler zu stehen und dich besser auf die Ausführung konzentrieren zu können.

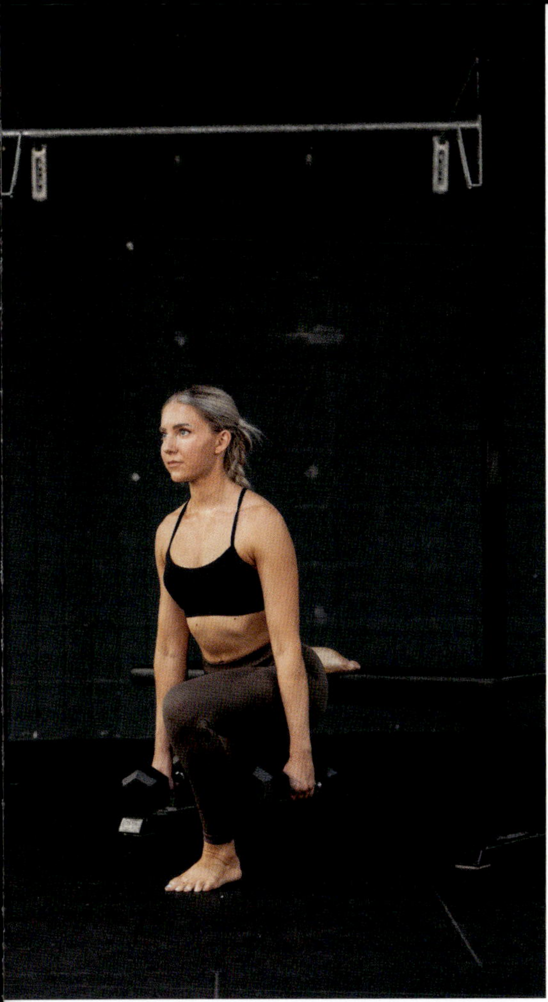

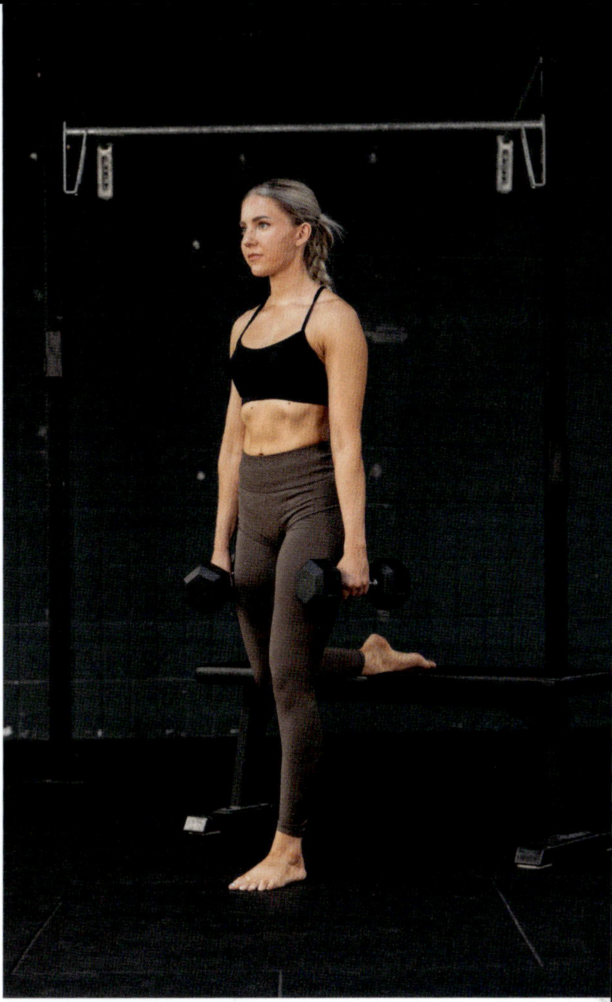

## Regression und Progression Bulgarian Split Squat

Um genug Kraft aufzubauen und sich langsam an die Balance auf einem Bein heranzutasten, eignen sich Bulgarian Split Squats. Diese Übung lässt sich hervorragend mit Zusatzgewicht ausführen, um progressiv Kraft aufzubauen. Als Zusatzgewicht kannst du zum Beispiel zwei Kurzhanteln verwenden oder später, wenn das Gewicht mehr wird, mit einer Langhantel ausführen. Unabhängig davon, ob du den Shrimp Squat oder später einen Pistol Squat erlernen möchtest, ist es immer sinnvoll, eine Split-Squat-Variante zu trainieren.

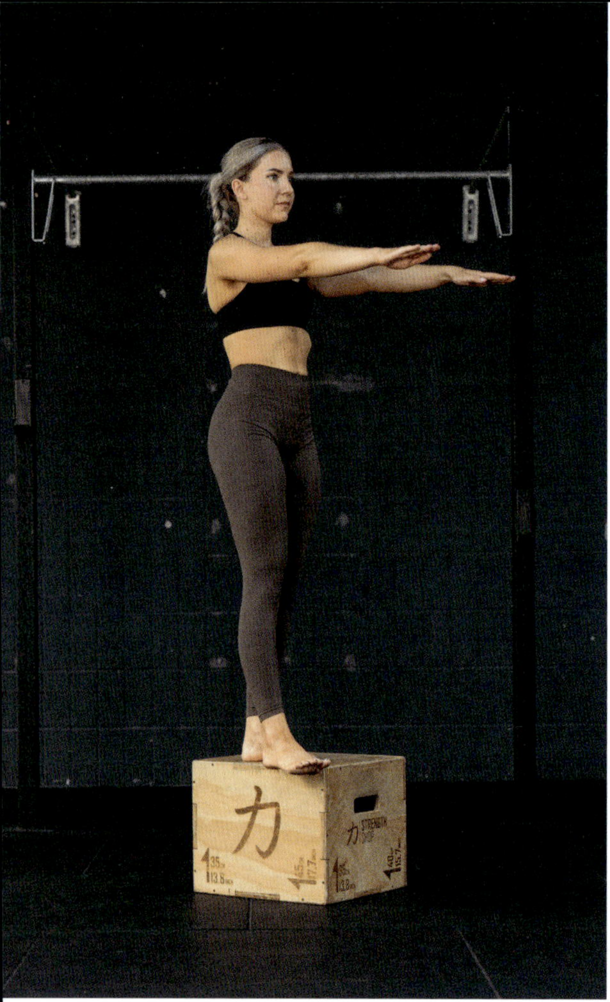

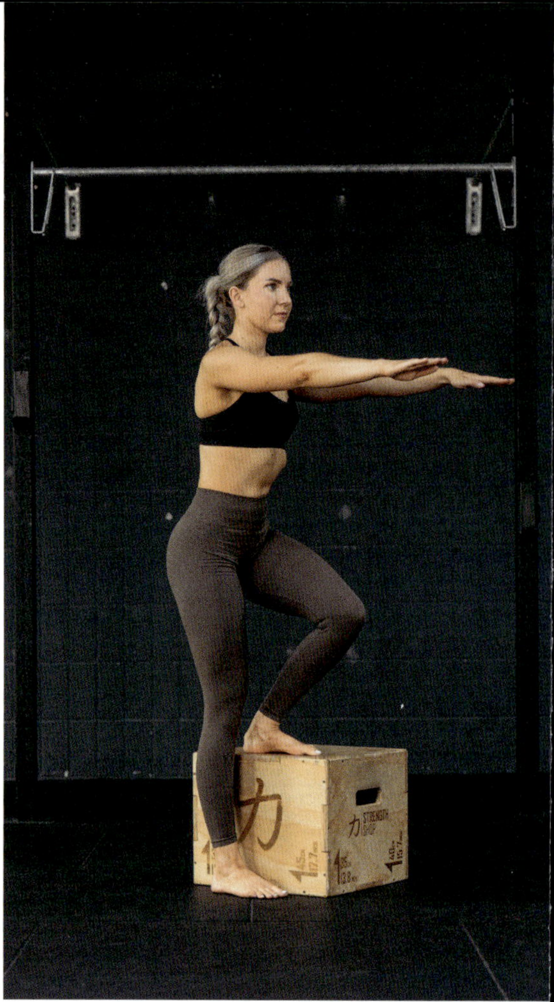

## Step-up

Neben Bulgarian Split Squats kannst du beispielsweise Step-ups in dein Training integrieren, um an der Balance zu arbeiten. Für die Step-ups benötigst du eine Box, Bank oder eine andere Erhöhung, auf der du einen guten Stand hast.

Stelle dich für die Step-ups mit einem Bein auf eine Box und lasse das zweite Bein hängen. Das Ziel ist es, eine einbeinige Kniebeuge durchzuführen und dabei das zweite Bein gerade nach unten zum Boden zu führen, bis die Ferse den Boden berührt. Drücke dich anschließend wieder hoch. Die Belastung bleibt die ganze Zeit primär auf dem arbeitenden Bein.

Der Vorteil dieser Variante ist, dass du die Höhe des Objekts, auf dem du stehst, an dein Leistungs- beziehungsweise Balancelevel anpassen kannst. Das bedeutet, dass du mit einer Objekthöhe von circa 20 bis 30 Zentimetern starten und mit steigender Kontrolle den Abstand zum Boden erhöhen kannst.

## Shrimp Squat light

Wenn du dich mit Bulgarian Split Squats und Step-ups sicher fühlst, kannst du zum Shrimp Squat übergehen. Hier ist die Herausforderung, mit dem Knie den Boden zu berühren. Um das anfangs zu üben, ist es hilfreich, sich einen Yogablock oder Bücher hinter die Ferse zu legen und diese mit dem Knie anzuvisieren. Dadurch arbeitest du in einer Range of Motion, die Sicherheit und Kontrolle gibt, die Übung zu erlernen.

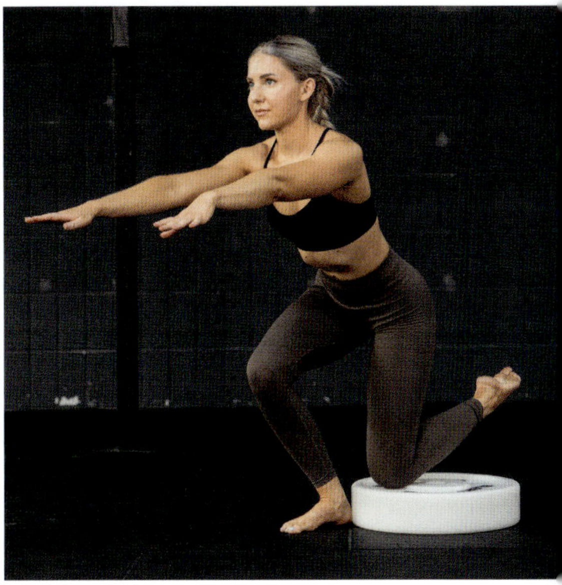

Wenn du ohne Probleme 6 bis 8 Wiederholungen ausführen kannst, solltest du die Erhöhung reduzieren, um tiefer zu kommen, bis du am Boden angekommen bist und den Shrimp Squat gemeistert hast!

## Shrimp Squat mit Zusatzgewicht

Danach kannst du ihn, wie nahezu jede Übung, mit Zusatzgewicht für weiteren Progress machen. Dafür eignet sich einerseits eine Gewichtsweste, oder du hältst zuächst einmal eine Kurzhantel in den Händen, deren Gewicht du ebenfalls steigern kannst.

## Tipps für deine Trainingsplanung

Um den Shrimp Squat zu erlernen, solltest du die für dein Leistungslevel entsprechenden Regressionsvarianten circa 1- bis 2-mal pro Woche in dein Training integrieren. Mit 6 bis 12 Arbeitssätzen wirst du so gute Fortschritte erzielen.

**Generell gilt:** Je stärker du wirst, desto leichter wird dir diese Übung fallen. Wenn du deine Beine mit Langhantel und Maschinen trainierst und dabei mehr Kraft aufbaust, beherrschst du früher oder später den Shrimp Squat, ohne ihn gesondert trainiert zu haben.

# Dragon Flag

Wenn es um statische Skills geht, kommt man nicht an der Dragon Flag vorbei. Dieser Skill steht für Körperspannung und wurde durch Bruce Lee schon in den 1960er-Jahren bekannt gemacht. Die Dragon Flag ist unter anderem eine Voraussetzung für den Front Lever und andere statische Skills. Sie ist jedoch deutlich einfacher und kann früher erlernt werden. Aus diesem Grund sollte jede Trainingsroutine eines Calisthenics-Beginners die Dragon Flag enthalten.

## Voraussetzungen

Auf den ersten Blick erweckt die Dragon Flag den Eindruck, dass es eine reine Core-Übung ist und somit der Fokus vor allem auf der Körpermitte liegt. Aber das täuscht: Ein weiterer entscheidender Faktor dafür, dass dein Körper waagerecht über dem Boden schweben kann, ist die Kraft, die du an der Stange aufbringen musst, an der du dich festhältst.

Dafür braucht es eine Mischung aus Zug- und Druckkraft, für die du die Ellenbogen zu deiner Körpermitte ziehen und gleichzeitig die Handflächen nach oben drücken musst. Dadurch ist nicht nur der Latissimus, sondern auch der Trizeps involviert. Daraus können wir die Voraussetzungen für diesen Skill ableiten:

Du solltest mindestens 10 bis 12 enge Push-ups und circa 5 Klimmzüge beherrschen, bevor du mit der Dragon Flag startest.

Aber natürlich brauchst du auch genug Kraft im Core. Du solltest also in der Lage sein, für mindestens 30 Sekunden einen Hollow Body Hold (Seite 67) halten zu können.

## Übungstechnik

Das Set-up für die Dragon Flag ist der Schlüssel zum Erfolg: Du kannst die Dragon Flag an einer vertikalen Stange ausführen, jedoch empfiehlt es sich, eine horizontale Stange zu bevorzugen. Hier lässt sich deutlich mehr Kraft entwickeln und sie ist angenehmer zu greifen. Mit einem möglichst rutschfesten Untergrund hast du optimalen Grip und kannst bestmöglich Kraft entwickeln.

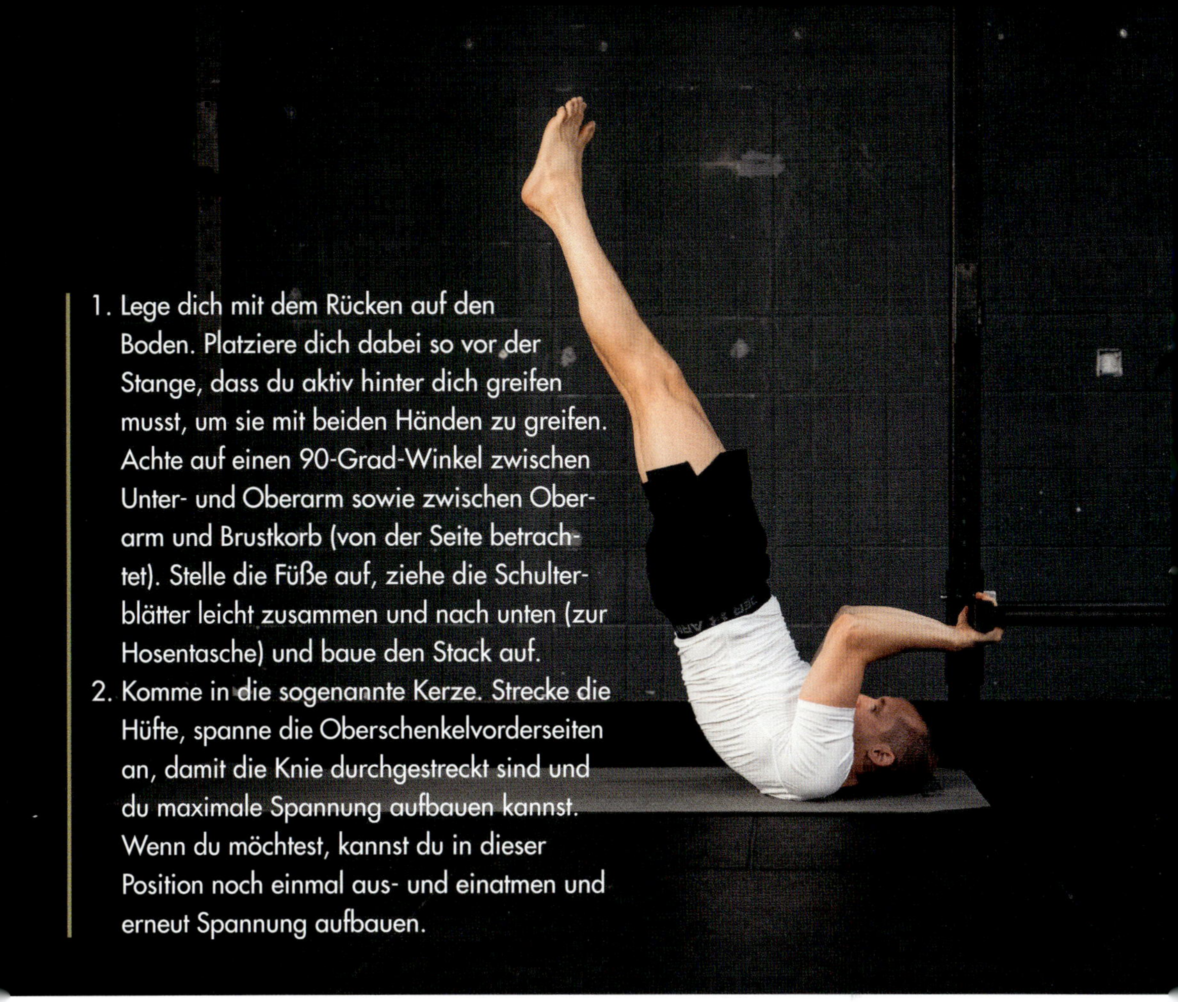

1. Lege dich mit dem Rücken auf den Boden. Platziere dich dabei so vor der Stange, dass du aktiv hinter dich greifen musst, um sie mit beiden Händen zu greifen. Achte auf einen 90-Grad-Winkel zwischen Unter- und Oberarm sowie zwischen Oberarm und Brustkorb (von der Seite betrachtet). Stelle die Füße auf, ziehe die Schulterblätter leicht zusammen und nach unten (zur Hosentasche) und baue den Stack auf.
2. Komme in die sogenannte Kerze. Strecke die Hüfte, spanne die Oberschenkelvorderseiten an, damit die Knie durchgestreckt sind und du maximale Spannung aufbauen kannst. Wenn du möchtest, kannst du in dieser Position noch einmal aus- und einatmen und erneut Spannung aufbauen.

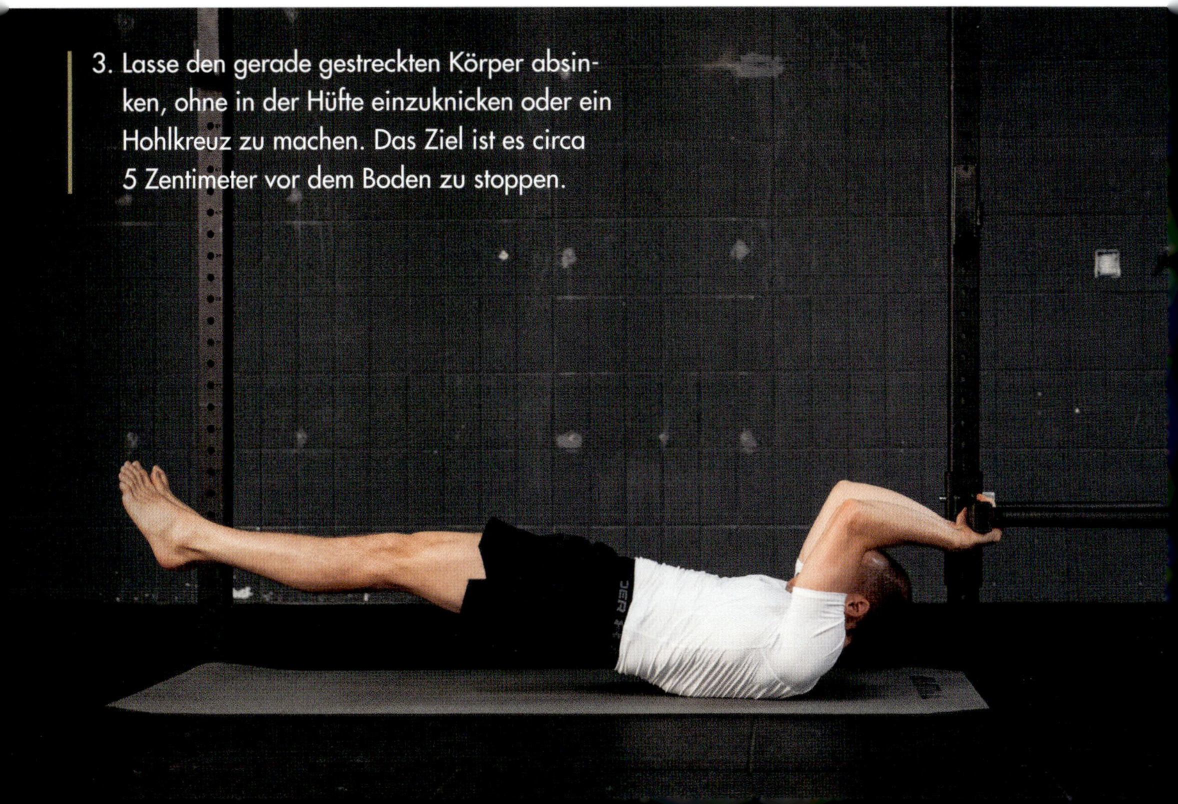

3. Lasse den gerade gestreckten Körper absinken, ohne in der Hüfte einzuknicken oder ein Hohlkreuz zu machen. Das Ziel ist es circa 5 Zentimeter vor dem Boden zu stoppen.

In dieser Endposition angekommen, hast du nun zwei Möglichkeiten, wie du die Übung fortsetzen kannst:

- **Variante 1:** Diese Variante wird Dragon Flag Hold genannt. Halte den Körper in der Endposition horizontal über dem Boden für eine bestimmte Zeit, etwa 5 bis 10 Sekunden.
- **Variante 2:** Ziehe dich direkt wieder nach oben, nachdem du unten angekommen bist. Das ist der sogenannte Dragon Flag Raise. Der Umkehrpunkt ist der schwierigste Teil. Stell dir vor, du möchtest die gestreckte Hüfte und die Ellenbogen zusammenführen. Dadurch vermeidest du, in der Hüfte einzuknicken, und generierst genügend Kraft, um dich wieder nach oben zu ziehen. Wenn du die Hüfte nicht gerade halten kannst, fehlt es dir noch etwas an der Kraft und du solltest mit einer für dich passenden Regressionsstufe trainieren.

**Hinweis:** Ziehe bei beiden Varianten die Ellenbogen so fest du kannst in Richtung Hüfte und stelle dir vor, dass du die Stange leicht nach oben, also weg von dir, drückst.

## Regression und Progression Advanced Tucked Dragon Flag

Bei statischen Skills können wir die Intensität über den Lastarm steuern. Das bedeutet: Je kleiner wir uns bei einer Dragon Flag machen, desto einfacher wird die Übung. Aus diesem Grund starten wir mit einer Advanced Tucked Dragon Flag und machen damit entweder nur exzentrische Wiederholungen oder Raises, indem wir die Spannung beibehalten und unseren Körper wieder nach oben ziehen.

Das Schwierige bei diesen Vorübungen ist es, Reproduzierbarkeit herzustellen, um die Übung in jeder Trainingseinheit gleich schwer zu gestalten. Deshalb empfiehlt es sich, mit klaren Anhaltspunkten zu arbeiten.

Bei der Advanced Tucked Dragon Flag solltest du darauf achten, dass der Oberschenkel in einem 90-Grad-Winkel zum Rumpf positioniert und diese Haltung während der Übung beibehalten wird. Ziehe die Fersen aktiv ans Gesäß ran, um kompakt zu bleiben.

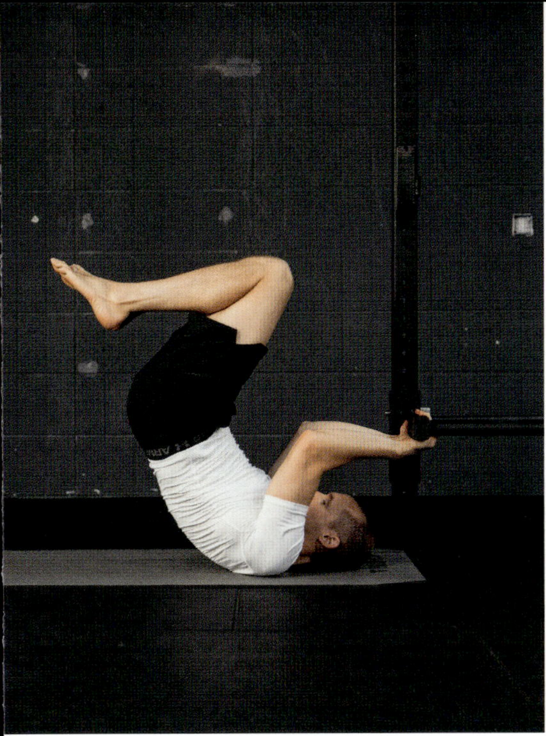

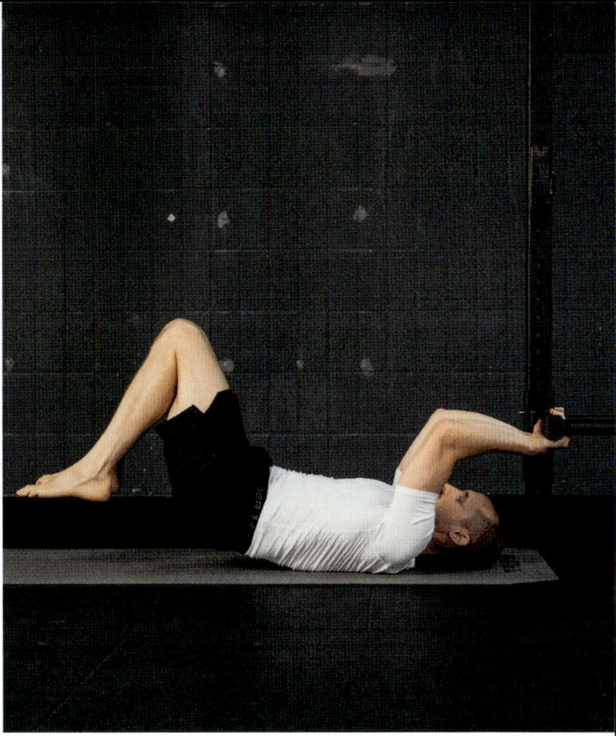

## One Leg Dragon Flag

Wenn du 4 bis 6 kontrollierte Advanced Tucked Dragon Flag Raises beherrschst, kannst du zu der nächsten Progression übergehen, der One Leg Dragon Flag. Strecke hierfür ein Bein aus und lasse das zweite Bein in einer Advanced-Tucked-Position.

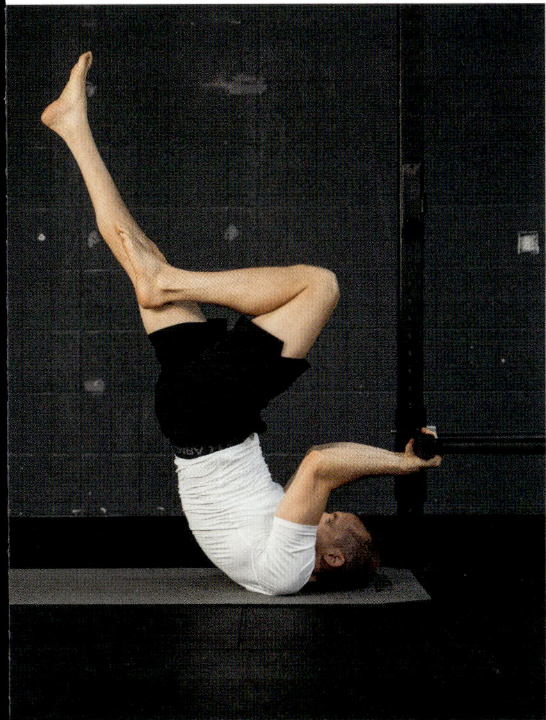

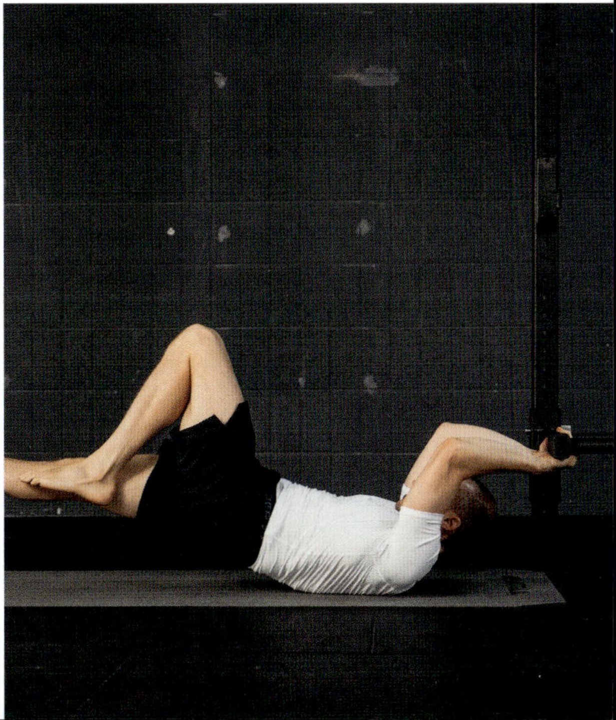

Um die Reproduzierbarkeit gewährleisten zu können, solltest du dir eine Position suchen, die du immer gleich einnehmen kannst, beispielsweise:

1. Fußballen des gebeugten Beins an das Knie des gestreckten Beins ziehen.
2. Ferse an das Knie des gestreckten Beins anlegen.
3. Fußballen an den Knöchel des gestreckten Beins anlegen.
4. Ferse an den Knöchel des gestreckten Beins anlegen.

**Hinweise:** Lass dir genügend Zeit bei dieser Übung, denn in dem Moment, wenn du zur nächsten Progression übergehst, wird es spürbar härter werden! Als Faustformel kannst du dir merken: Sobald du 5 exzentrische Wiederholungen langsam und kontrolliert ausführen kannst, solltest du 2 bis 3 kontrollierte Raises mit der gleichen Progression schaffen.
Kannst du zum Beispiel mit der One-Leg-Dragon-Flag-Variante 1 (Fußballen an das Knie des gestreckten Beins) 3 kontrollierte Raises ausführen, kannst du zu Variante 2 (Ferse an das Knie des gestreckten Beins) übergehen und mit exzentrischen Wiederholungen starten und die Kraft darin aufbauen. Diesen Prozess wiederholst du so lange, bis du bei Variante 4 (Ferse an den Knöchel des gestreckten Beins) angekommen bist. Danach bist du bereit für die finale Dragon Flag.

Zwischen diesen Positionsvarianten vergrößerst du schrittweise den Lastarm und erreichst so nach und nach eine höhere Belastung. Wenn du dieses Prinzip verstanden hast, kannst du das für alle weiteren statischen Skills umsetzen, egal ob das ein Back Lever, Front Lever oder eine Planche ist. Das Prinzip ist immer das Gleiche.

## Tipps für deine Trainingsplanung

Wenn du 2 bis 3 Dragon Flag Raises oder 10 Sekunden Dragon Flag Hold beherrschst, dann meisterst du auch diesen Skill. Dann kannst du dich entscheiden, ob du ihn weiterhin im Trainingsprogramm oder deine zeitliche Kapazität für einen anderen Skill freiräumen möchtest.

Wenn du ihn beibehalten möchtest, kannst du noch etwas mit den Wiederholungen und Haltezeiten herumspielen: Halte zum Beispiel nach einer exzentrischen Wiederholung in der unteren Position 2 bis 4 Sekunden an und ziehe dich dann wieder in einen Raise nach oben. Eine weitere Möglichkeit, die Dragon Flag schwieriger zu gestalten, ist, deine Hände nicht mehr in einem 90-Grad-Winkel an der Stange zu halten, sondern die Arme komplett auszustrecken und mit dem gestreckten Arm von unten an die Stange zu drücken. Einige Coaches verwenden diese Taktik, um einen besseren Übertrag für den Front Lever zu generieren.

Du kannst die Dragon Flag auch einarmig ausführen. Das empfehle ich aber nur, wenn du schon Klimmzüge mit Zusatzgewicht trainierst und die Dragon Flag in all ihren Variationen kein Problem für dich darstellt und du jeweils mehrere Wiederholungen ausführen kannst.

Integriere die Dragon Flag 2- bis 3-mal pro Woche für jeweils 3 bis 4 Sätze in dein Training. Das macht ein Trainingsvolumen von 6 bis 12 Sätzen pro Woche.

## Toes to Bar

Toes to Bar ist eine sehr fortgeschrittene Art und Weise, den Core zu trainieren, und gleichzeitig ist es ein beeindruckender Skill.
Um Toes to Bar zu meistern, benötigst du auf der einen Seite ein hohes Maß an Beweglichkeit in der Hüfte und Beinrückseite und auf der anderen Seite ausreichend Kraft im Core und im Rücken. Diese Übung ist noch einmal eine Stufe anspruchsvoller, obwohl sie auf dem gleichen Level der Skill-Pyramide wie die Dragon Flag angeordnet ist.

### Voraussetzungen

Wenn du Toes to Bar lernen willst, solltest du erst den L-Sit beherrschen. Als Ergänzung kannst du gleichzeitig Knee Raises (Seite 130 im Abschnitt »Regression und Progression«) in dein Training integrieren. Das macht jedoch erst Sinn, wenn du in der Lage bist, 3 bis 5 Klimmzüge auszuführen. Dadurch hast du die notwendige Rückenkraft, um deine Schulterblätter anzusteuern und die Schultern während der Ausführung zu stabilisieren.
Parallel solltest du an deiner Hüftbeweglichkeit und deiner hinteren Muskelkette arbeiten. Das kannst du zum Beispiel mit dem Jefferson Curl (Seite 112) und dem Overcoming Iso Core Compression (Seite 114) machen. Die genaue Beschreibung zu diesen Übungen findest du beim L-Sit (ab Seite 110).
Für Toes to Bar gilt: Je beweglicher deine Hüfte ist, desto leichter wird dir dieser Skill fallen. Ausgehend von der optimalen Mobilität, dass du dich wie ein Schweizer Taschenmesser zusammenklappen kannst, wird dir der Toes to Bar am leichtesten fallen. Je mehr deine Mobilität davon abweicht, desto mehr Rücken- und Schulterkraft musst du aufbringen. Meiner Meinung nach bist du am besten bedient, stärker zu werden, wenn du gleichzeitig an deiner Mobilität arbeitest.

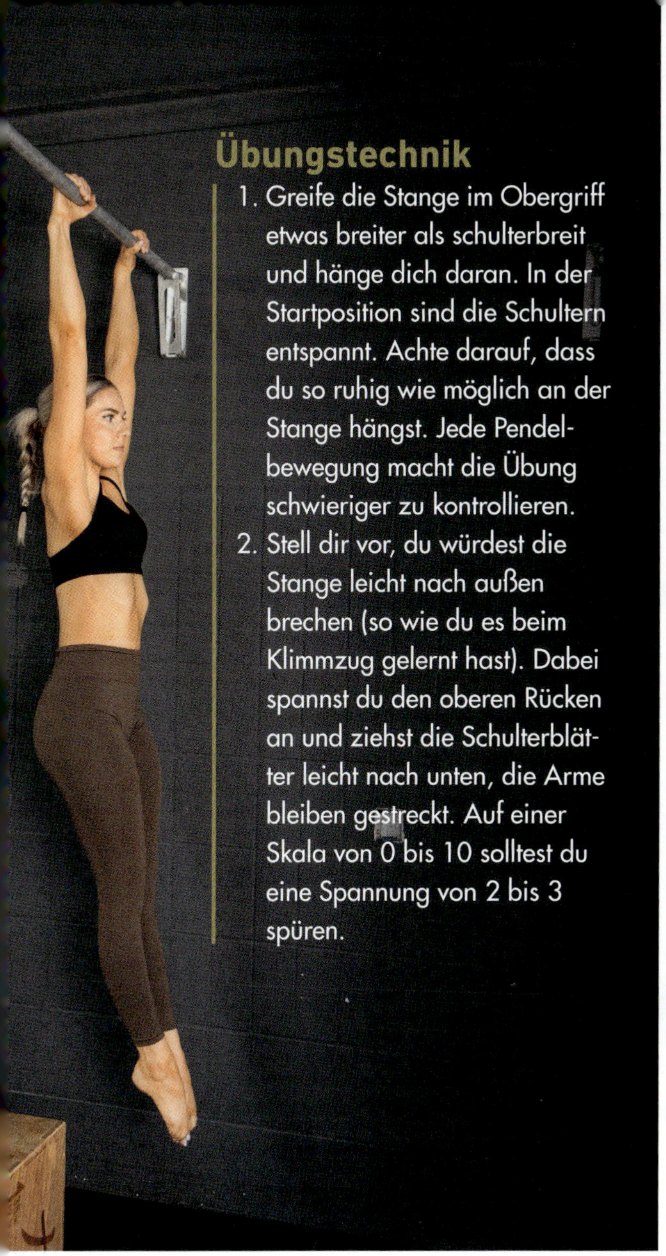

## Übungstechnik

1. Greife die Stange im Obergriff etwas breiter als schulterbreit und hänge dich daran. In der Startposition sind die Schultern entspannt. Achte darauf, dass du so ruhig wie möglich an der Stange hängst. Jede Pendelbewegung macht die Übung schwieriger zu kontrollieren.
2. Stell dir vor, du würdest die Stange leicht nach außen brechen (so wie du es beim Klimmzug gelernt hast). Dabei spannst du den oberen Rücken an und ziehst die Schulterblätter leicht nach unten, die Arme bleiben gestreckt. Auf einer Skala von 0 bis 10 solltest du eine Spannung von 2 bis 3 spüren.

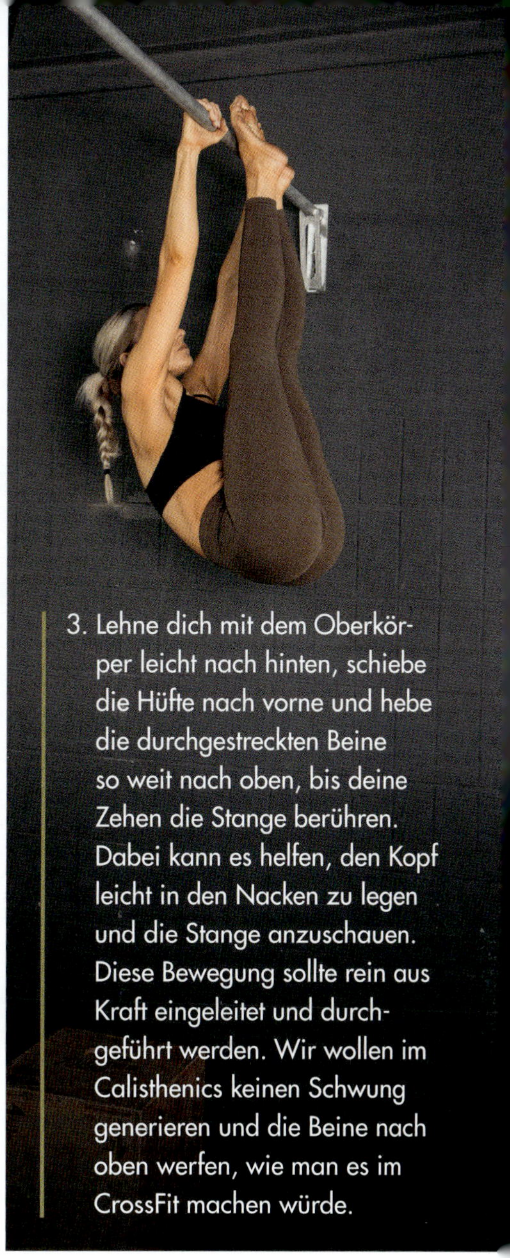

3. Lehne dich mit dem Oberkörper leicht nach hinten, schiebe die Hüfte nach vorne und hebe die durchgestreckten Beine so weit nach oben, bis deine Zehen die Stange berühren. Dabei kann es helfen, den Kopf leicht in den Nacken zu legen und die Stange anzuschauen. Diese Bewegung sollte rein aus Kraft eingeleitet und durchgeführt werden. Wir wollen im Calisthenics keinen Schwung generieren und die Beine nach oben werfen, wie man es im CrossFit machen würde.

Achte beim Herunterlassen der Beine darauf, dass du die Bewegung so kontrolliert wie möglich ausführst, um nicht ins Pendeln zu kommen. Das erschwert die Startposition für die nächste Wiederholung. Je beweglicher du bist, desto weniger musst du dich nach hinten lehnen. Das Model auf den Übungsfotos ist offensichtlich sehr beweglich und daher muss es sich mit dem Oberkörper kaum nach hinten lehnen.

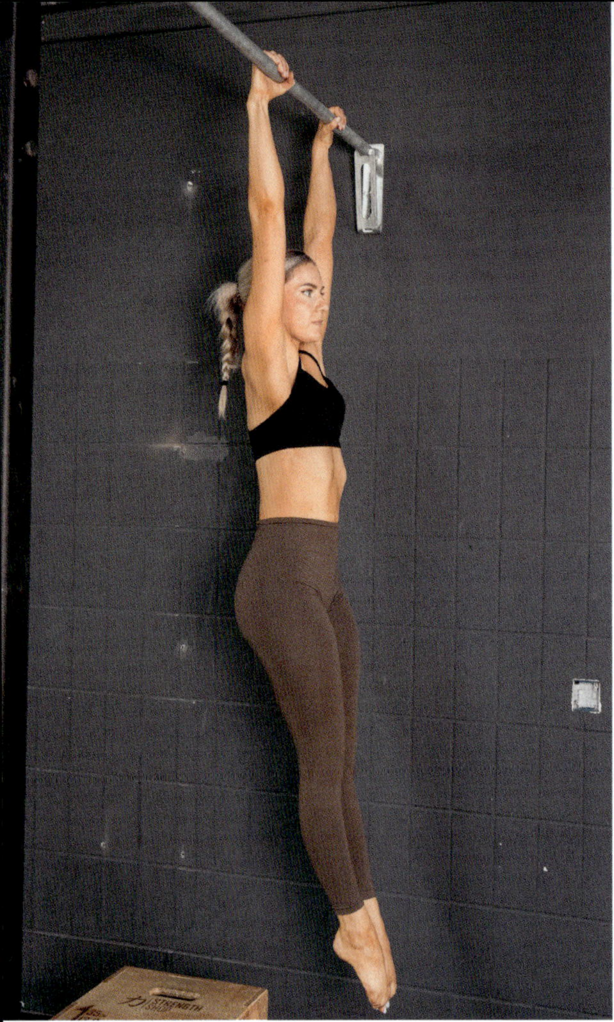

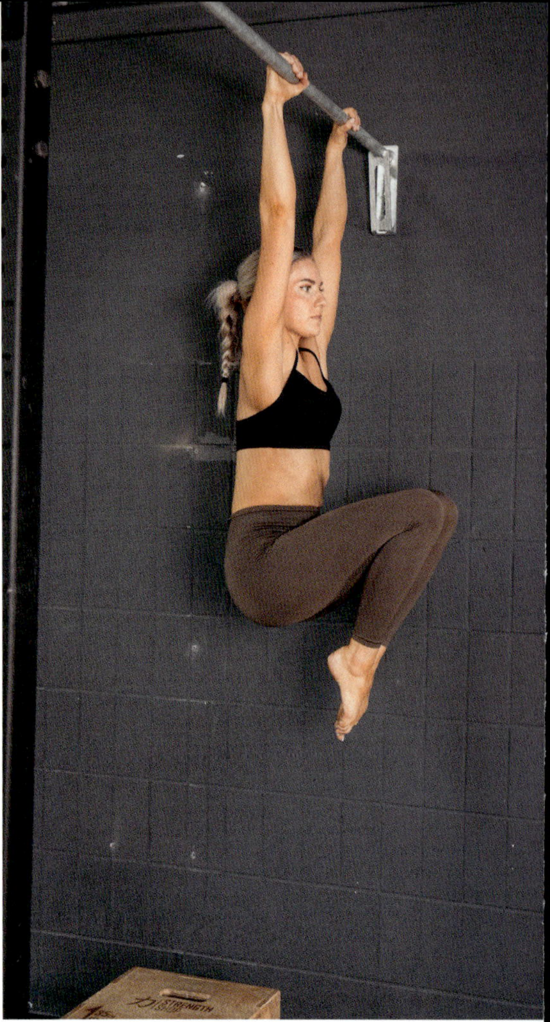

## Regression und Progression

Die erste Vorübung für den Toes to Bar sind Knee Raises.

## Knee Raises

1. Die Startposition ist identisch zum Toes to Bar. Anstatt die gestreckten Beine zur Stange zu bringen, ziehst du hierbei aber erst einmal nur die Knie an die Brust. Gleichzeitig ziehst du die Unterschenkel über die Ferse ans Gesäß, damit du möglichst klein und kompakt wirst.

2. Wenn du die Brust mit den Knien noch nicht erreichst, ist das kein Problem. Ziehe die Knie einfach so hoch, wie es dir aktuell möglich ist, und baue darüber Kraft auf.

**Hinweis:** Wenn du 10 bis 12 Knee Raises ausführen kannst, starte mit der nächsten Stufe, den Leg Raises.

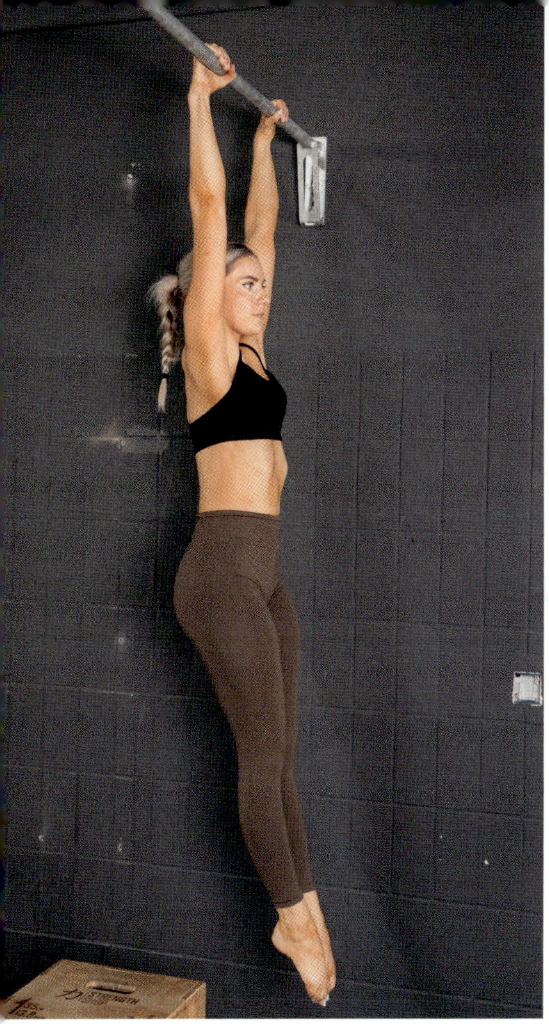

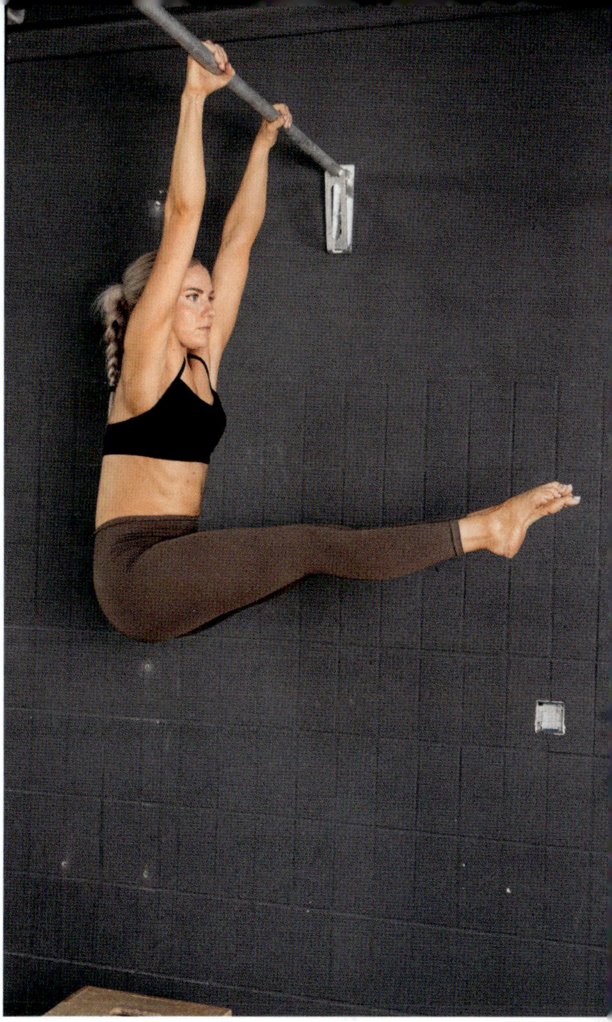

## Leg Raises

Hierbei arbeiten wir mit der gleichen Technik, nur führen wir unsere Beine gestreckt nach oben, bis sie horizontal über dem Boden positioniert sind. Achte darauf, dass du nicht mit Schwung arbeitest und die Knie so gut es geht durchgestreckt lässt. Solltest du dein Beweglichkeitspotenzial noch nicht ausgeschöpft haben, wirst du das bei dieser Übung spüren.

Sobald du die Beine auch problemlos wieder kontrolliert und parallel zum Boden führen kannst, ist der nächste Schritt, deine gestreckten Beine immer höher anzuheben. So arbeitest du dich Stück für Stück näher an die Stange heran, bis du den Toes to Bar gemeistert hast.

**Hinweise:** Bleibe parallel zum Training des Toes to Bar immer auch dran am Beweglichkeitstraining und steigere die Anzahl der Klimmzüge, die du direkt hintereinander absolvierst.

## Progressionen

Sobald du Toes to Bar gemeistert hast und 10 bis 12 Wiederholungen ausführen kannst, arbeite mit der Belastungszeit, indem du zum Beispiel die konzentrische und exzentrische Phase um 5 Sekunden verlängerst. Alternativ kannst du auch Gewichtsmanschetten um die Füße legen, um den Schwierigkeitsgrad zu erhöhen.

### Tipps für deine Trainingsplanung

Um den Toes to Bar zu erlernen, solltest du mindestens 2-mal pro Woche eine der oben genannten Übungen entsprechend deinem Leistungslevel trainieren. Zusätzlich kannst du 1- bis 2-mal pro Woche Mobility-Training einbauen, um an deinen Schwachstellen zu arbeiten. Das wöchentliche Trainingsvolumen sollte zwischen 6 und 15 Sätzen inklusive Mobility liegen.

# LEVEL 2

Wenn du auf Level 2 der Skill-Pyramide angekommen bist, zählst du langsam, aber sicher nicht mehr als Calisthenics Beginner*in. Hierher schafft man es nur, wenn man dauerhaft eine starke Routine, Disziplin und Motivation an den Tag legt.

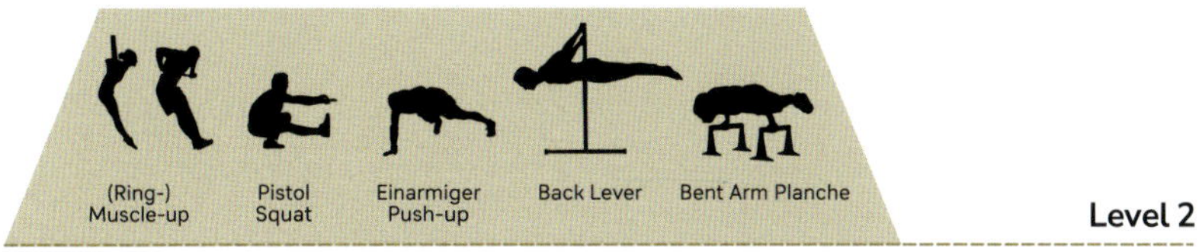


Auf dieser Stufe der Skill-Pyramide wird die harte Arbeit der letzten Monate belohnt. Hier warten aber auch neue Herausforderungen auf dich, womit sich dein Training wieder abwechslungsreicher und spaßiger gestalten lässt: Level 2 beinhaltet den Ring-Muscle-up, den Muscle-up an der Stange, den Pistol Squat, den einarmigen Push-up, Back Lever und die Bent Arm Planche. Das sind alles Übungen, die man nur erreichen kann, wenn man die Basics gemeistert hat und schon Klimmzüge und Dips mit Zusatzgewicht macht.

Da du spätestens hier anfangen musst, mit Zusatzgewicht zu trainieren, solltest du dich damit befassen, wie du deine Maximalkraft errechnen kannst. Ein Maximalkraftrechner hat den großen Vorteil, dass du mit deinen aktuellen Werten aus dem Training deine Maximalkraft ganz einfach und trotzdem präzise errechnen kannst und sie nicht langwierig austesten musst.

Auf https://flex-calisthenics.com/calisthenics-coaching/1rm-rechner/ oder durch das Scannen des QR-Codes mit deinem Smartphone kommst du direkt zu einem Rechner, den ich für dich erstellt habe.

Auf der Website findest du drei Felder, in die du deine Werte eintragen kannst:

- Reps (Repetitions): Hier trägst du die Anzahl der Wiederholungen ein, die du gemacht hast. Wenn du 5 Wiederholungen absolviert hast und noch 2 weitere Wiederholungen hättest ausführen können (Reps in Reserve – RIR 2 (Seite 263), trage eine 7 ein.
- Extra-Gewicht (in Kilogramm): Hier trägst du das Zusatzgewicht, das du bewegt hast, ein.
- Körpergewicht (in Kilogramm): Hier trägst du dein aktuelles Körpergewicht ein.

Anschließend gibt dir der Rechner zwei verschiedene Ergebnisse aus. Der Sportwissenschaftler Dr. John M. Epley und Kraft- und Konditionstrainer Matt Brzycki sind unter anderem dafür bekannt, Formeln zur Schätzung der Maximalkraft entwickelt zu haben. Die Erfahrung hat gezeigt, dass diese Formeln gute Richtwerte zur Schätzung der Maximalkraft ausgeben. Wir haben bewusst beide Formeln auf unserer Homepage verwendet, um einen Bereich anzugeben. In der Praxis verwende ich die Mitte beider Ergebnisse. Sie lassen sich durch die gängigen Gewichtsscheiben passend zusammenstellen. Wenn das Ergebnis bei einem Klimmzug zum Beispiel zwischen 31,38 und 35,17 Kilogramm liegt, dann kann man mit 32,5 oder 35 Kilogramm weiterrechnen. Angenommen, wir entscheiden uns für 32,5 Kilogramm und die trainierende Person wiegt 80 Kilogramm, können wir im nächsten Schritt die relative Maximalkraft zum Körpergewicht im Pull-up errechnen:

(Maximalkraft Pull-up (absolut) / Körpergewicht) × 100 = Maximalkraft (relativ zum Körpergewicht) in Prozent

Für unser Beispiel: (32,5 kg / 80 kg) × 100 = 40,63 %

Diese Herangehensweise dient vor allem dafür, dass wir im Bilde sind, wo wir mit unserem Training stehen, ohne regelmäßige Tests mit maximalem Zusatzgewicht absolvieren zu müssen. Zu wissen, wie hoch deine Maximalkraft ist, benötigst du zum einen, um zu prüfen, ob du die Voraussetzungen für die Skills erreicht hast, und zum anderen benötigst du diese Werte für die Trainingsplanung. Dazu jedoch später mehr.
Die Berechnung weist zwar gewisse Ungenauigkeiten auf, dient jedoch in erster Linie dazu, eine Orientierung zu schaffen und belastbare Trainingsdaten zu generieren. Da Faktoren wie individuelle Biomechanik, Muskelfaserzusammensetzung, technische Ausführung und weitere physiologische Einflüsse die Leistungsfähigkeit zusätzlich beeinflussen, sind Abweichungen innerhalb einer gewissen Toleranzspanne zu erwarten. Trotz dieser Variabilität liefern die berechneten Werte eine solide Grundlage zur Analyse und Steuerung deines Trainingsprozesses.

## Ring-Muscle-up

Der Ring-Muscle-up ist ein Skill, der Zug- und Druckkraft kombiniert. Um diese Übung zu meistern, erfordert es nicht nur Kraft, sondern auch ein hohes Maß an Kontrolle über den eigenen Körper und die Ringe. Diese Fertigkeiten verleihen dem Ring-Muscle-up den Charakter einer technisch anspruchsvollen und ästhetisch ansprechenden Übung.
Ein sehr großer Vorteil an diesem Skill ist, dass du ihn zu Hause erlernen kannst, ohne eine hohe Stange und Platz nach oben zu benötigen, wie es beim Muscle-up an der Stange der Fall ist. In der Regel ist es ausreichend, die Ringe an einer Tür-Klimmzugstange zu befestigen.
Der Ring-Muscle-up kann zunächst aus dem Sitzen heraus erlernt werden, wofür lediglich eine geringe Höhe der Ringe erforderlich ist. Mit fortschreitender Trainingspraxis besteht die Möglichkeit, auf ein Set-up umzustellen, bei dem das vollständige Aushängen unter den Ringen möglich ist. Die Wahl des Set-ups richtet sich jedoch nach den jeweiligen Trainingsbedingungen. Langfristig sollte das Ziel sein, den Ring-Muscle-up aus dem freien Hang heraus zu beherrschen.
Wenn es um das Thema (Ring-)Muscle-up geht, kommt sehr oft die Frage auf, welcher Muscle-up leichter ist. Die Erfahrung hat gezeigt, dass der

Ring-Muscle-up leichter zu erlernen ist. Aufgrund des Set-ups bist du in der Lage, deutlich früher und effizienter die Transition vom Pull in den Dip einzuleiten, da du keine Stange vor der Brust hast, um die du herum musst. Das führt dazu, dass du weniger explosiv ziehen musst, um den Muscle-up zu meistern.

## Voraussetzungen

Der Ring-Muscle-up stellt die erste Stufe innerhalb der Skill-Pyramide dar, bei der eine erhöhte Maximalkraft im Pull-up beziehungsweise Chin-up erforderlich ist. Deshalb stößt das klassische Zählsystem mit reinen Wiederholungen mit dem eigenen Körpergewicht hierbei an seine Grenzen. Eine aussagekräftigere Herangehensweise ist, die Maximalkraft in Relation zu dem Körpergewicht zu verwenden. Mit dieser Methode kannst du individuell dein zu bewegendes Zusatzgewicht errechnen, um herauszufinden, ab wann du bereit für den Ring-Muscle-up bist. Da der Ring-Muscle-up aus einer Zugbewegung, der Transition und einer Drückbewegung besteht, müssen wir uns unterschiedliche Voraussetzungen anschauen.

Sobald deine Maximalkraft im Chin-up in dem Bereich von 35 bis 40 Prozent deines Körpergewichts ist, solltest du mit der Konditionierung deiner Handgelenke und Unterarme für den False Grip starten.

Beim False Grip geht es darum, die Hände so zu platzieren, dass die Handgelenke auf den Ringen aufliegen und du dich dabei festhalten kannst, während du an den Ringen hängst. Um den False Grip einzunehmen, sollten die Ringe vor dir hängen. Stell dir vor, dass jeder Ring eine Uhr ist. Den linken Ring greifst du mit der linken Hand auf 3 Uhr, den rechten Ring greifst du mit der rechten Hand auf 9 Uhr. Anschließend rotierst du beide Ringe nach unten, sodass deine Handgelenke jeweils auf den Ringen aufliegen und der Griff fest und stabil ist.

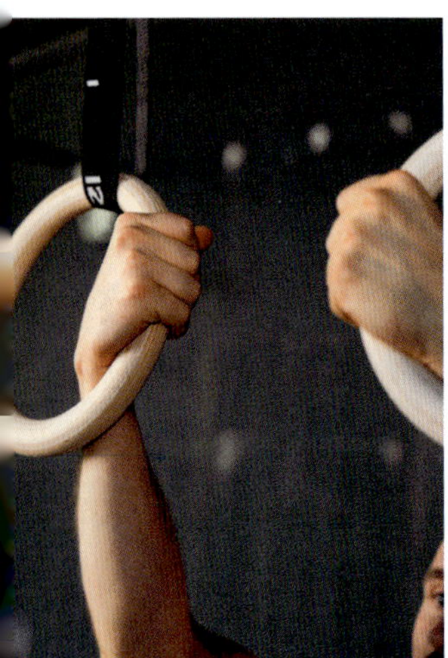

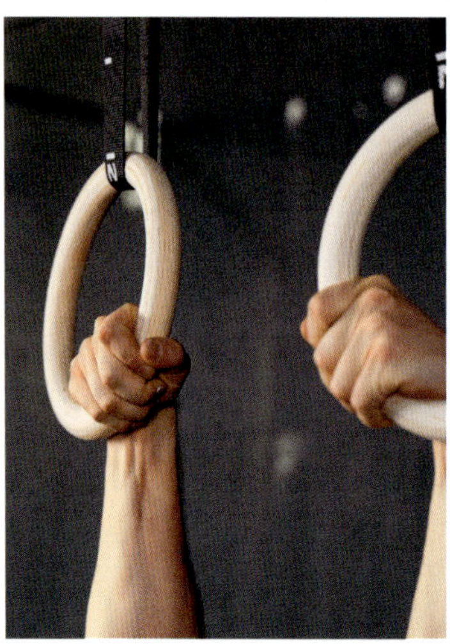

Der False Grip ist zu Beginn die wichtigste Voraussetzung. Durch die Platzierung des Handgelenks auf dem Ring stellst du sicher, dass du in der Lage bist, die Transition durchführen zu können, ohne das Handgelenk rotieren zu müssen.
Der herausforderndste Teil des Ring-Muscle-ups ist die Zugbewegung und damit die anschließende Transition in den Dip. Die Transition wird leichter, je schneller und kontrollierter du aus dem Pull in den Dip kommst. Damit du dein eigenes Körpergewicht dementsprechend beschleunigen kannst, ist eine Maximalkraft von circa 35 bis 45 Prozent deines Körpergewichts nötig.

Wenn deine Maximalkraft in diesem Bereich ist, kannst du mit den ersten Progressionen für den Ring-Muscle-up beginnen. Während dieses Prozesses solltest du weiterhin daran arbeiten, deine Maximalkraft im Pull-up und Chin-up zu steigern.

Die Voraussetzung für den drückenden Teil der Bewegung, den Ring-Dip, ist einfacher zu definieren. Sofern du in der Lage bist, 1 bis 2 Ring-Dips mit der vorderen Schulter zum Ring auszuführen, kannst du dich bei einem Ring-Muscle-up hochdrücken.

## Übungstechnik
## Zum Set-up:

Befestige die Ringe circa schulterbreit an der Aufhängung deiner Wahl. Wähle den Abstand zum Boden so, dass dein Gesäß bei ausgestreckten Armen und lockeren Schultern den Boden nicht berührt und du dennoch genügend Platz nach oben hast, um in den Dip zu kommen. Wenn der Platz zur Decke nicht dein limitierender Faktor ist, empfehle ich dir, dennoch aus einer Position zu starten, bei der die Füße noch den Boden berühren. Hierbei geht es überwiegend um den Sicherheitsaspekt. Solltest du bei der Transition durchrutschen und herunterfallen, stehst du gleich mit den Füßen auf dem Boden und reduzierst dabei das Verletzungsrisiko. Wenn du den Ring-Muscle-up beherrschst, kannst du auch aus dem freien Hang starten.

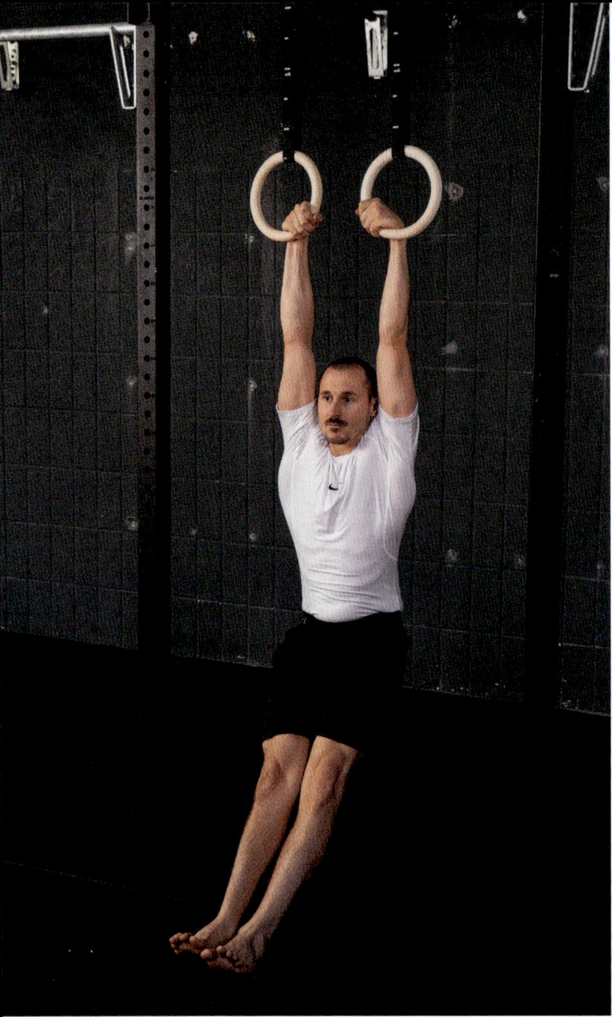

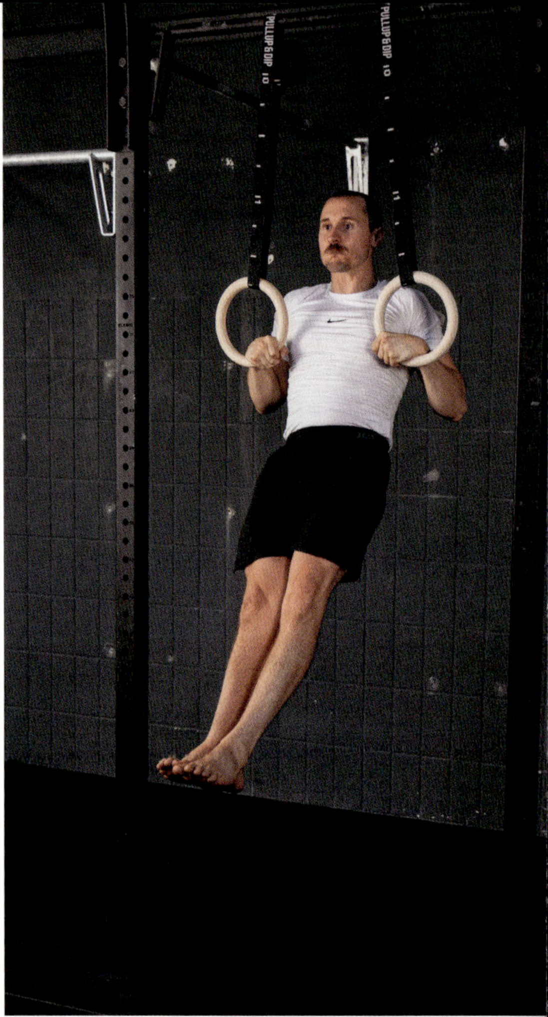

1. Starte mit dem sogenannten False Grip. Hänge dich mit lockeren Schultern an die Ringe. Achte darauf, dass du dich in die Schultern einsinken lässt, indem du über die Atmung den Stack aufbaust.
2. Spanne Bizeps und Trizeps an und leite die Bewegung ein, indem du dir vorstellst, die Ellenbogen gerade nach unten in den Boden zu ziehen. Führe das erste Drittel der Zugbewegung in einem kontrollierten Tempo aus. Die Handknöchel zeigen bei der Zugeinleitung zueinander (neutraler Griff mit Tendenz zum Chin-up-Griff). In diesem Teil geht es darum, die Hüfte und die Beine zu kontrollieren, dass sie nicht nach vorne oben schwingen. Die Beine sollten während des Zugs langsam vom Boden abheben und unter die Hüfte geführt werden.
   Die Schultern wandern während der Zugeinleitung langsam weg von den Ohren. Sobald deine Oberarme circa bei 120 bis 90 Grad zum Oberkörper positioniert sind, kannst du den Körper beschleunigen, indem du mit maximaler Kraft weiterziehst.

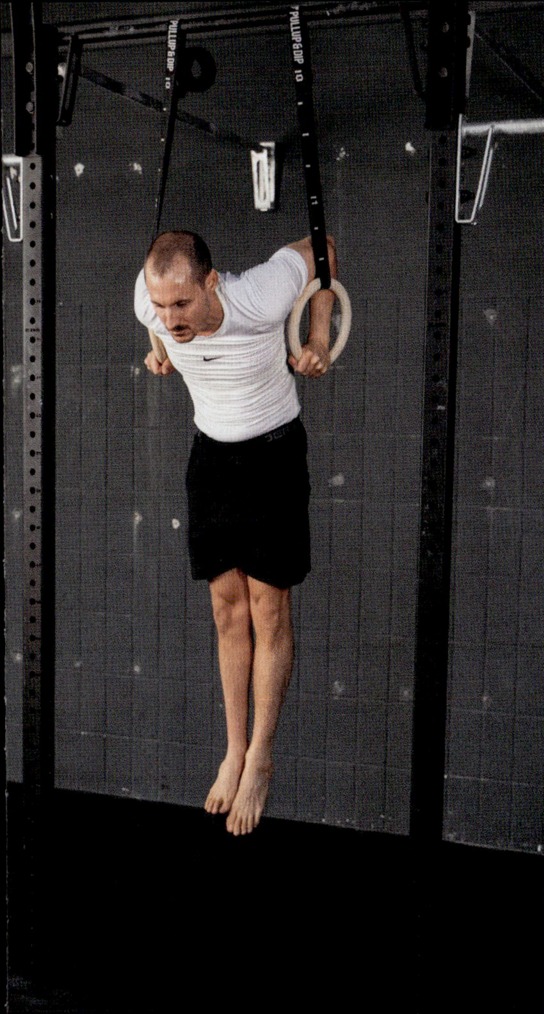

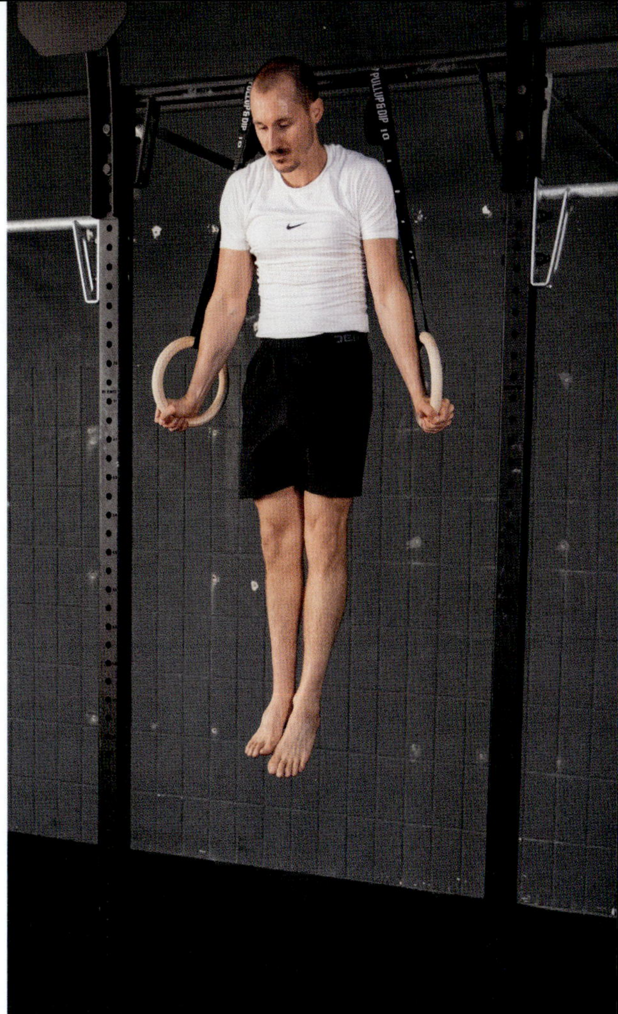

3. Sobald die Schultern auf Höhe der Ringe sind, starte mit der Transition. Bis hierhin führst du die Hände und Ellenbogen vor deinem Körper. Lehne dich, um eine effiziente Transition durchzuführen, mit dem Oberkörper leicht nach vorne und ziehe die Ellenbogen aktiv hinter den Körper. Hierbei ist wichtig, dass die Ellenbogen so nah wie möglich am Körper bleiben und nicht nach außen (also weg vom Körper) wandern. Das würde die Transition ineffizient und instabil machen. Schaue dabei zum Boden.
4. Der schwierigste Teil der Bewegung ist somit geschafft. Drücke dich nach oben, um den ersten Teil des Ring-Muscle-up abzuschließen.
5. Kehre wieder in die Startposition zurück. Starte mit einem tiefen Dip. Die Ellenbogen bleiben am Körper und die Hände werden vor die Brust geführt – die negative Transition. Lasse dich anschließend kontrolliert nach unten ab, um in die Startposition zu gelangen.

## Regression und Progression Chin-up aus dem False-Grip

Die erste Übung, um den Ring-Muscle-up zu erlernen, nachdem du den False Grip verinnerlicht hast, ist ein Chin-up aus dem False Grip heraus. Dabei versuchst du, die oben beschriebene Technik der Zugbewegung anzuwenden und dein Körpergewicht so gut wie möglich zu beschleunigen. Das Ziel sollte sein, dass dein Griff stark und mobil genug ist, Chin-ups mit dem eigenen Körpergewicht in den Ringen zu meistern. Verwende dafür unbedingt Chalk an den Händen und Handgelenken, damit du einen besseren Grip hast!

## Assisted Ring-Muscle-up mit Widerstandsband

Sofern diese Basis gelegt ist, kannst du damit starten, spezifisch an der Ring-Muscle-up-Technik zu arbeiten. Dafür eignen sich Assisted Ring-Muscle-ups mit einem Widerstandsband. Das Widerstandsband sollte wie in den Fotos gezeigt an den Ringen befestigt werden. Wenn dir kein Karabiner zur Verfügung steht, kannst du das zweite Ende des Bandes auch auf den Ring legen und die Hand darauf platzieren. Halte das Band mit dem festen Griff fest.

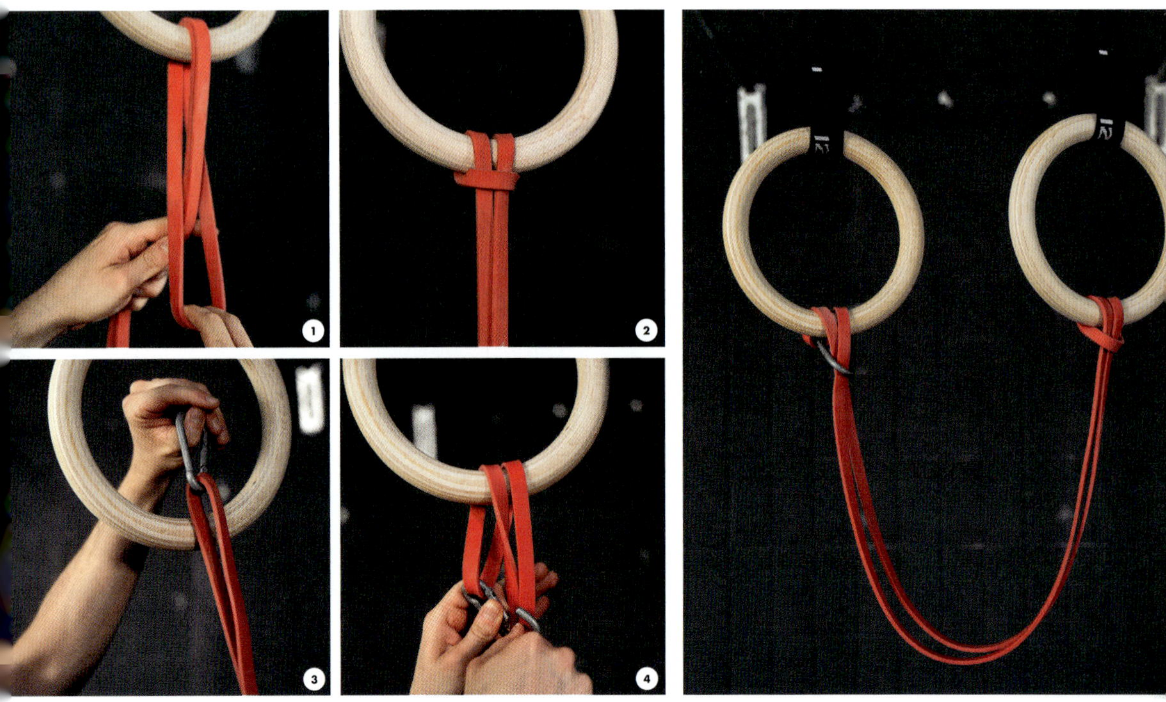

Erfahrungsgemäß eignen sich die Bandstärken »stark« und »medium« nicht für den Ring-Muscle-up, da sie dich zu stark unterstützen. Die Bandstärke »leicht« und »extra-leicht« (schwarz und rot von Pull-up & Dip) sind oftmals die richtige Wahl für den Assisted Ring-Muscle-up. Starte mit dem leichten Band, um dich an den Bewegungsablauf und die Technik zu gewöhnen. Sofern das kein Problem mehr für dich darstellt, kannst du auf das extra-leichte Band wechseln. Wenn du bei der Umstellung auf das leichtere Band oder von dem extra-leichten Band auf den Ring-Muscle-up ohne Band Probleme hast, kannst du eine Zwischenstufe wählen, indem du statt beiden Schlaufen des Bandes jeweils nur eine verwendest.
Platziere für den Assisted Ring-Muscle-up das Gesäß auf dem Band und hänge dich im False Grip an die Ringe.
Der eigentliche Bewegungsablauf ist identisch zum freien Ring-Muscle-up. Der einzige Faktor, den du berücksichtigen musst, ist: Das Widerstandsband unterstützt dich unten in der Zugbewegung am meisten. Das bedeutet für dich: Achte hier aktiv darauf, die Bewegung kontrolliert einzuleiten, und lasse dich nicht dazu verleiten, dich einfach nach oben katapultieren zu lassen. Das hätte wenig Trainingseffekt für das Verständnis der Bewegung.

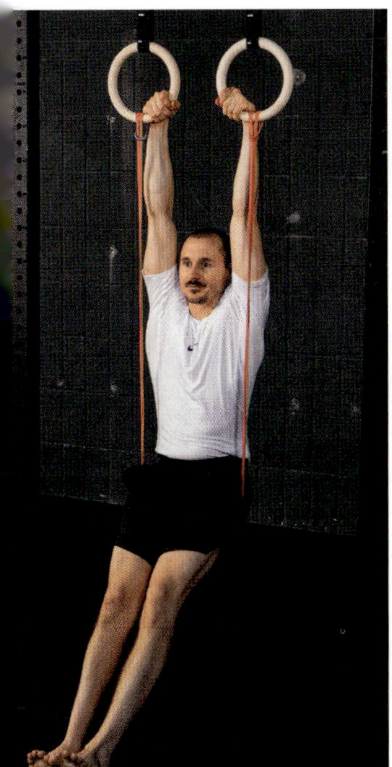

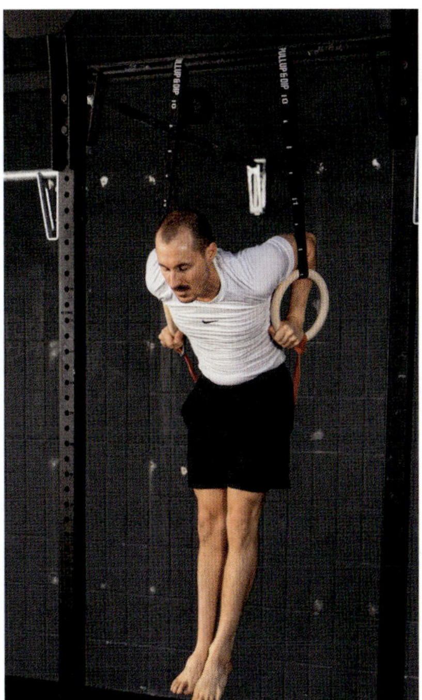

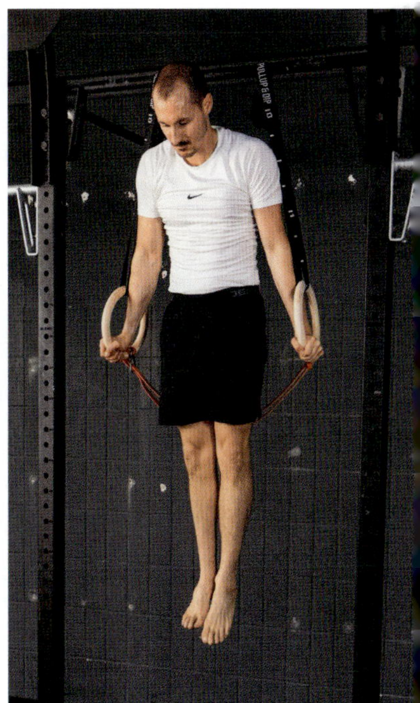

**Hinweise:** Sobald deine Technik effizient abläuft und du in der Lage bist, 3 Sätze mit jeweils 3 bis 4 Wiederholungen mit einem Band zu absolvieren, solltest du bereit für das nächstleichtere Band sein. Parallel arbeitest du weiterhin daran, deine Maximalkraft im Pull-up oder/und Chin-up zu steigern. So arbeitest du dich Schritt für Schritt an den freien Ring-Muscle-up heran.

Wenn du Probleme bei der Transition hast und die Bewegung nicht verstehst, kann es hilfreich sein, negative Assisted Ring-Muscle-ups zu machen. Für diese Übung startest du in der Stützposition in den Ringen und führst einen negativen Ring-Muscle-up aus (Seite 135). Diese Übung hilft dir, besser zu verstehen, was mit deinen Ellenbogen und Händen während des Wechsels von der Zug- in die Druckphase passieren muss. Bei den negativen Assisted Ring-Muscle-ups starte bitte immer mit einer leichten Intensität, damit Schulter und Ellenbogen sich an die Bewegung gewöhnen können. Hier machen viele einen großen Fehler, indem sie diese Übung ohne Unterstützung durchführen. Das führt oftmals zu Überlastungserscheinungen in Ellenbogen und Schulter!

Wenn du den Ring-Muscle-up gemeistert hast, ist der nächste Schritt, mehrere Wiederholungen durchzuführen und anschließend die Intensität durch Zusatzgewicht zu erhöhen.

## Tipps für deine Trainingsplanung

Wenn du den Ring-Muscle-up neu erlernen möchtest, empfehle ich dir zu Beginn, 1- bis 2-mal pro Woche eine spezifische Übung für den Skill in dein Trainingsprogramm zu integrieren. Um dem Körper die notwendige Zeit für die Anpassung zu geben, kann zu Beginn 1-mal pro Woche sinnvoll sein. Sobald du dich sicher in dem Bewegungsablauf fühlst, kannst du den Skill 2-mal wöchentlich trainieren.

Für Ring-Muscle-ups haben sich Wiederholungsbereiche von 1 bis 4 bewährt gemacht. Das wöchentliche Trainingsvolumen sollte zwischen 3 und 10 Sätzen liegen.

# Muscle-up

Der Muscle-up an der Stange ist die Königsdisziplin der dynamischen Zugbewegungen. Diese Übung sieht bei Personen, die diesen Skill beherrschen, leicht und elegant aus: Man fliegt regelrecht über die Stange, die Schwerkraft scheint ausgeschaltet zu sein, doch es steckt jede Menge harter Arbeit hinter diesem Skill, um ihn so leicht aussehen zu lassen.

Der Muscle-up ist wahrscheinlich neben dem Handstand und der Human Flag der bekannteste Skill im Calisthenics. Im CrossFit, Turnen und in weiteren Sportarten wird der Muscle-up in abgewandelten Formen trainiert, doch in keiner Sportart wird so viel Wert auf eine technisch saubere Ausführung gelegt wie im Calisthenics. Wir wollen den Muscle-up wie jeden anderen Skill kontrolliert und ohne Kompensationen, wie zum Beispiel ein Kipping durch Hüfte und Knie, erlernen und beherrschen. Das Großartige dabei ist, dass, wenn du den Muscle-up beherrschst, alle Variationen für andere Sportarten kein Problem mehr für dich darstellen.

Leider gibt es über keinen Skill so viele Mythen und Fehlinformationen wie über den Muscle-up. Ein Klassiker: »Wenn man ›nur‹ 10 Klimmzüge beherrscht, schafft man einen Muscle-up.« Aber das sehen wir uns jetzt genauer an.

## Voraussetzungen

Es ist ein Mythos, dass der Muscle-up technisch so kompliziert ist, dass er so schwierig zu erlernen sei. Der eigentliche Grund, weshalb ein technisch sauberer Muscle-up ohne Kippbewegung so schwierig scheint, ist die Tatsache, dass kaum jemand wirklich die Voraussetzung dafür mitbringt. Die Erfahrung zeigt, dass man den Muscle-up innerhalb von ein paar Trainingseinheiten erlernen kann, wenn man bereit dafür ist!

Im April 2024 hat ein Mitarbeiter von Flex Calisthenics im Rahmen seines Sportwissenschaftsstudiums eine Bachelorarbeit mit unseren Daten zum Muscle-up verfasst. Der Titel der Bachelorarbeit von Lukas Kraßnitzer lautet: »Der Muscle-up im Calisthenics: Untersuchung des Zusammenhangs der Lerngeschwindigkeit der Bewegung mit der errechneten Maximalkraft im Klimmzug in Bezug auf das Körpergewicht«.[7]

7 Kraßnitzer, L. (2024). Der Muscle-up im Calisthenics: Untersuchung des Zusammenhangs der Lerngeschwindigkeit der Bewegung mit der errechneten Maximalkraft im Klimmzug in Bezug auf das Körpergewicht [Unveröffentlichte Bachelorarbeit]. Technische Universität München, Fakultät für Sport- und Gesundheitswissenschaften.

Das Ergebnis der Bachelorarbeit zeigt vor allem: Je stärker die Personen im Pull-up in Relation zu ihrem Körpergewicht waren, desto schneller haben sie den Muscle-up erlernt. Der durchschnittliche Maximalkraftwert im Pull-up in Bezug zum Körpergewicht lag bei 54 Prozent.

**Aber:** Auch wenn deine Pull-up-Maximalkraft erst im Bereich von 40 bis 45 Prozent liegt, kannst du dich schon an die Vorübungen zum Muscle-up machen. Dabei startest du mit spezifischem Schnellkrafttraining und ergänzt ab 50 Prozent mit gezieltem Muscle-up-Techniktraining.

Die Herangehensweise sollte individuell angepasst werden, da noch weitere Faktoren, wie physiologische Eigenschaften und die individuelle Biomechanik des Trainierenden das Erlernen des Muscle-up beeinflussen kann. Des Weiteren ist es wichtig zu erwähnen, dass die Ergebnisse ausschließlich von männlichen Athleten stammen. Bisher haben wir nur eine Frau betreut, die den Muscle-up an der Stange geschafft hat. Sie hatte zu dem Zeitpunkt, als sie den Muscle-up erlernte, eine Maximalkraft in Relation zu ihrem Körpergewicht von 53 Prozent. Jedoch ist das ein Einzelfall. Um eine belastbare Aussage treffen zu können, müssen weitere Daten in der Zukunft erhoben werden.

## Übungstechnik

Der Muscle-up sollte immer von einer Erhöhung wie einer Box gestartet werden, um den Griff optimal einnehmen und die Pendelbewegung einleiten zu können. Die Box sollte circa 1,5 bis 2 Schuhlängen weg von der Stange positioniert werden.

1. Platziere die Hände circa schulterbreit an der Stange. Rotiere die Hände etwas über die Stange, beim Zugreifen ist das Handgelenk auf Höhe der Stange positioniert. Diesen Griff nennen wir Semi-False-Grip. Das Handgelenk liegt nicht auf der Stange auf wie beim False Grip, den du aus dem Ring-Muscle-up (ab Seite 135) kennst.

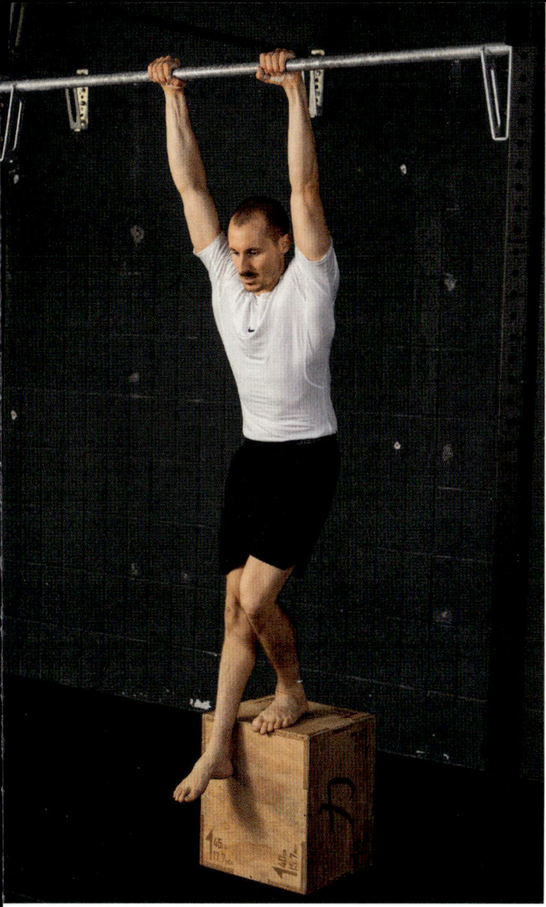

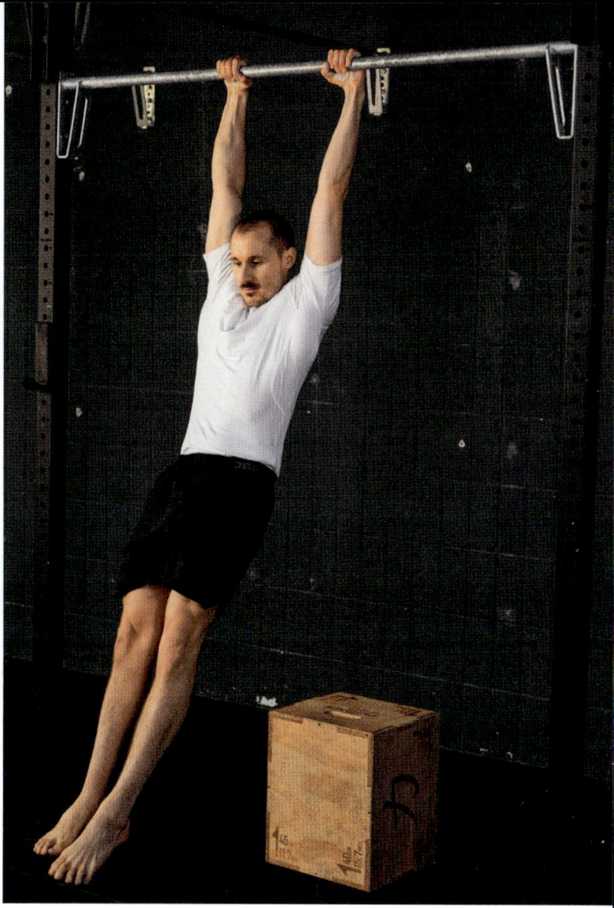

2. Hänge dich mit gestreckten Armen an die Stange. Die Hüfte befindet sich noch über der Box, ein Fuß ist auf der Box platziert. Die Schultern sind leicht auf Spannung, so wie Bizeps und Trizeps angespannt sind.

3. Aus dieser Startposition löse das zweite Bein von der Box und leite die Pendelbewegung ein. Der Körper ist von der Seite betrachtet gerade wie ein Brett. Sobald die Füße im Umkehrpunkt angekommen sind, leite die Zugphase ein. Das Timing der Zugeinleitung ist entscheidend über den Verlauf des Muscle-up: Wenn du zu früh ziehst, während die Beine noch nach vorne pendeln, wirst du große Schwierigkeiten haben, um die Stange herumzukommen. Wenn du die Zugphase zu spät einleitest und die Beine pendeln schon wieder zurück, wirst du weg von der Stange gezogen. Für maximale Effizienz ist das Ziel, den Körper während der gesamten Zugphase so nahe wie möglich an der Stange entlangzuführen.

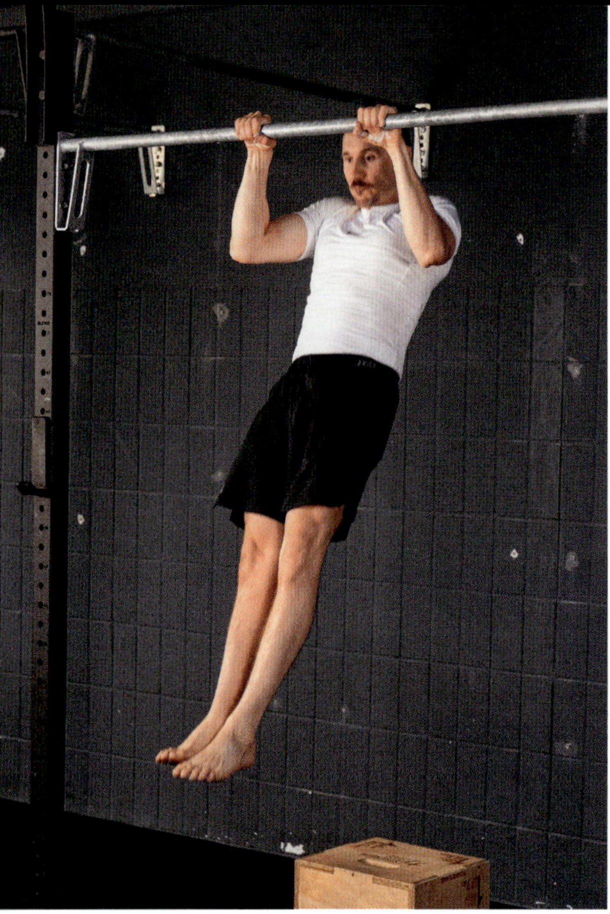

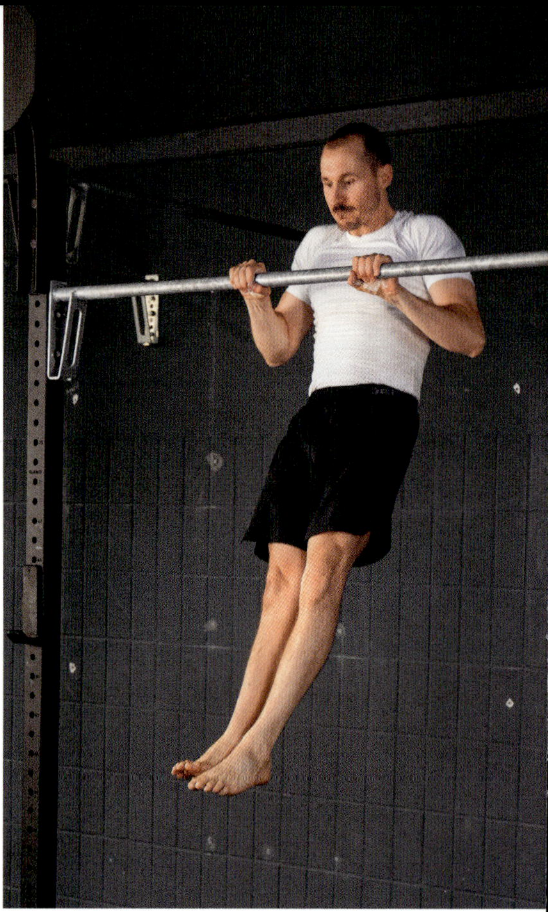

4. Stelle dir vor, dass du die Ellenbogen gerade nach unten in den Boden ziehen möchtest und dein Körper sich um die Ellenbogen herum nach oben bewegt. An dem Punkt, an dem die Oberarme horizontal zum Boden positioniert sind, führst du die Ellenbogen leicht hinter den Körper und leitest die Transition über die Stange ein.

5. Um über die Stange zu kommen, beuge die Hüfte leicht, dabei sollten deine Beine stets vor beziehungsweise unter der Stange bleiben. Sie sollten niemals hinter die Stange kommen, denn das macht die Zugphase ineffizient und der Muscle-up wird daran scheitern.

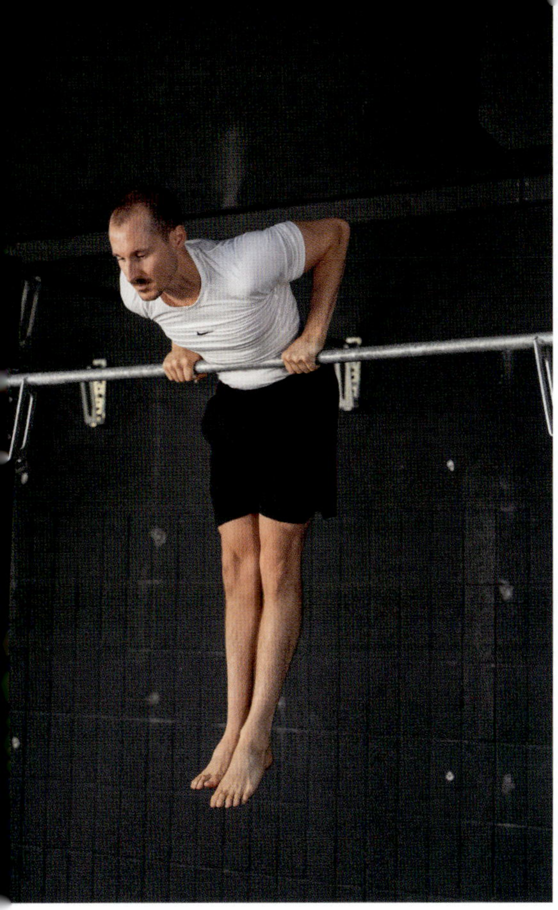

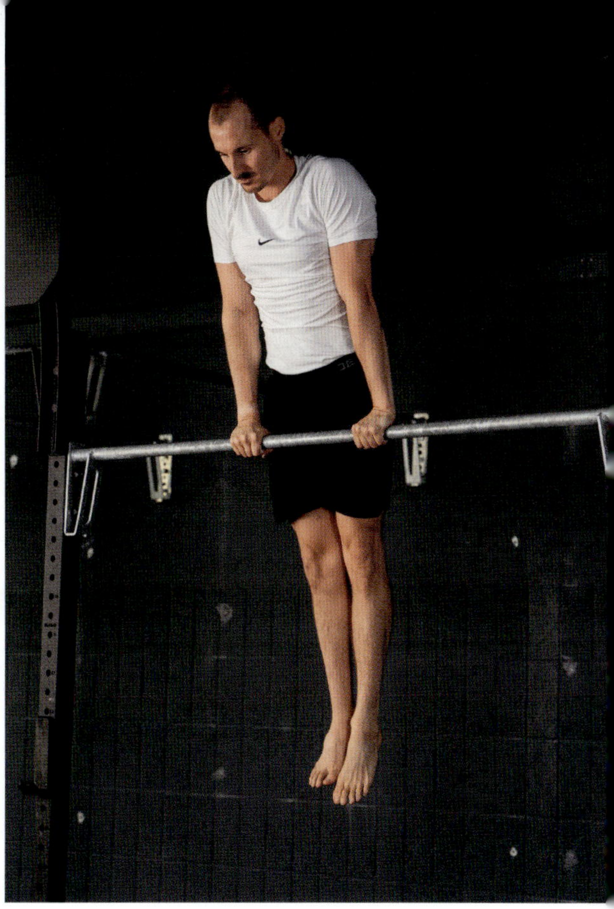

6. Lehne dich für eine effiziente Transition mit dem Oberkörper aktiv nach vorne über die Stange. Dabei darfst du die Brustwirbelsäule leicht einrunden. Während der Transition darfst du deinen Griff leicht lösen und die Ellenbogen über die Stange rotieren, um in die Dip-Position zu gelangen.

7. Dort angekommen, musst du dich nur noch nach oben drücken, und der Muscle-up ist vollendet. Führe anschließend einen Dip aus und lehne dich leicht nach hinten, um wieder von der Stange herunterzukommen. Es lohnt sich, die Ausführung zu filmen, um sie besser analysieren zu können.

## Regression und Progression

Die wichtigste Fähigkeit für den Muscle-up ist ein explosiver Zug. Diese Fähigkeit können wir durch zwei Trainingsvariablen beeinflussen: durch die bereits angesprochene Maximalkraft im Pull-up in Relation zum Körpergewicht und durch spezifisches Schnellkrafttraining. Letzteres fußt auf Ersterem und macht daher erst Sinn, wenn du die nötige Maximalkraft aufgebaut hast.

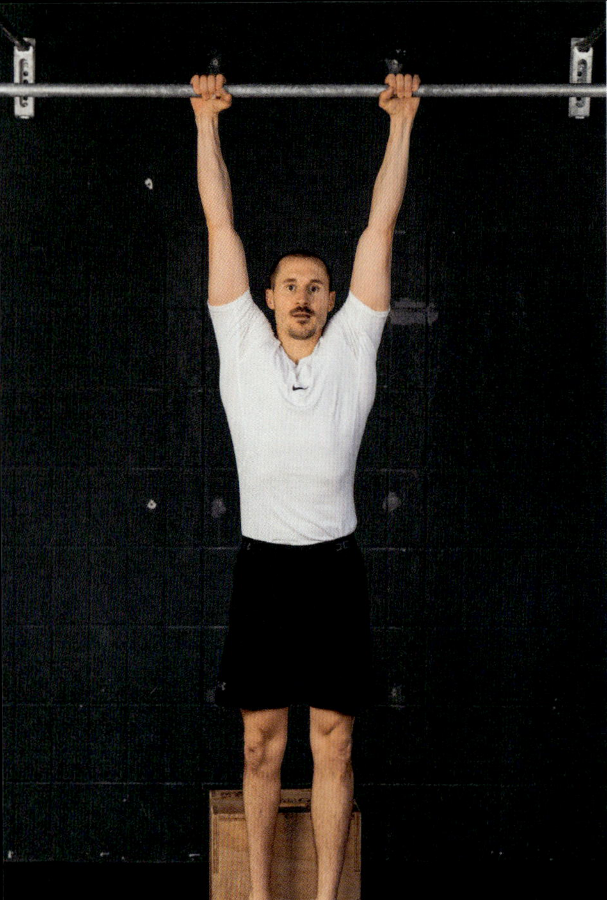

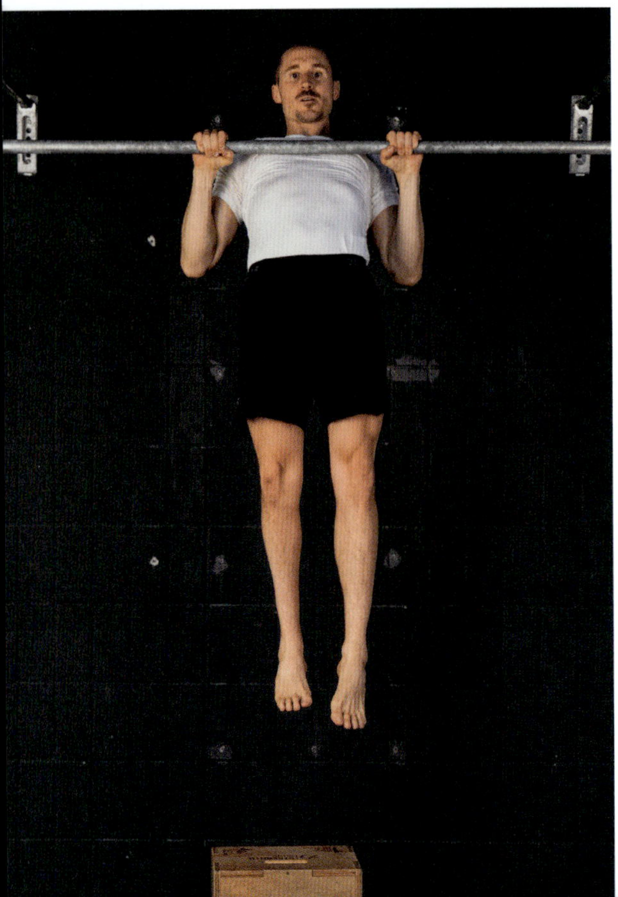

## Chest to Bar Pull-up

Die erste Übung, um an der Schnellkraft zu arbeiten, ist der Chest to Bar Pull-up.

1. Greife die Stange etwas breiter als schulterbreit. Hänge dich mit entspannten Schultern an die Stange und leite die Bewegung ein, indem du die Ellenbogen aktiv nach unten in den Boden ziehst. Schaue dabei zur Stange.

2. Hebe das Brustbein leicht an, sodass es Richtung Stange zeigt. Ziel dieser Übung ist es, so schnell wie möglich von unten nach oben zu ziehen, damit die Brust die Stange berührt. Wenn das möglich ist, weißt du, ob du dich schnell genug hochziehen kannst oder ob du noch etwas mehr Kraft brauchst.

Diese Übung verwende ich sehr gerne zu Beginn, um ein Gefühl für die Schnellkraft zu bekommen. Sobald du 3 Sätze mit jeweils 3 bis 4 Wiederholungen schaffst und mit der Brust die Stange berührst, hast du eine gute Voraussetzung für die nächste Progression, den explosiven Pull-up.

## Explosiver Pull-up

Nachdem wir uns einen explosiven Zug erarbeitet haben, geht es jetzt darum, diesen weiter auszubauen, höher zu ziehen, das Pendeln und das Timing für den Muscle-up zu erlernen. Diese Fähigkeiten können wir gebündelt in einer einzigen Übung trainieren, dem explosiven Pull-up.
Diese Übung fokussiert den schwierigsten Teil des Muscle-up. Das Ziel dieser Übung ist es, auf der einen Seite die Technik des Pendelns und der Zugeinleitung zu perfektionieren, und auf der anderen, so hoch wie möglich zu ziehen, damit du die Basis für den Muscle-up legst. Ein guter Anhaltspunkt hierfür ist es, dich so hochzuziehen, dass dein Unterarm am höchsten Punkt möglichst horizontal positioniert ist.

Die Technik ist an sich identisch zu der des Muscle-up. Der einzige Unterschied ist, dass du keine Transition ausführst, sondern dich lediglich darauf konzentrierst, dich maximal hochzuziehen und dabei so nahe wie möglich an der Stange zu bleiben.

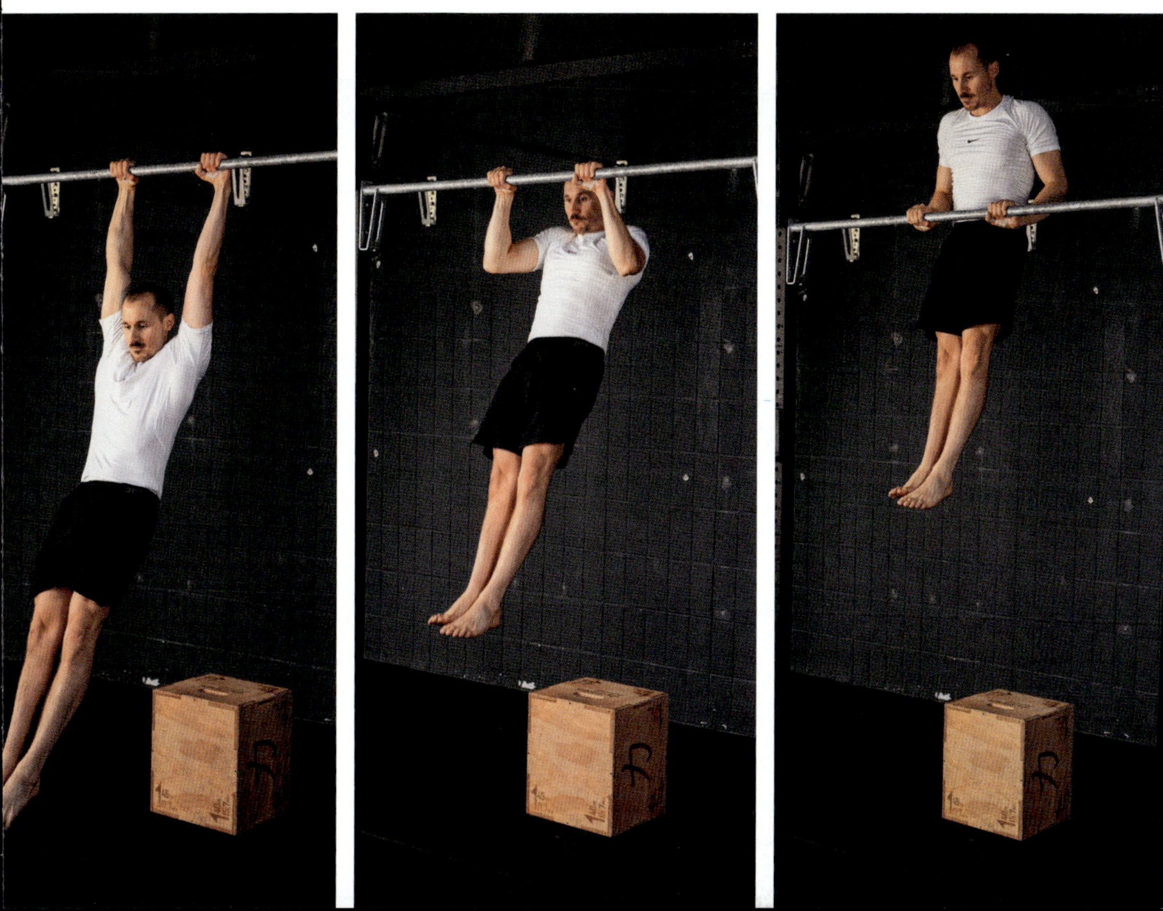

**Hinweise:** Wenn du diese Übung zu Beginn in dein Training integrierst, kannst du sie mit einem Widerstandsband testen, um ein Gefühl für den Bewegungsablauf zu bekommen. Dadurch wirst du in der Lage sein, mehr Wiederholungen und Sätze pro Trainingseinheit ohne signifikanten Kraftverlust üben zu können. Sobald du den Bewegungsablauf verinnerlicht hast, legst du das Band zur Seite und arbeitest mit deinem eigenen Körpergewicht, um den notwendigen Reiz zu setzen. Sobald du eine Höhe erreicht hast, bei der deine Unterarme an höchster Position horizontal ausgerichtet sind oder deine Brust deutlich über der Stange ist, bist du bereit für den Assisted Muscle-up.

Ein geläufiger Fehler ist, dass zu früh Muscle-ups mit einem Widerstandsband geübt werden. Widerstandsbänder machen die Übung deutlich einfacher und eignen sich für das Erlernen der Technik des Muscle-up. Für den Aufbau der notwendigen Maximalkraft sind sie jedoch nicht geeignet. Das richtige Timing ist entscheidend. Sobald du an Schnellkraft dazugewonnen hast und in der Lage bist, dich hoch genug zu ziehen, ist das der Startschuss für den Assisted Muscle-up. Diese Übung verwenden wir in erster Linie, um die Technik des Muscle-up zu erlernen und zu verinnerlichen.

Die Technik ist grundsätzlich identisch mit der für die Endversion des Muscle-up. Die einzige Änderung ist, dass es etwas schwieriger ist, mit dem Band die Pendelbewegung einzuleiten. Hier gibt es zwei Möglichkeiten:

- **Variante 1:** Platziere beide Beine auf der Box im Band und lasse dich sanft reinpendeln. Strecke während der Pendelbewegung die Knie durch.

- **Variante 2:** Leite die Pendelbewegung mit nur einem Bein im Band ein und hole das zweite Bein während des Pendelns ins Band. Das ist jedoch etwas schwieriger und zu Beginn daher weniger zu empfehlen.

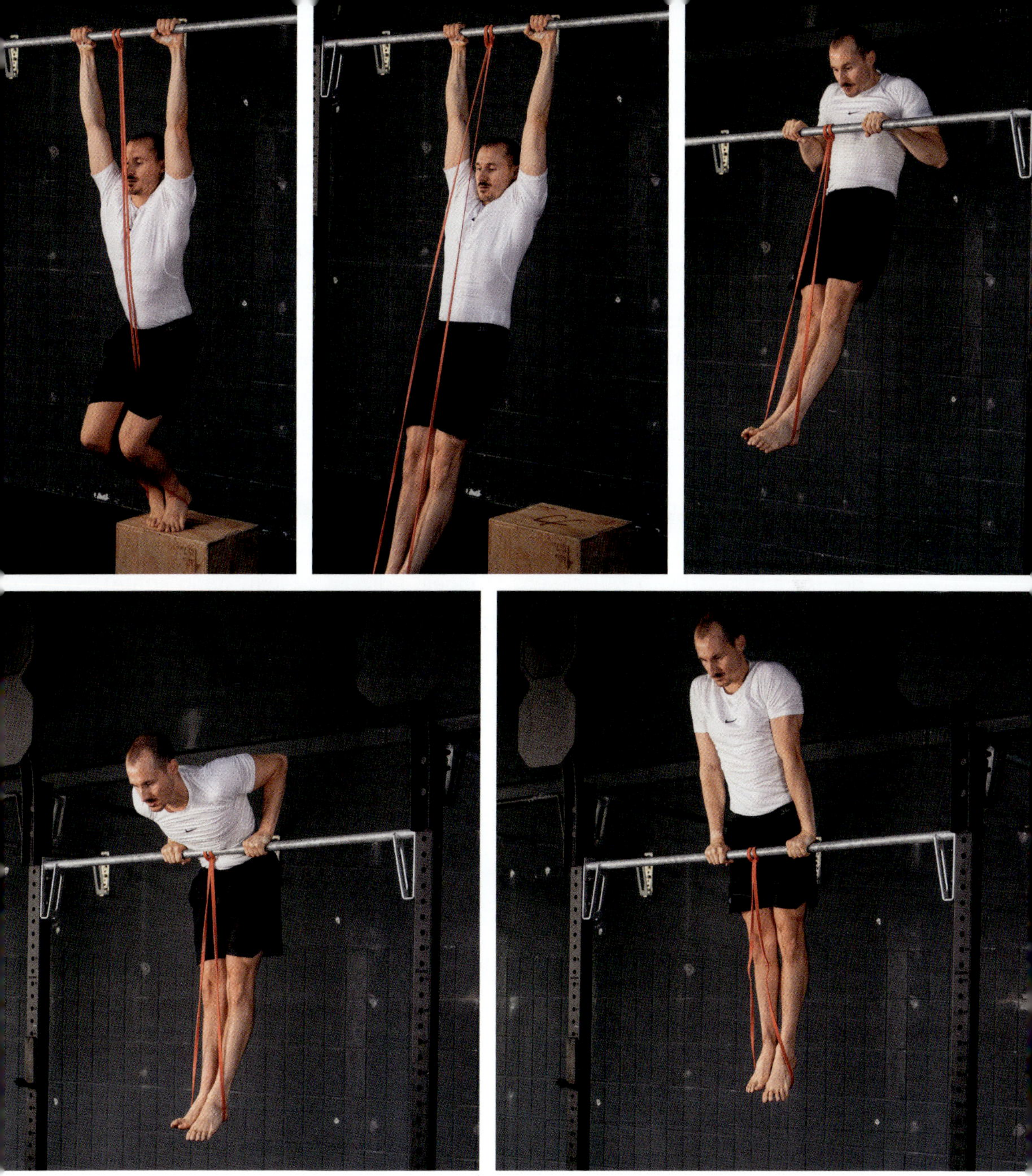

**Hinweise:** Teste gerne aus, welche Variante dir leichter fällt, und übernimm diese in dein Training.

Um den Muscle-up so effizient wie möglich zu erlernen, solltest du eine sehr effiziente Technik mit dem Band erreicht haben und parallel an der Schnellkraft arbeiten. Wenn du das erreicht hast, wirst du in einem guten Training auf einmal bei einem explosiven Klimmzug über der Stange sein und deinen ersten freien Bodyweight Muscle-up geschafft haben. Herzlichen Glückwunsch! Diesen Tag wirst du nie vergessen! Das ist ein absolut geniales Gefühl. Ich kann mich heute noch an meinen ersten Muscle-up im Jahr 2015 erinnern.

Sobald du den Muscle-up das erste Mal gemeistert hast, solltest du ihn festigen. Hier empfehle ich dir, weiterhin mit Assisted Muscle-ups und explosiven Pull-ups zu arbeiten und nur ab und an den Bodyweight Muscle-up zu testen. Den Muscle-up einmal zu schaffen heißt noch nicht, ihn wirklich zu beherrschen.

Wenn du ihn dann aber wirklich meisterst, dann ist der logische nächste Schritt, mehrere Wiederholungen am Stück auszuführen. Wenn du in der Lage bist, 3 bis 5 Muscle-ups in einem Satz zu ziehen, dann kannst du dich entscheiden, ob du dich über mehrere Wiederholungen steigern oder mit Weighted Muscle-ups beginnen möchtest.

## Weighted Muscle-up

Trainiere den Muscle-up wie beschrieben mit Zusatzgewicht.

### Tipps für deine Trainingsplanung

Du solltest Muscle-ups 2- bis 3-mal pro Woche trainieren. Das Volumen für Muscle-up-spezifisches Skill-Training sollte 12 bis 20 Sätze pro Woche betragen.

Fokussiere dich auf einen Wiederholungsbereich von 1 bis 4 Wiederholungen. Da du in erster Linie Schnellkraft trainieren müssen wirst, machen hier ausschließlich wenige Wiederholungen Sinn, die du jedoch maximal schnell durchführen solltest. Wenn du fortgeschritten bist und Muscle-ups beherrschst, kannst du das Trainingsvolumen sogar erhöhen und auf bis zu 25 Sätze pro Woche steigern.

Arbeite parallel dazu weiter am Maximalkrafttraining für Pull-ups.

# Pistol Squat

Der Pistol Squat gehört zu den anspruchsvollsten einbeinigen Übungen im Calisthenics ohne Zusatzgewicht. Für diesen Skill benötigst du ein hohes Maß an Kraft, Stabilität und Beweglichkeit. Wenn du diesen Skill beherrschst, hast du die Skill-Pyramide für den Unterkörper komplett durchgespielt. Wenn es für dich hier noch weitergehen soll, dann empfehle ich dir das Beintraining mit Zusatzgewicht, falls du das nicht eh schon in dein Training integriert hast.

Das Beintraining mit Zusatzgewicht ist ein einfacher Weg, stark zu werden und den Pistol Squat zu erlernen. Es schadet also nicht, frühzeitig damit zu starten, sofern du die Möglichkeit dazu hast.

## Voraussetzungen

Für den Pistol Squat ist ein sehr hohes Maß an Kniebeugung notwendig, um in die unterste Position zu kommen. Menschen mit Vorbeschwerden im Knie oder bekannten Knieverletzungen sollten bei diesem Skill sehr vorsichtig sein oder ihn sogar vermeiden. Hier sollte ein erfahrener Trainer oder Arzt die Lage beurteilen.

Ansonsten sind die Voraussetzungen für den Pistol Squat schnell erklärt. Du solltest ohne Probleme 10 bis 12 Shrimp Squats beherrschen, bevor du mit dem Training der Pistol Squats beginnst. Durch die Shrimp Squats hast du dir eine gute Balance, Kraft und Stabilität erarbeitet, worauf du den Pistol Squat aufbauen kannst.

Für die notwendige Beweglichkeit des ausgestreckten Beins beim Pistol Squat eignet sich der L-Sit als Benchmark. Wenn du den L-Sit beherrschst, solltest du die notwendige Voraussetzung haben. Ist das nicht der Fall, kannst du parallel die Mobility-Übungen aus dem L-Sit (Jefferson-Curl auf Seite 112 und Overcoming Iso Core Compression auf Seite 114) in dein Training integrieren.

## Übungstechnik

1. Stelle dich mit beiden Beinen auf den Boden. Hebe ein Bein an und strecke es nach vorne aus, sodass die Ferse knapp über dem Boden schwebt. Fokussiere dich im Standbeinfuß auf drei Druckpunkte: Vorderfuß außen (kleiner Zeh), innen (großer Zeh) und die Ferse haben gleichermaßen Kontakt zum Boden. Die drei Kontaktstellen hältst du während der gesamten Ausführung aufrecht. Strecke die Arme gerade nach vorne, das hilft dir etwas, den Schwerpunkt nach vorne zu verlagern, was vor allem an der untersten Squat-Position relevant wird.

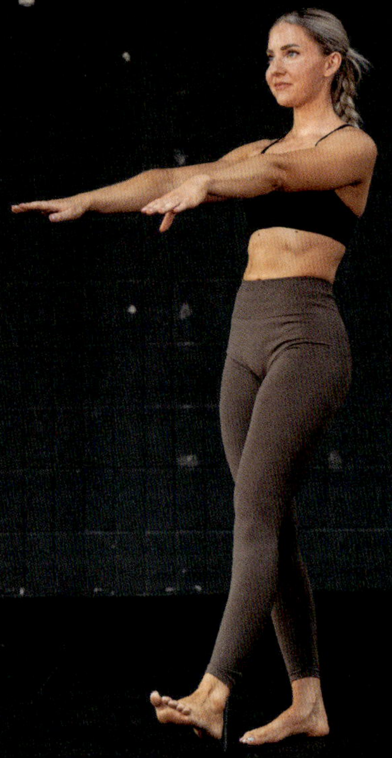

2. Verlagere dazu zunächst die Hüfte kontrolliert nach hinten. Neige gleichzeitig den Oberkörper leicht nach vorne und führe das Knie kontrolliert über den großen Zeh nach vorne. Beuge dich nun so tief in den Squat, bis die Hüfte unterhalb des Knies angekommen ist. Achte dabei darauf, die negative Bewegung stets zu kontrollieren und die drei Druckpunkte des Standfußes beizubehalten. Wenn du an der untersten Position das Gefühl hast, nach hinten umzufallen, lehne den Oberkörper weiter vor und schiebe das Knie weiter nach vorne. Wenn sich die Ferse an der untersten Position vom Boden abhebt, kannst du dir Abhilfe leisten, indem du das Gesäß und den Oberkörper weiter nach hinten schiebst, um mehr Belastung auf die Ferse zu bekommen. Lehne dich aus der untersten Squat-Position leicht mit dem Oberkörper nach vorne, um etwas mehr Druck auf den Vorderfuß zu bekommen, und drücke den Fuß in den Boden, um wieder aufzustehen und in die Startposition zurückzukommen.

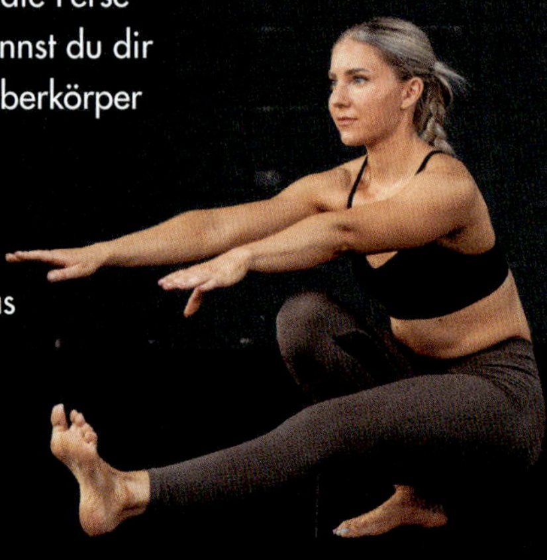

## Regression und Progression
## Step-up-Variante

Für den Einstieg in das Pistol-Squat-Training eignet sich eine Step-up-Variante. Für diese Übung benötigst du eine Erhöhung wie eine Box oder einen Stuhl mit harter Auflagefläche für einen stabilen Stand. Wähle die Erhöhung so, dass die Ferse in der tiefsten Kniebeugeposition – wenn der Oberschenkel horizontal ausgerichtet ist – den Boden berührt.
Sobald der normale Step-up zu einfach ist, erhöhst du die Schwierigkeit, indem du beim Runtergehen die Ferse weiter nach vorne schiebst und dort den Boden berührst. Du solltest in jedem Schwierigkeitsgrad 6 bis 8 Wiederholungen absolvieren und dann die Ferse weiter vorne platzieren, bis du weitere 6 bis 8 Wiederholungen beherrschst. So arbeitest du dich Schritt für Schritt in Richtung Pistol Squat und lernst, das Gewicht zu verlagern. Gleichzeitig baust du die notwendige Kraft auf.

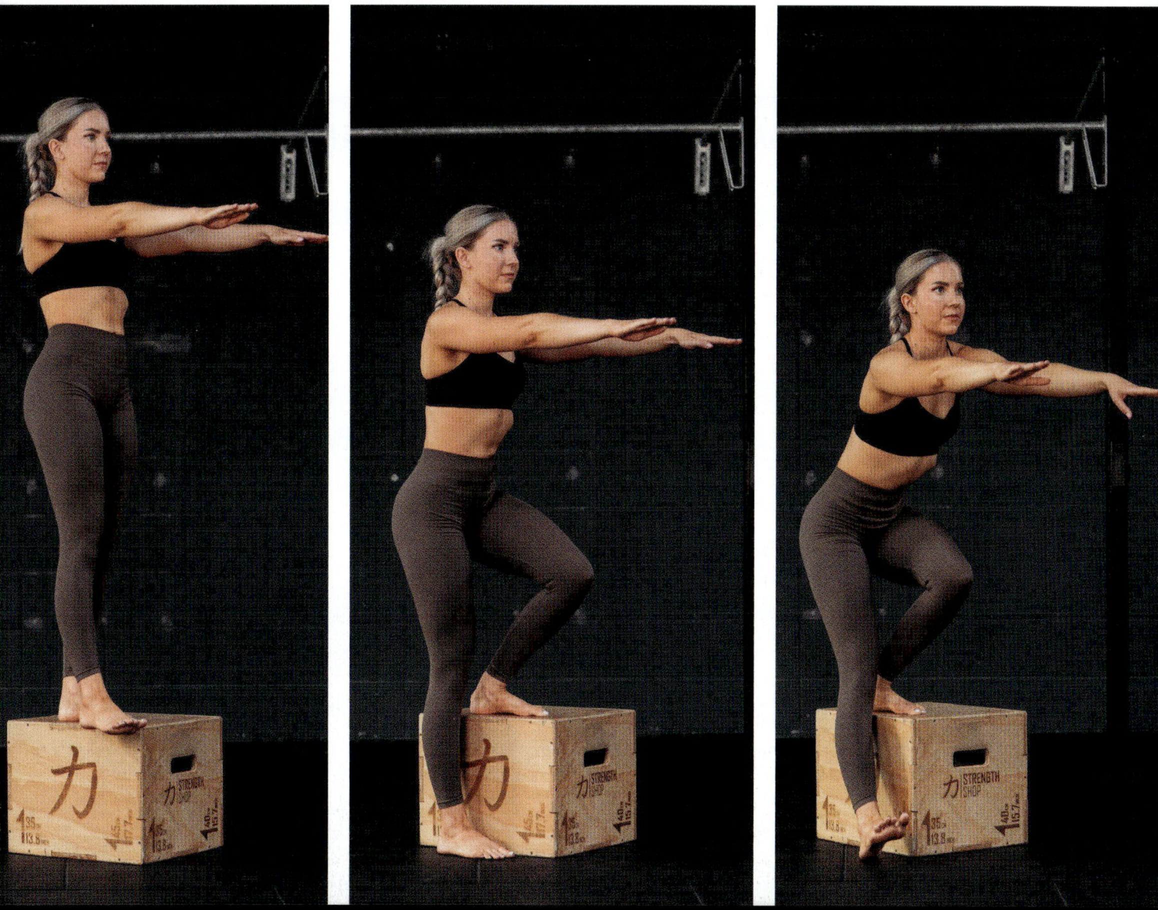

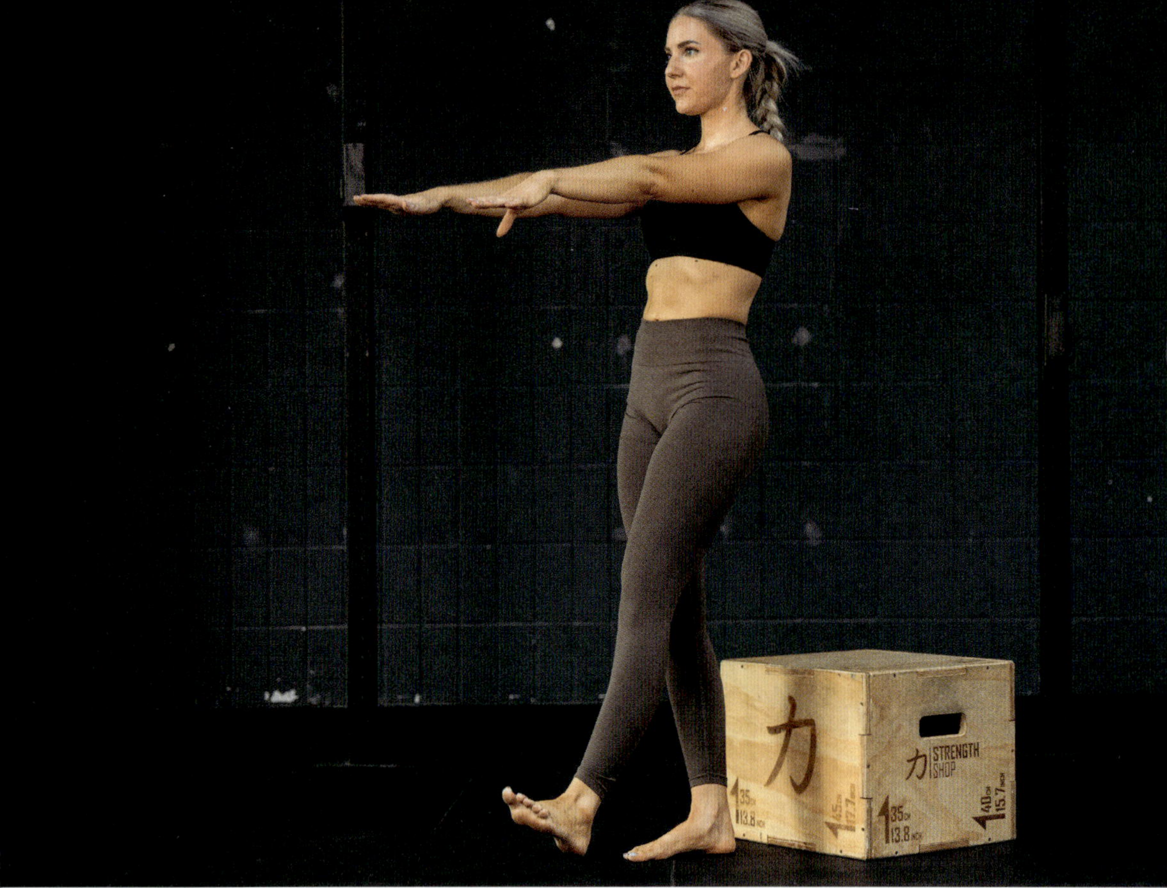


## Pistol Squat neben einer Box

Mit dem Pistol Squat neben einer Box arbeitest du dich spezifisch an den freien Pistol Squat heran. Dafür brauchst du ein Objekt, etwa eine Box oder einen Stuhl, das hinter dir platziert ist. Das Objekt sollte so hoch sein, dass dein Oberschenkel in der untersten Position, wenn dein Gesäß das Objekt berührt, horizontal ausgerichtet ist.

Die Technik ist an sich bereits identisch zum freien Pistol Squat, du wirst aber durch das Objekt noch unterstützt. Achte dabei darauf, dass du dich nicht mit vollem Gewicht auf dem Objekt absetzt, sondern es nur leicht berührst und wieder aufstehst. So vermeidest du, dass du dich unkontrolliert fallen lässt und wieder aufstehst – du willst die Spannung in den Oberschenkeln deutlich spüren!

Sobald du in dieser Variante für 6 bis 8 Wiederholungen beherrschst, kannst du die Höhe des Objekts schrittweise um 5 bis 10 Zentimeter reduzieren, um tiefer zu gehen und dich weiter an den freien Pistol Squat heranzuarbeiten.

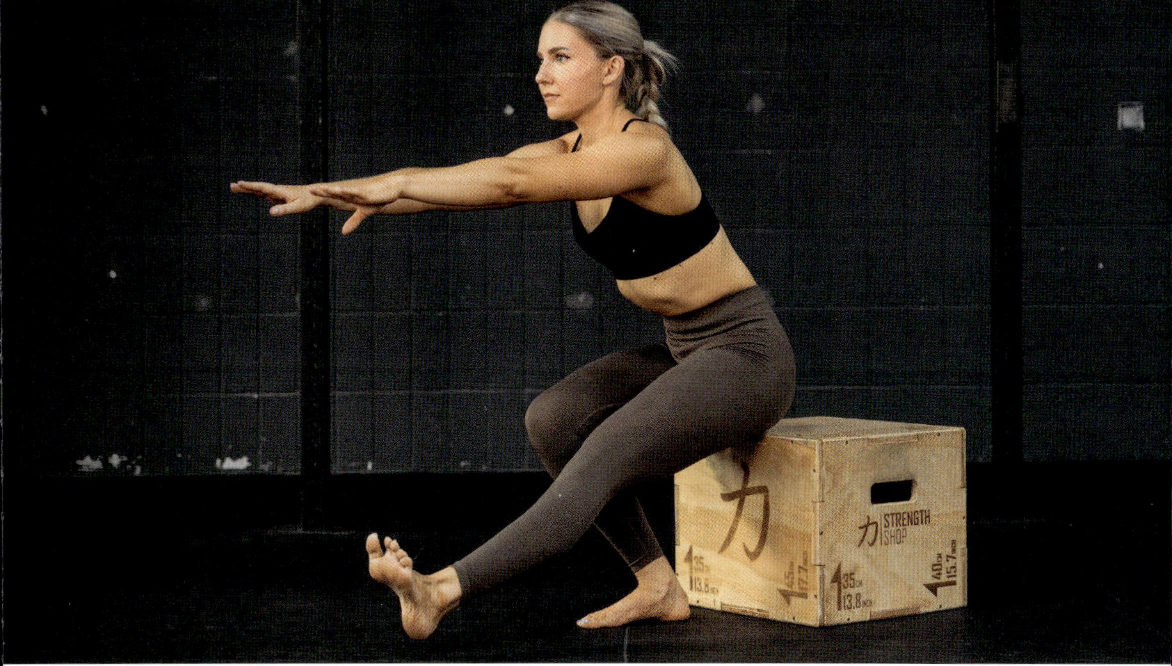


**Hinweis:** Diese Übung ist vor allem dann geeignet, wenn dir die Kraft und die Koordination fehlen, die Beweglichkeit des gestreckten Beins jedoch vorhanden ist.

## Pistol Squats mit Ringunterstützung

Wenn du die beiden vorigen Varianten bis in den höchsten Schwierigkeitsgrad beherrschst, der freie Pistol Squat aber noch nicht ganz funktioniert, kannst du als letzten Zwischenschritt noch Pistol Squats an den Ringen machen.

Platziere die Ringe vor dir und lege deine Hand (oder nur zwei bis drei Finger) hinein. Unterstütze dich genau an dem Abschnitt der Bewegung, den du allein noch nicht bewältigen kannst. Wenn du dich überwiegend über die Arme hochziehst und wenig über die Beine arbeitest, ist diese Variante nicht sinnvoll. Achte auf dein Gespür, um das Beste für deinen Fortschritt herauszuholen!

**Hinweis:** Wenn du in einem Fitnessstudio trainierst, empfehle ich dir, zudem in den klassischen Beinübungen stärker zu werden. Je stärker deine Beine sind, desto leichter wirst du den Pistol Squat erlernen.

## Pistol Squat mit Zusatzgewicht

Sobald du den freien Pistol Squat sicher mit 8 bis 12 Wiederholungen pro Bein schaffst und dies nicht mehr herausfordernd ist, erhöhe die Intensität mit Zusatzgewicht. Halte das Zusatzgewicht mit beiden Armen vor dem Körper.

**Hinweis:** Ab einem gewissen Zusatzgewicht wirst du merken, dass deine Arm- und Schulterkraft die limitierenden Faktoren sind, noch mehr Gewicht zu verwenden. Spätestens an diesem Zeitpunkt hast du diesen Skill durchgespielt und solltest dich darum kümmern, dein Beintraining mit herkömmlichen Beinübungen wie zum Beispiel Back Squats, Deadlifts et cetera zu ergänzen, um noch stärker zu werden.

### Tipps für deine Trainingsplanung

Integriere das Training für den Pistol Squat je nach Priorität 1- bis 2-mal pro Woche in dein Training. Das wöchentliche Trainingsvolumen sollte somit zwischen 4 und 10 Sätzen liegen.

## Einarmiger Push-up

Der einarmige Liegestütz ist eine fortgeschrittene Variante des klassischen Liegestützes und fordert ein hohes Maß an Kraft und Körperspannung. Dieser Skill wird von vielen Calisthenics-Sportler*innen nicht fokussiert trainiert. Vielmehr ist er ein Resultat allgemeiner Kraftentwicklung. Wenn du systematisch stärker wirst, erreichst du die notwendige Kraft und Stabilität von selbst – auch ohne diesen Skill spezifisch zu trainieren.

**Vorsicht:** Durch die hohe einseitige Belastung kann dieser Skill zu Überlastungen im Schulter- und Ellenbogenbereich führen. Vor allem, wenn dieser Skill zu früh in das Trainingsprogramm aufgenommen wird.

Viele meinen, dass der einarmige Liegestütz lediglich die nächsthöhere Intensitätsstufe zum klassischen Liegestütz ist und erlernt werden muss, wenn man stärker werden will. Das stimmt so aber nicht ganz.

Ja, man kann durch den einarmigen Push-up stärker werden, es ist jedoch nicht der einzige Weg. Die Push-up-Varianten, die du beim Liegestütz kennengelernt hast (ab Seite 77) eignen sich zum Teil deutlich besser, um sicher und systematisch Kraft aufzubauen, vor allem dann, wenn du die Übungen mit Zusatzgewicht steigerst. Diese Übungen bieten dir deutlich mehr Stabilität, weil du sie mit beiden Armen gleichzeitig ausführst. Gleichzeitig reduzieren sie das Risiko einer Überlastung aufgrund einseitiger Belastung.

Wie so oft führen viele Wege nach Rom, ich möchte dir unterschiedliche Wege aufzeigen, sodass du für dich herausfinden kannst, welchen du gehen möchtest. Wichtig zu verstehen ist, dass der einarmige Liegestütz nicht erlernt werden muss, um die Kraft zu steigern.

### Voraussetzungen

Wenn du frühere oder aktuelle Themen mit deiner Schultergesundheit hast, empfehle ich dir, diesen Skill so lange zurückzustellen, bis du 100-prozentig beschwerdefrei bist.

Aufgrund des etwas erhöhten Risikos einer Überlastung durch den einarmigen Liegestütz empfehle ich, bereits deutlich mehr Kraft als notwendig aufgebaut zu haben, um mit diesem Skill zu starten. Du solltest alle Push-up-Varianten zur Basisübung beherrschen und Dips mit Zusatzgewicht trainieren. Ring-Push-ups mit Zusatzgewicht (Seite 79) sollten für dich ebenfalls kein Problem darstellen, bevor du mit den einarmigen Liegestützen beginnst. Selbstverständlich sollten alle genannten Übungen technisch einwandfrei ausgeführt werden.

Du solltest außerdem so stark sein, dass du die einfachste Regressionsübung (Seite 163), die als Vorübung gelten kann, mit mehr als 6 Wiederholungen ausführen kannst.

## Übungstechnik

1. Die Startposition für den einarmigen Push-up ist identisch zu der des klassischen Liegestützes (Seite 74): Nimm dann eine Hand (wir starten mit dem rechten Arm) und positioniere sie circa unter der rechten Brustwarze. Das Ziel ist es, eine Position mit drei Stützpunkten aufzubauen: deine rechte Hand und beide Füße. Die linke Hand platzierst du auf dem unteren Rücken. Sobald du stabil bist, baue den Stack auf.
2. Beuge den Ellenbogen des stützenden Arms und lasse ihn hinter den Körper wandern. Dadurch senkt sich der Oberkörper in Richtung Boden. Um das Gleichgewicht zu halten, kannst du dich etwas auf die rechte Seite lehnen, indem du die Hüfte beim Senken zur rechten Seite schiebst. Das Schulterblatt wandert während der Abwärtsbewegung zur Wirbelsäule hin. Drücke, bevor die Brust den Boden berührt, die rechte Hand so fest du kannst in den Boden, um dich wieder nach oben in die Startposition zurückzuschieben. Richte den Blick die ganze Zeit nach unten Richtung Boden.

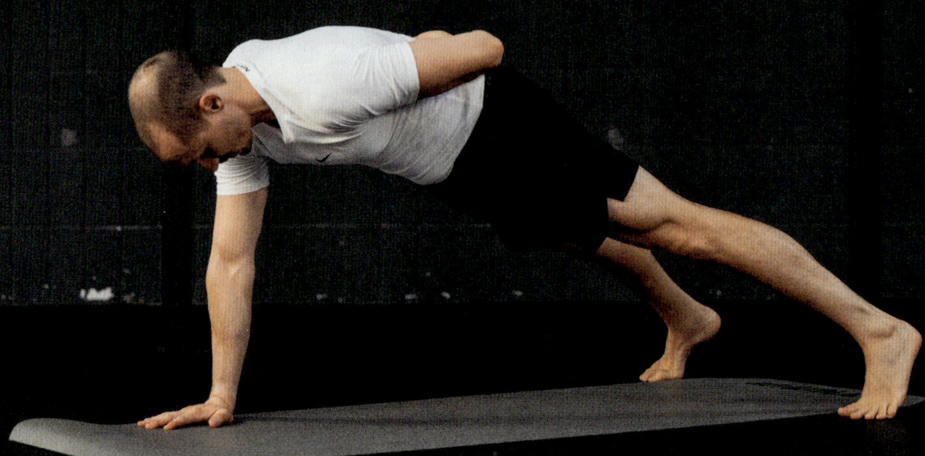

3. Wieder in der Startposition angekommen, drückst du den gestreckten Arm leicht in den Boden, um das Schulterblatt in die sogenannte Protraktion zu bringen. Dadurch bist du bereit für die nächste Wiederholung. Das Gleiche gilt für die linke Seite.

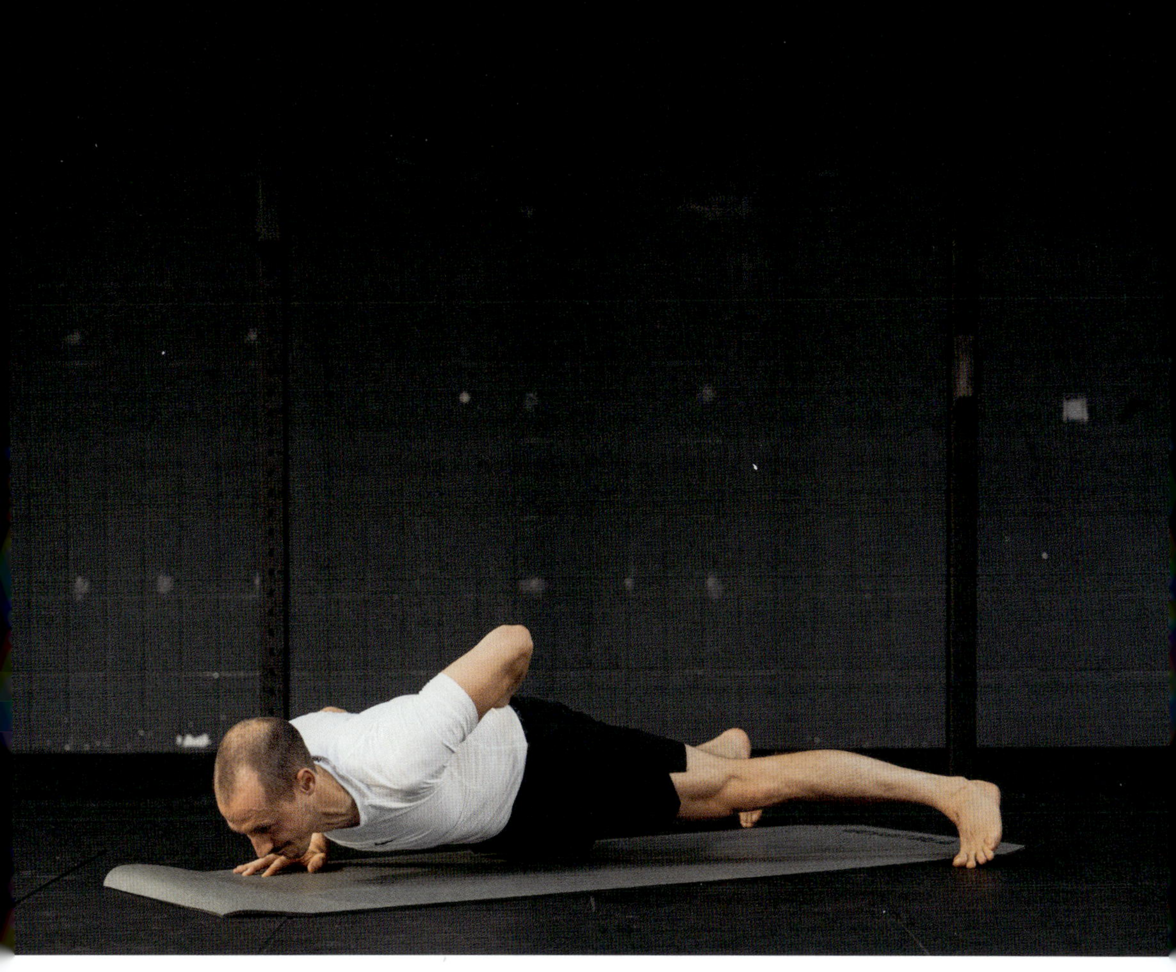

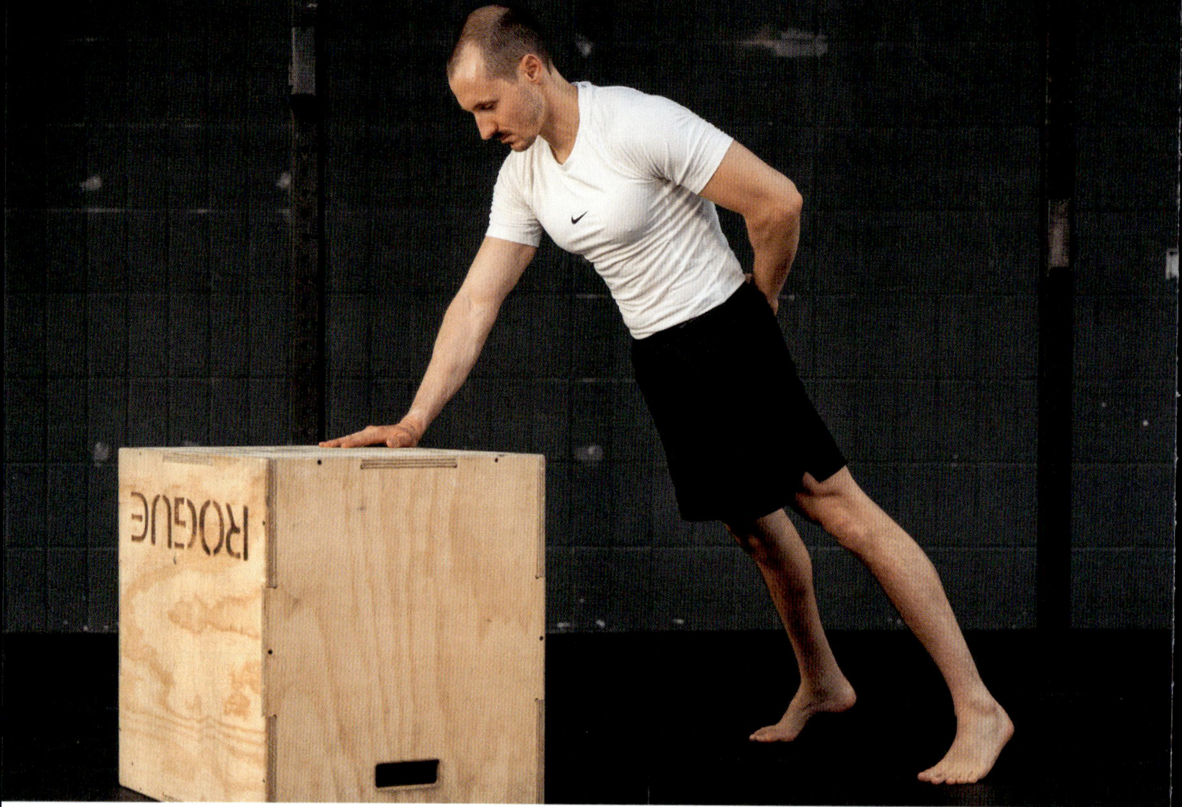

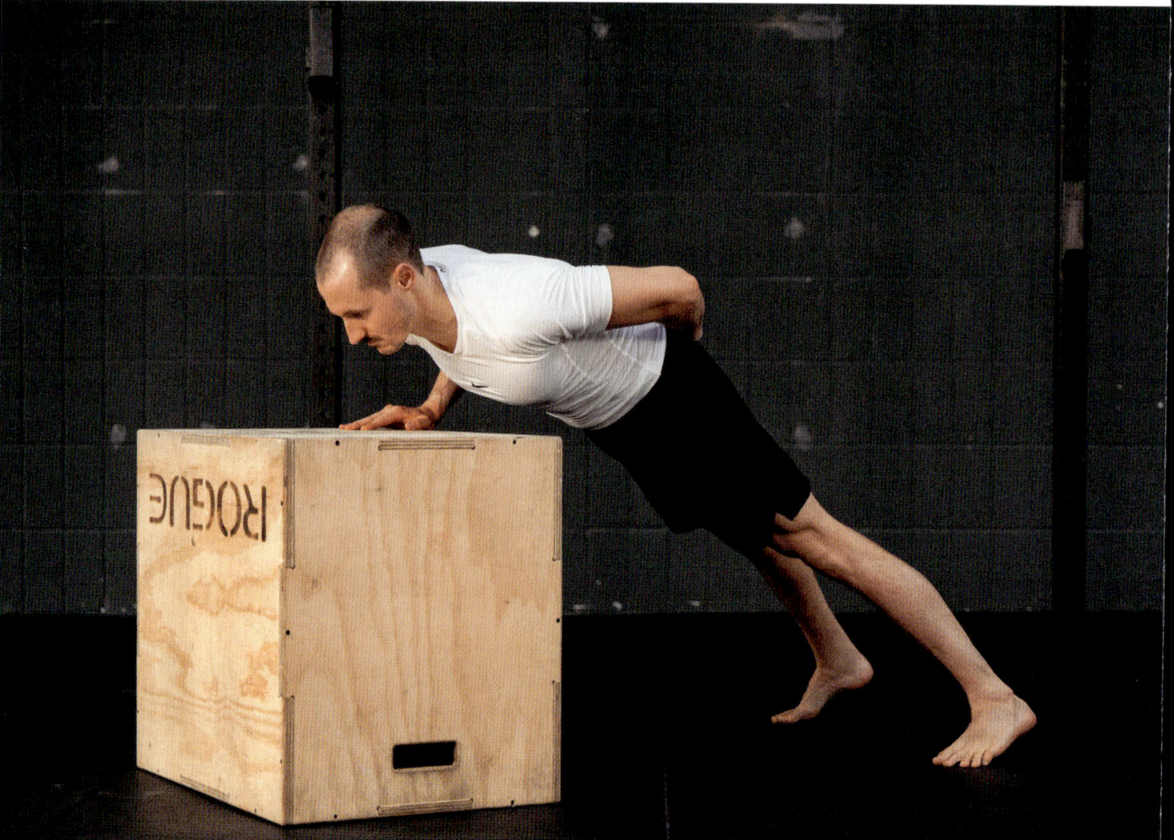

## Regression und Progression

### Incline Push-up

Der Start für den einarmigen Push-up sollte einfach gewählt werden, um ein Gefühl für die Technik und die Balance zu bekommen. Dafür eignet sich eine Incline-Variante. Dafür benötigst du eine Erhöhung, gegen die du die Übung ausführen kannst. Wähle diese Erhöhung so, dass du ohne Probleme 6 oder mehr Wiederholungen pro Arm ausführen kannst. Folge in der Ausführung der Beschreibung des regulären freien einarmigen Push-up. Achte darauf, dass du den Körper so positionierst, dass sich die Brust in der untersten Position auf Höhe deines Handgelenks befindet.

**Hinweis:** Sobald du die Kraft und die Sicherheit in dieser Variante erlangt hast, kannst du Schritt für Schritt die Höhe des Objekts reduzieren, bis du mit dem Stützen auf dem Boden ankommst.

### Einarmiger Knie-Push-up, negativer Push-up

Weitere Regressionsübungen sind die gleichen, wie du sie schon vom Erlernen der normalen Liegestütze kennst: Knie-Push-ups und negative Push-ups kombiniert mit Knie-Push-ups, nur eben immer in einer einarmigen Variante.

**Hinweis:** Starte die Arbeitssätze immer mit deiner schwächeren Seite, um Kraftdefizite auszugleichen.

### Tipps für deine Trainingsplanung

Das Skill-Training für den einarmigen Push-up kannst du mit einer Frequenz von 1- bis 2-mal pro Woche in deinen Trainingsplan integrieren. Arbeite zusätzlich gezielt an der Kraft durch Weighted Push-ups, Weighted Ring-Push-ups und oder Weighted Dips. Für das reine Skill-Training für den einarmigen Push-up kannst du mit einem Volumen von 4 bis 8 Sätzen pro Woche rechnen.

## Back Lever

Als ich den Back Lever das erste Mal gesehen habe, dachte ich, dieser Skill sei deutlich schwieriger als der Front Lever. Heute beherrsche ich beide Skills und habe verstanden, dass der Back Lever früher zu erlernen ist und tatsächlich deutlich weniger Kraftvoraussetzung benötigt als der Front Lever.

Der Back Lever ist allerdings technisch anspruchsvoller, da es einige Aspekte zu berücksichtigen gibt: Man benötigt unter anderem ein hohes Maß an Körperverständnis, denn aufgrund der Körperposition ist es während der Ausführung vor allem als Beginner*in sehr schwierig einzuschätzen, wann man sich in der Horizontalen befindet.

Wenn du diesen Skill beherrschst, hast du also nicht nur einen sehr spektakulären Skill gelernt, sondern ein neues Level an Körperverständnis und Kontrolle freigeschaltet!

### Voraussetzungen

Der Back Lever erfordert ein hohes Maß an Schulterstabiliät und Körperspannung. Für die Körperspannung empfiehlt es sich, zunächst die Dragon Flag zu beherrschen. Du solltest 3 bis 5 Dragon Flag Raises hintereinander ausführen können.

Das Schultergelenk ist der Dreh- und Angelpunkt des Back Lever. Du musst in der Lage sein, deine Schultern zu »verriegeln« und Spannung aufzubauen. Beginnend mit der einfachsten Vorübung bis hin zum Back Lever selbst müssen die Schultern stetig mehr Kraft aufbringen können. Ansonsten rutschst du durch und kannst den Back Lever nicht halten oder riskierst eine Verletzung.

Die Erfahrung hat gezeigt, dass die Sportler*innen, die den Back Lever gemeistert haben, sehr stark in Weighted Dips waren und Weighted Chin-ups trainiert haben. Durch den Dip kräftigst du Brust, Schultern und Trizeps, was dir für den Back Lever zugutekommt. Richtwerte als Voraussetzung für den Back Lever sind:

- Dein Dip-1RM sollte bei circa 40 Prozent deines Körpergewichts liegen.
- Dein Chin-up-/Pull-up-1RM sollte bei circa 30 Prozent deines Körpergewichts liegen.

**Auch hier gilt die Devise:** Sei lieber etwas stärker als notwendig! Dann wirst du die Übung schneller und auch mit weniger Verletzungsrisiko erlernen.

## Übungstechnik

### Tipp

Zum Start empfehle ich dir, den Back Lever an einer hüfthohen Stange zu trainieren. Warum? Es ist ungewohnt, in den Back Lever hineinzugehen. Falls du dich unsicher fühlst, kannst du ganz einfach aus der Position aussteigen und bist sofort mit den Füßen auf dem Boden.

1. Stelle dich vor die Stange und greife sie etwas enger als schulterbreit. Hänge dich anschließend an die Stange und bringe schon einmal die Füße zur Stange. Winkle dafür die Knie an, damit du klein und kompakt für die Drehung bist. Rotiere mit beiden Füßen zwischen den Armen durch, bis die Hüfte über dem Kopf positioniert ist. In dieser Position angekommen, hänge die Kniekehlen in der Stange ein. Optimiere die Griffbreite, indem du noch einmal etwas enger greifst – so eng, dass du mit dem Gesäß gerade noch zwischen den Armen durchkommst. Das wird dir dabei helfen, noch mehr Spannung für den Back Lever aufzubauen.
2. Sobald der Griff in Position ist, ziehe die Knie zur Brust und die Fersen ans Gesäß, damit du klein und kompakt bist. Lasse jetzt das Gesäß sinken, bis die Hüfte von der Seite betrachtet auf gleicher Höhe wie das Schultergelenk ist. Achte während dieses Prozesses darauf, dass du die Schultern aktiv nach vorne drückst. Stelle dir dabei vor, dass du die Schultern vor dem Körper zusammendrücken möchtest. Dadurch verriegelst du deine Schultern. Spanne die Brustmuskulatur und gleichzeitig Bizeps und Trizeps an, um die Ellenbogen zu stabilisieren.

3. Aus dieser sogenannten Tucked Back-Lever-Position schiebe nun die Fersen gerade nach hinten, also weg von dir. Das Ziel ist es, den Körper in eine gerade Linie zu strecken. Die wichtigsten Punkte dabei sind, dass du die Schulterstabilität beibehältst und das Becken aufgerichtet lässt, um ein Hohlkreuz zu vermeiden.
Wenn du in einem dieser beiden Punkte nachlässt, wirst du große Schwierigkeiten haben, den Back Lever zu halten. Beim Ausstrecken der Beine kann es dir helfen, die Fersen minimal nach hinten oben zu strecken, um in eine leicht geneigte, aber gerade Körperlinie zu kommen. Es ist einfacher, den Körper nach unten abzusenken und auszurichten, um in die perfekte Linie zu kommen, als die Körperlinie von unten nach oben auszurichten.
Wenn du den Körper zu einer geraden Linie ausgerichtet hast, spanne die Oberschenkelvorderseiten an und strecke die Zehen weg von der Körpermitte, um maximal Spannung im Unterkörper aufzubauen. Hier ist Körperkontrolle gefragt, denn wenn das unkontrolliert stattfindet, kann es passieren, dass du dich darüber in ein Hohlkreuz ziehen lässt. Filme dich am besten von der Seite, um jeden Satz zu kontrollieren. Dadurch vermeidest du, dir eine krumme Körperlinie anzutrainieren.

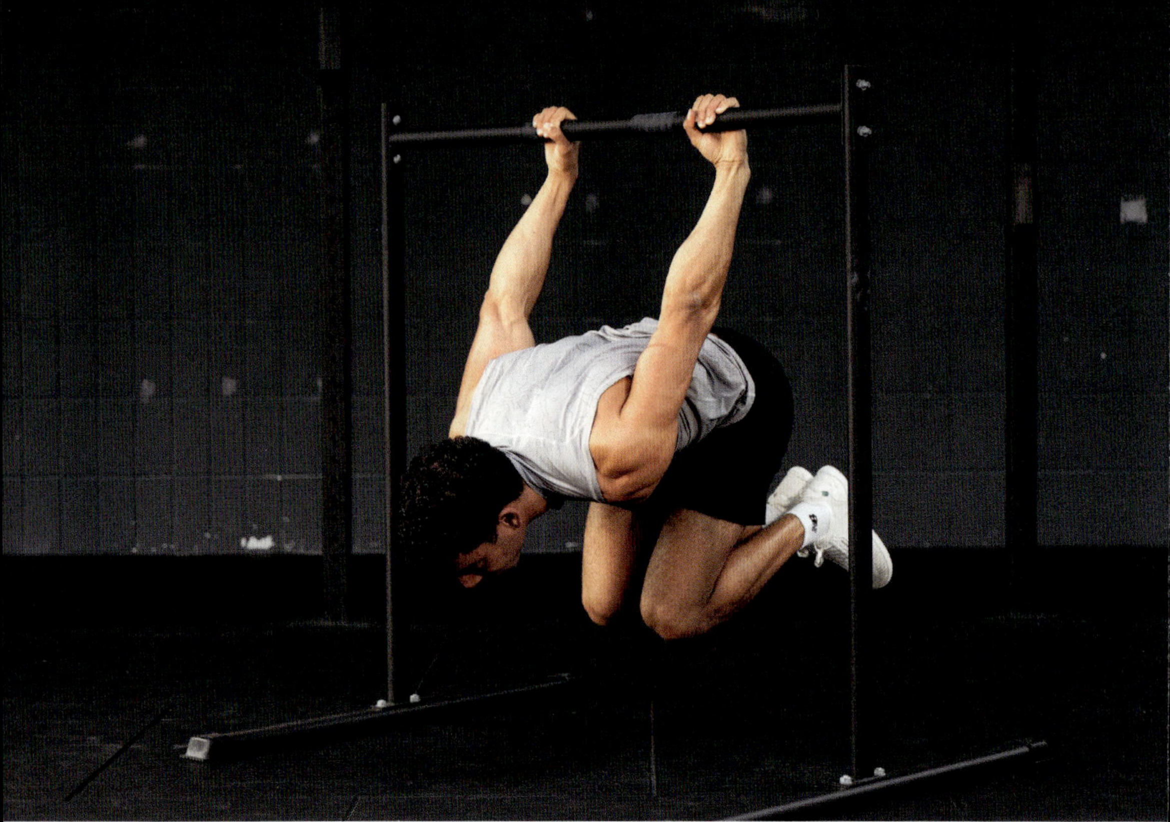

4. In der Back-Lever-Position lastet ein hoher Druck auf deinen Schultern und deinem Brustkorb. Dieser Druck erschwert die Atmung. Dementsprechend empfiehlt es sich, die Luft während der Übung anzuhalten oder flach zu atmen. Für die Kopfposition im Back Lever gibt es verschiedene Möglichkeiten. Finde heraus, was dir leichter fällt und was sich am angenehmsten anfühlt. Du kannst nach vorne schauen, das hilft dir, die Brustwirbelsäule aufzurichten. Dein Blick kann aber auch zum Boden oder zu den Füßen ausgerichtet werden. Letzteres ist ein Tool, mit dem du selbst kontrollieren kannst, ob die Körperlinie wirklich gerade ist.
5. Um aus der Übung herauszukommen, ziehe die Knie zur Brust, die Fersen ans Gesäß und rotiere dich wieder zurück in die Startposition.

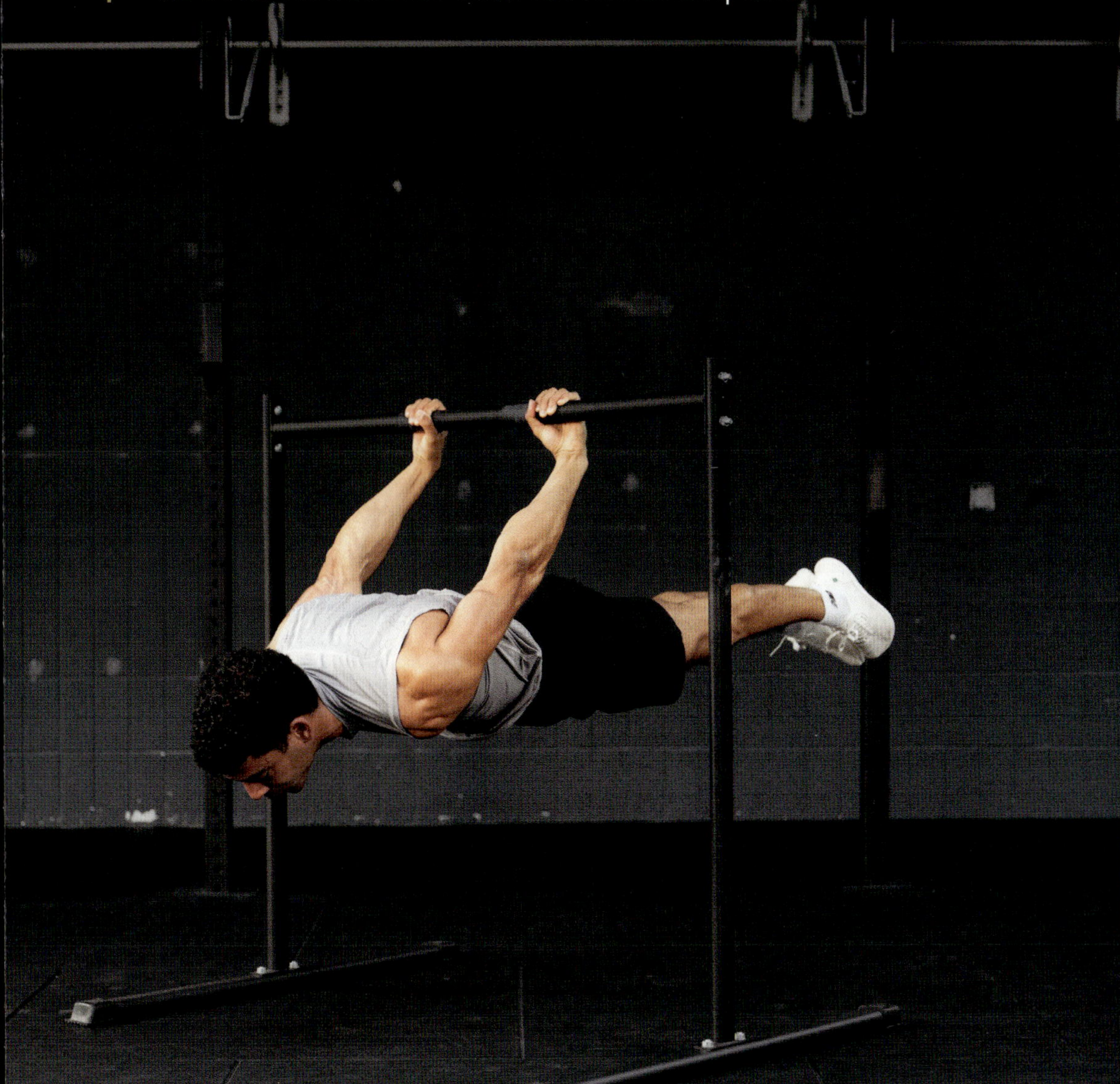

## Regression und Progression Tucked Back Lever

Bei dieser Variante machst du dich so klein wie möglich, um die Intensität sehr gering zu halten. Das hilft dir dabei, ein Gefühl für den Einstieg in die Übung, eine waagerechte Körperposition und für die Technik zu bekommen. Fokussiere dich darauf, konstant klein zu bleiben.

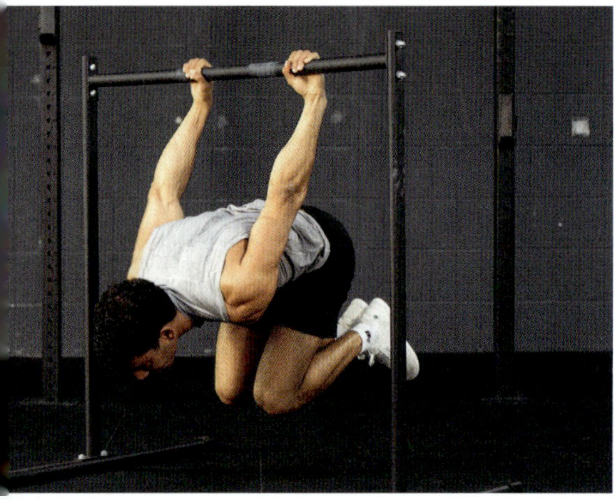

**Hinweis:** Beim Tucked Back Lever sollte dein Fokus außerdem auf der Schulteransteuerung und dem aktiven Anspannen deiner Armmuskulatur liegen. Sobald du mit guter Technik 3 bis 4 Sätze jeweils 10 bis 15 Sekunden in der Position verweilen kannst, bist du für die nächste Progression bereit.

## Advanced Tucked Back Lever

Der Advanced Tucked Back Lever zeichnet sich dadurch aus, dass du den Winkel von Rumpf zu Oberschenkel vergrößerst, um somit den Kraftarm zu verlängern. Die größte Herausforderung bei dieser Übung ist es, nur den Oberschenkel vom Körper wegzubewegen, ohne dabei das Becken zu rotieren und in ein Hohlkreuz zu verfallen. Während dieser Bewegung sollten die Fersen permanent Richtung Gesäß gezogen werden, damit du weiterhin kompakt bleibst. Fällt dir das Öffnen der Hüfte schwer, kannst du dich als Trockenübung bäuchlings auf einen Tisch legen. Lasse die Beine nach unten hängen. Ziehe die Oberschenkel zu dir und weg von dir und halte das Becken stabil.

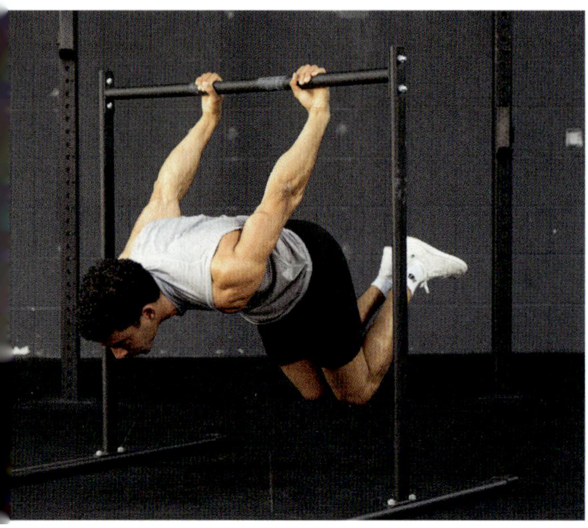

**Hinweis:** Starte mit einem 90-Grad-Winkel zwischen Rumpf und Oberschenkeln. Wenn das zu einfach für dich ist, kannst du den Winkel etwas vergrößern, wie hier in der Abbildung gezeigt. Nimm dir ebenfalls 10 bis 15 Sekunden für jeweils 3 Sätze vor, bevor du zur nächsten Progression übergehst.

## Einbeiniger Back Lever

Mit dieser nächsten Progression kommst du dem Back Lever schon näher: Strecke hierbei ein Bein aus und belasse das zweite Bein in einer Advanced Tucked Position. Drücke die Ferse ans Knie, um die Position zu stabilisieren. Dadurch schaffst du auch Reproduzierbarkeit der Intensität. Mit der einbeinigen Back Lever-Position erhöhst du die Intensität und lernst, wie es sich anfühlt, im ganzen Körper gestreckt zu sein.

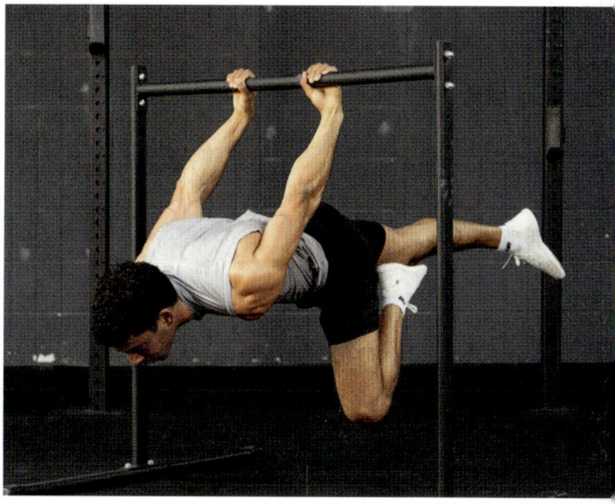

**Hinweise:** Diese Übung ist aufgrund der asymmetrischen Beinposition koordinativ herausfordernd. Deshalb kann es auch hier sinnvoll sein, Trockenübungen vor dem Training auf einem Tisch in der Bauchlage einzubinden.

Wenn du das geschafft hast, kannst du die Hüfte etwas höher als die Schulter positionieren, um zu vermeiden, durchzuhängen. Vor allem bei den ersten Versuchen kann dir das dabei helfen, etwas mehr Spannung aufzubauen. Wenn die Übung kein Problem für dich darstellt, kannst du die Hüfte wieder etwas mehr strecken und dich an die perfekte Linie herantasten. Kleine technische Abweichungen können dann sinnvoll sein, wenn sie dir helfen, die Übung schneller zu erlernen und ein besseres Verständnis dafür zu bekommen.

## Einbeiniger Back Lever – Variante

Sobald du den einbeinigen Back Lever für 10 bis 15 Sekunden und jeweils 3 Sätze hintereinander halten kannst, ohne am Limit zu sein, bist du bereit für den nächsten Schritt.

Bleibe bei der einbeinigen Variante und platziere das angewinkelte Bein etwas weiter in Richtung des ausgestreckten Beins. Anstatt die Ferse am Knie zu platzieren, positioniere die Ferse in der Mitte des Schienbeins des gestreckten Beins. So bleibst du in der gleichen Übung und erhöhst die Intensität durch eine kleine Veränderung. Das kannst du so lange machen, bis du beide Beine ausgestreckt halten kannst und somit den Back Lever erlernt hast.

## Straddle Back Lever

Spreize die gestreckten Beine zur Seite aus. Diese Übung erfordert ein hohes Verständnis über die Beckenposition, denn sie verleitet dazu, die gewünschte Beckenposition zu verlieren.

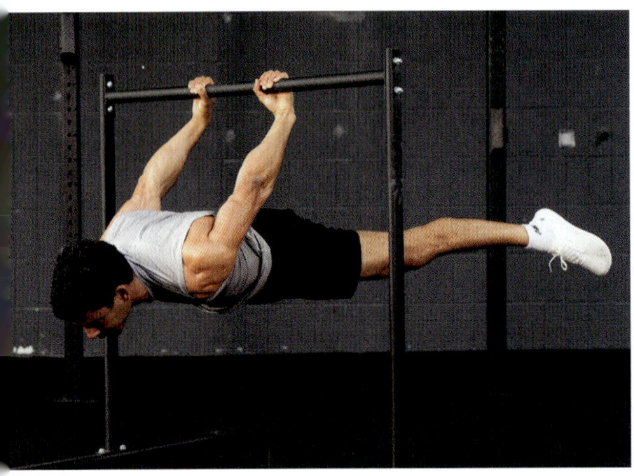

**Hinweise:** Sobald du diese Straddle-Position 10 bis 15 Sekunden für jeweils 3 Sätze halten kannst, solltest du die Beine etwas näher zusammenbringen. Hier ist Gefühl gefragt, denn schon kleine Veränderungen können die Intensität stark erhöhen. Diese Übung ist oftmals schwieriger, über Wochen zu steigern, da es nahezu unmöglich ist, immer die exakt gleiche Straddle-Position einzunehmen. Dennoch ist es eine bewährte Strategie, um den Back Lever zu erlernen.
Sobald du bei einem kleinen Straddle angekommen bist und diesen für 10 bis 15 Sekunden halten kannst, wirst du in der Lage sein, auch den vollen Backlever für 3 bis 5 Sekunden zu halten.

Teste am besten beide Regressionsvarianten – die einbeinige Back-Lever-Variante und den Straddle Back Lever – aus und entscheide nach deinem Gefühl. Die Übung, die sich besser für dich anfühlt, solltest du in dein Trainingsprogramm integrieren. Vermeide jedoch, hin und her zu springen und die Übungen ständig zu wechseln.

## Progression

Kombinationen aus Back Lever und Straddle Back Lever oder einbeinigem Back Lever können weitere Ziele sein. Das erlaubt dir, auch weiterhin Volumen zu generieren und Kraft aufzubauen.

Sobald du den Back Lever für 6 bis 8 Sekunden halten kannst, solltest du Schritt für Schritt zu den einfacheren Varianten zurückkehren und mehr Fokus auf den Back Lever selbst legen. Das Ziel sollte sein, den Skill für 12 bis 15 Sekunden entspannt halten zu können.

## Back Lever Crunch

Eine schwierigere Variante des klassischen Back Lever sind außerdem Back Lever Crunches. Starte in der Advanced Tucked Position, strecke die Beine aus, um in den Back Lever zu kommen. Halte diese Position für circa 2 bis 3 Sekunden und ziehe die Beine wieder kontrolliert an. Das Ziel der Übung ist es, mehrere Wiederholungen zu machen, ohne die Form zu verlieren.

## Tipps für deine Trainingsplanung

Integriere das Back-Lever-Training 2-mal pro Woche in dein Trainingsprogramm. Hier haben sich ein Volumen von 6 bis 10 Sätze pro Woche bewährt. Wenn du den Skill beherrschst, reichen teilweise nur 2 bis 3 Sätze pro Woche, um den Skill zu erhalten.

# Bent Arm Planche

Die Planche ist wahrscheinlich einer der beeindruckendsten Skills, den der Calisthenics-Sport zu bieten hat. Dieser Skill ist jedoch unfassbar schwierig, wie du später noch sehen wirst (Seite 226). Eine deutlich einfachere Variante ist die Bent Arm Planche. Anstatt die Arme durchzustrecken, winkelst du sie an und nutzt deine Ellenbogen als Stütze, indem du dich mit der Hüfte darauf ablegst. Diese kleine Abweichung macht die Übung um Längen einfacher und somit deutlich schneller erlernbar.
Wenn du die Planche erlernen möchtest, dann solltest du genügend Zeit einplanen. Damit die Trainingszeit spannend und abwechslungsreich bleibt, kannst du auf dem Weg zur Planche die Bent Arm Planche erlernen.

## Voraussetzungen

Um den Körper in der Waagerechten zu halten, brauchst du in erster Linie starke Schultern und ein hohes Maß an Körperspannung. Mit dem Training der Bent Arm Planche kannst du circa zum gleichen Zeitpunkt starten wie mit dem des Backlever. Beide Skills stehen auf der gleichen Stufe der Skill-Pyramide und es sollten nahezu die gleichen Voraussetzungen für die Skills erfüllt werden.
Die Körperspannung erarbeitest du dir durch die Dragon Flag. Du solltest bereits 3 bis 5 Dragon Flag Raises (Seite 124) ausführen können.
Starke Schultern baust du überwiegend über den Weighted Dip auf. Hier sollte dein 1RM bei circa 30 Prozent deines Körpergewichts liegen, bevor du dich an die Vorübungen machst. Falls die dann immer noch zu schwierig sind, solltest du erst noch etwas stärker im Dip werden.

## Übungstechnik

**Hinweis:** Führe die Bent Arm Planche nicht auf dem Boden aus, auch wenn das möglich ist, da es eine zu hohe Belastung für dein Handgelenk darstellt. Mit den hohen Parallettes (circa 40 Zentimeter, siehe Seite 25), etwas enger als schulterbreit aufgestellt, hast du die perfekte Ausgangslage, um diesen Skill zu erlernen.

1. Hocke dich vor die Griffe und greife sie in der Mitte. Lehne dich mit dem Oberkörper nach vorne und verlagere immer mehr Gewicht auf die Hände. Drücke die Ellenbogen leicht zueinander, um sie dir seitlich in die Hüfte beziehungsweise unter die Hüfte zu drücken. Drücke die Schultern wie beim Backlever nach vorne unten und spanne dabei die Brustmuskulatur an.
2. Atme einmal durch den Mund aus, über die Nase ein und halte dann die Luft an, um Spannung aufzubauen. Oberkörper und Oberarme sollten sich in einer Horizontalen befinden. Löse anschließend ein Bein vom Boden und strecke es nach hinten aus. Achte dabei darauf, dass dein Becken in einer neutralen Position bleibt und du nicht in ein Hohlkreuz gerätst. Nun berührt nur noch ein Fuß den Boden, der Rest des Körpers schwebt in der Waagerechten.
3. Nun ist Gefühl gefragt: Du musst die Balance finden, indem du den Körper über das zweite Bein ausrichtest. Wahrscheinlich musst du dich noch etwas weiter nach vorne lehnen, um das zweite Bein lösen zu können. Sobald du die Balance gefunden hast, strecke das zweite Bein aus und halte die Bent Arm Planche. Drücke die Hände so fest du kannst in die Parallettes, um maximale Kraft aufzubringen und den Körper in der Waagerechten zu halten. Richte den Blick zum Boden oder leicht nach vorne. Das Ziel ist es, von der Seite betrachtet den Körper in einer geraden Linie zu halten.

Du kannst die Übung leichter gestalten, indem du die Ellenbogen noch mehr zueinanderdrückst, damit sie unter der Hüfte platziert sind, ein wenig so, als ob du dich darauf ablegen wolltest. Je weniger du die Ellenbogen als Stütze verwendest, desto mehr Kraft musst du aufgewenden, um die Position zu halten. Finde ein Maß für dein aktuelles Leistungslevel und passe die Technik über die Zeit an, bis du die Position rein aus deiner Kraft halten kannst.

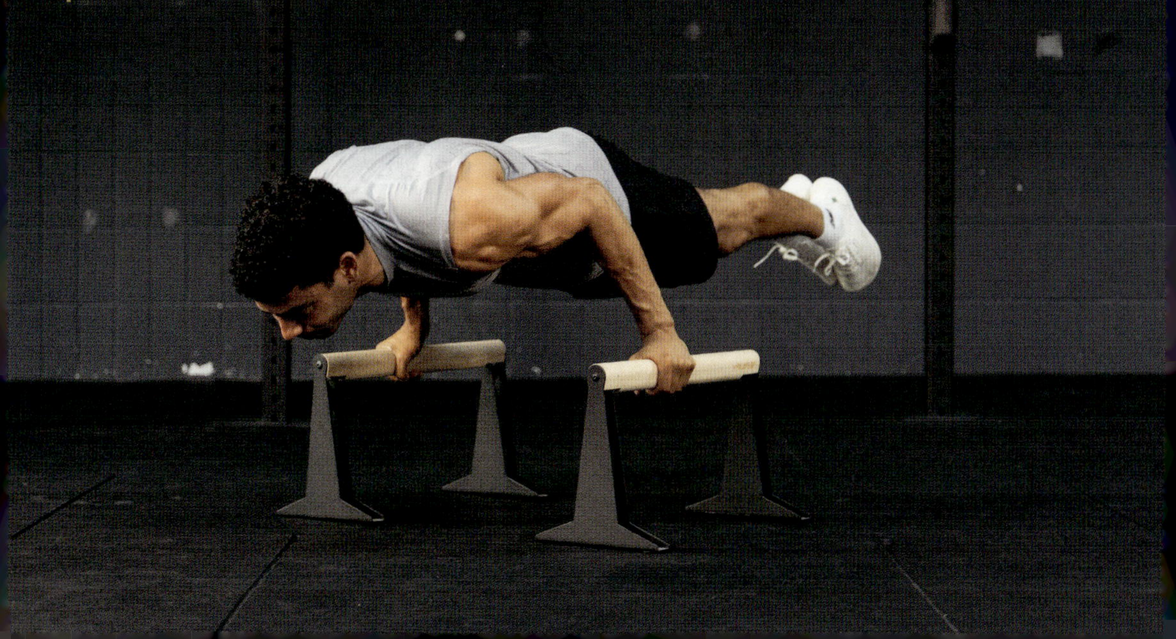

## Regression und Progression

Die einzelnen Vorübungen für die Bent Arm Planche ähneln den Vorübungen für den Back Lever. Wir verwenden das gleiche Prinzip und erhöhen die Intensität über die Verlängerung des Kraftarms. Zusätzlich gibt es die Möglichkeit, mit einem Widerstandsband zu arbeiten. Die leichteste Vorübung ist jedoch die Tucked Bent Arm Planche.

## Tucked Bent Arm Planche

Mache dich so klein wie möglich. Ziehe die Knie zur Brust und die Ferse ans Gesäß. Um in die Position zu gelangen, lehne dich leicht nach vorne, baue Kraft in den Schultern auf, löse dann zunächst ein Bein und bringe es in Position. Wenn du ein gutes Gefühl hast, löse das zweite Bein und richte es parallel zum ersten aus.

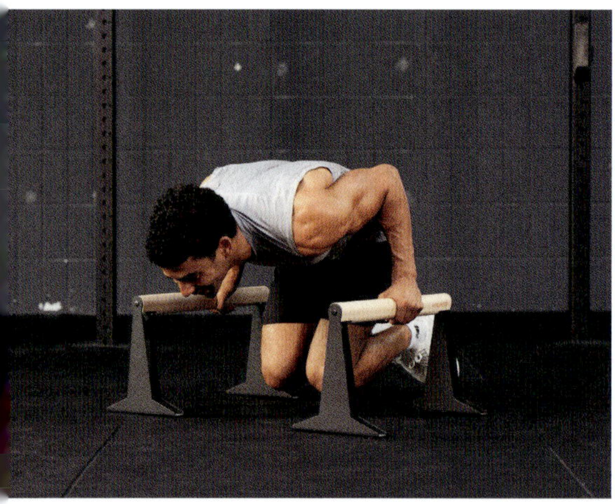

Halte diese Position für 10 bis 15 Sekunden und führe 3 Sätze aus. Wenn du das schaffst, ohne am Limit zu sein, kannst du zu der nächsten Übung übergehen. Halte dich für jede Progression an diese Vorgabe.

## Advanced Tucked Bent Arm Planche

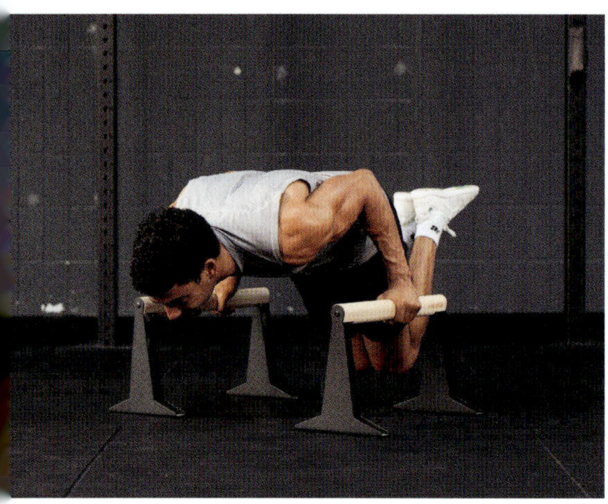

Starte in der zuvor beschriebenen Tucked-Position und schiebe die Knie nach hinten weg, um Rumpf und Oberschenkel in einen 90-Grad-Winkel auszurichten. Halte die Fersen aktiv anss Gesäß gezogen. Damit erhöhst du die Kraft im Kraftarm und die Übung wird intensiver. Achte bei dieser Variante darauf, dass du den Bauchnabel aktiv einziehst und den Bauch anspannst.

Strebe hier ebenfalls 3 Sätze mit jeweils 10 bis 15 Sekunden Haltezeit an, bevor du zu der nächsten Progression übergehst.

## Einbeinige Bent Arm Planche

Starte aus der Advanced Tucked-Bent-Arm-Planche-Position und strecke das erste Bein gerade nach hinten aus. Achte darauf, dass das Becken in einer neutralen Position bleibt und du nicht in ein Hohlkreuz fällst. Das zweite Bein bleibt in der Advanced-Tucked-Position.

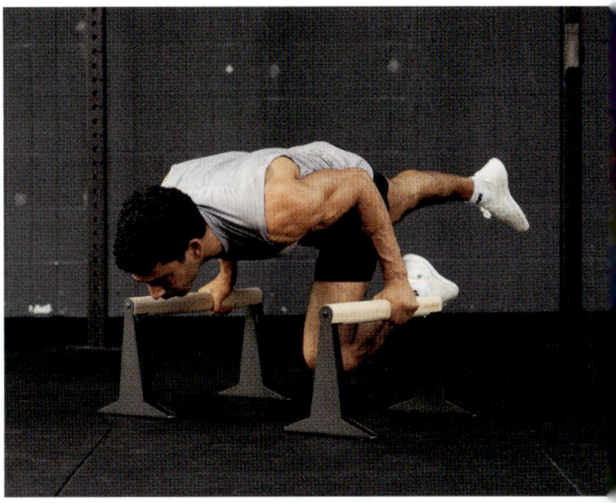

Bei dieser Vorübung kannst du erstmals die Ellenbogen zueinanderbringen und sie als Unterstützung in die Hüfte drücken. Aufgrund des ausgestreckten Beins musst du dich schon etwas weiter nach vorne lehnen als bei den vorherigen Übungen. Von der Seite betrachtet befindet sich der Ellenbogen nicht mehr über dem Handgelenk, sondern ist etwas weiter vorne in Richtung Schulter geschoben.

## Einbeinige Bent Arm Planche – Variante

Wie beim Back Lever gibt es an dieser Stelle zwei Möglichkeiten der weiteren Progressionsstufen: Du kannst mit der einbeinigen Variante weitertrainieren und Schritt für Schritt das zweite Bein weiter in Richtung des gestreckten Beins schieben, um somit die Intensität zu erhöhen.

## Straddle Bent Arm Planche

Die zweite Möglichkeit ist die Straddle Bent Arm Planche. Oftmals ist der Intensitätssprung vom einbeinigen Bent Arm Planche zur Straddle Bent Arm Planche etwas zu groß. Hier kannst du dir mit einem Widerstandsband helfen. Befestig das Band über dir an einer Klimmzugstange und lege dir das Band um die Hüfte. Platziere dich direkt unter der Stange, sodass die Unterstützung vertikal von oben kommt.

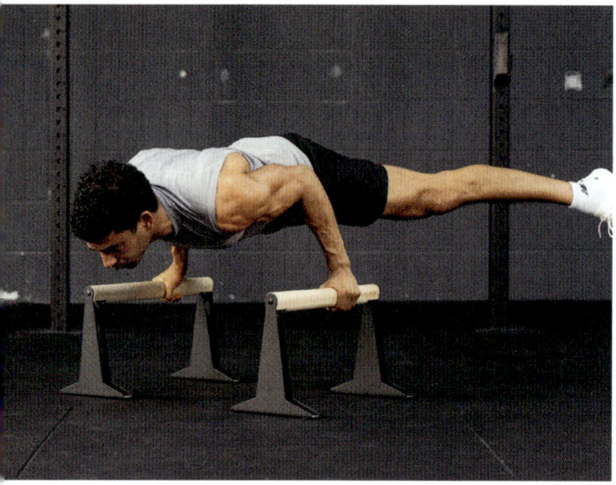

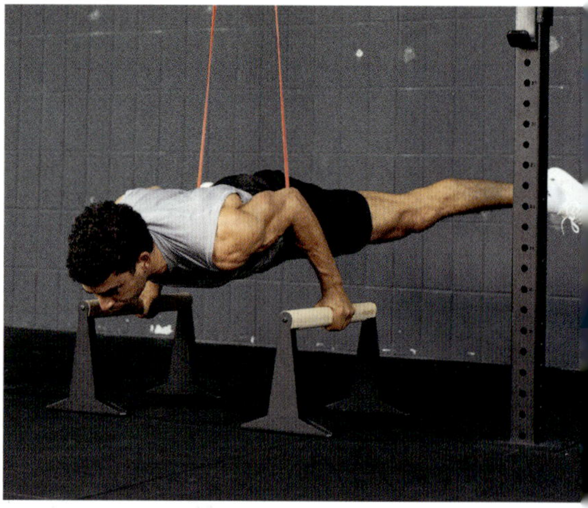

Begib dich in die Advanced Tucked Bent Arm Planche. Spreize nun die Beine nach hinten aus. Gleichzeitig musst du den Oberkörper noch mal weiter nach vorne schieben, um die Balance zu halten. Wenn du bei dieser Übung direkt auf die Beine fällst, hast du dich nicht weit genug nach vorne geschoben. Stelle dir vor, dass du die Parallettes aktiv nach hinten wegschieben möchtest, um den Körper weiter nach vorne zu bringen. Dieser Vorgang bedarf etwas Übung.

**Hinweise:** Sobald du die freie Straddle-Position für 10 bis 15 Sekunden halten kannst, bist du bereit für die letzte Progression vor der freien Bent Arme Planche: die Assisted Bent Arm Planche.

## Assisted Bent Arm Planche

Hier ist die Technik identisch zur freien Bent Arme Planche, nur hilft das Widerstandsband noch ein wenig aus. Das Ziel ist, die Endposition mit einem sehr leichten Band über 15 Sekunden zu halten. Wenn du das schaffst, wirst du auch die freie Bent Arm Planche halten können.

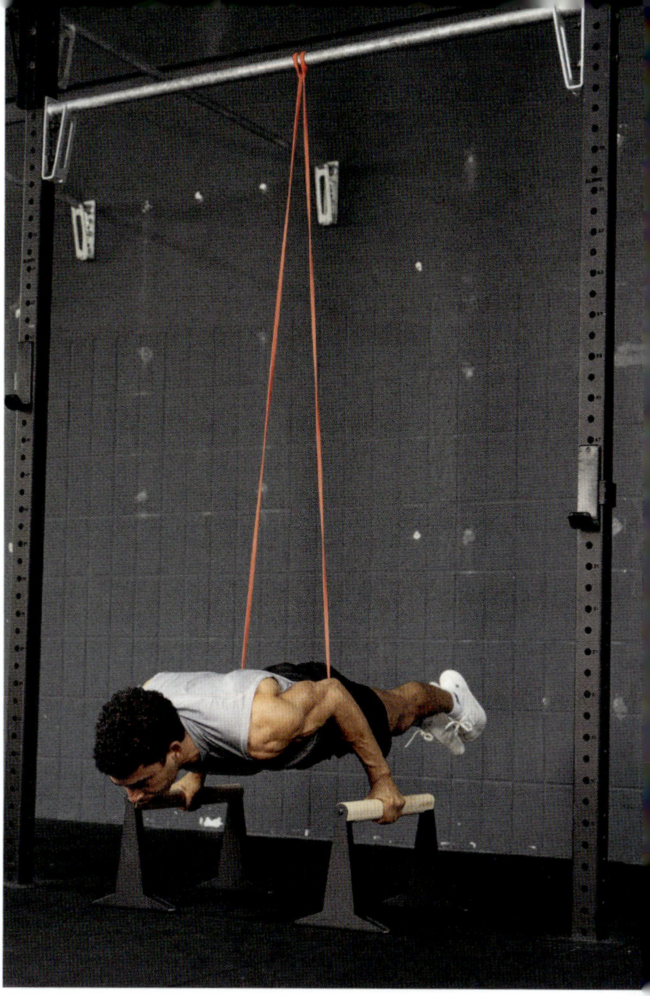

## Tipps für deine Trainingsplanung

Für eine gewisse Trainingsphase macht es Sinn, sowohl bereits die freie Bent Arm Planche wie auch die Assisted-Variante parallel im Trainingsprogramm zu behalten. So kannst du mit unterschiedlichen Intensitäten die Feinheiten des Skills meistern lernen und weiterhin die Skill-spezifische Kraft aufbauen, bis du die freie Bent Arme Planche für über 15 Sekunden halten kannst.

Plane 2-mal pro Woche Skill-spezifisches Training für die Bent Arm Planche ein. Es empfiehlt sich, an einem Tag etwas intensiver und an einem anderen Tag etwas weniger intensiv zu trainieren. Das Volumen sollte über die Woche verteilt zwischen 6 und 12 Sätzen beinhalten.

# LEVEL 3

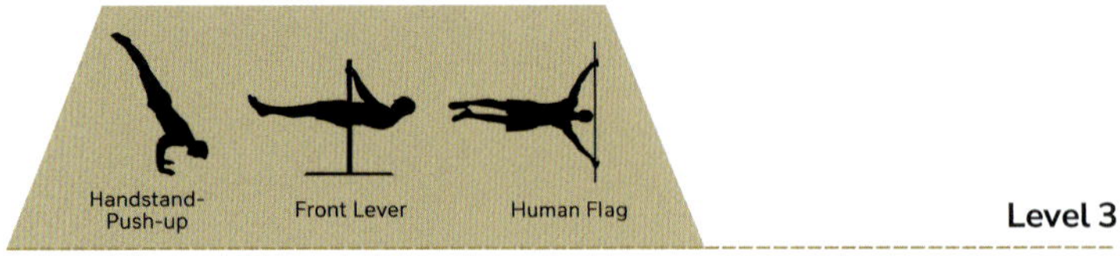


Auf Level 3 der Skill-Pyramide warten drei sehr große Skills auf dich: Mit dem Handstand-Push-up zeigst du, dass du nicht nur einen guten Handstand beherrschst, sondern richtig Kraft aufbringen kannst. Für mich ist er einer der beeindruckendsten Skills im Handstand, weil er Kraft und Balance kombiniert. Der Front Lever ist der Skill, weshalb ich mit Calisthenics angefangen habe. Als ich damals ein Video von diesem Skill gesehen habe, dachte ich mir: »Das muss ich auch können, um maximale Körperspannung zu erreichen.« Heute beherrsche ich den Skill und kann den Gedanken von damals bestätigen. Die Human Flag ergänzt das Skill-Trio auf diesem Level. Die menschliche Flagge ist der absolute Poser-Skill auf Social Media und hat erheblich zur Popularität des Sports beigetragen, da viele Menschen kaum nachvollziehen können, wie der Körper waagerecht an einer senkrechten Stange gehalten werden kann. Diesen Skill kennt wirklich jeder und viele wollen ihn meistern. Los geht's!

## Handstand-Push-up

Der Handstand-Push-up vereint Körperbeherrschung mit purer Kraft und ist deshalb sehr beeindruckend. Im Handstand zu balancieren und mit durchgestreckten Armen die Kontrolle über den eigenen Körper zu behalten, ist die eine Sache. Bei dem Handstand-Push-up musst du aber auch noch gezielt die Körperachse verändern, den Körper absenken und wieder hochdrücken können, ohne das Gleichgewicht zu verlieren.

Der Handstand-Push-up ist eine Kombination aus einem Straight-Arm-Skill und einem sogenannten Bent-Arm-Skill. Dieser Übergang ist sehr anspruchsvoll und der erste Skill dieser Art auf der Skill-Pyramide. Wenn du ihn beherrschst, schaltest du eine völlig neue Fähigkeit für dein Körperverständnis frei, die du so bisher wahrscheinlich noch nicht trainiert hast, und bringst deine Körperbeherrschung auf ein Niveau, das nur wenige erreichen. Um diese komplexe Bewegungsabfolge zu meistern, müssen ein paar Anforderungen und Voraussetzungen erfüllt sein.

## Voraussetzungen

Der Handstand-Push-up profitiert sehr von schlauer Trainingsplanung im Vorfeld. Zunächst musst du einen soliden freien Handstand mit korrekter Form für mindestens 30 Sekunden halten können.
Jede technische Abweichung und jede Unsicherheit in der Balance wird sich in Handstand-Push-ups sofort bemerkbar machen und diesen Skill deutlich erschweren. Nimm dir aus diesem Grund ausreichend Zeit und perfektioniere deinen Handstand!
Du kannst die Zeit, während du den perfekten Handstand erlernst, sinnvoll für weitere Fähigkeiten nutzen. Denn der zweite große Aspekt für den Handstand-Push-up ist die Kraft im Überkopf-Drücken. Sie ist ausschlaggebend, ob du deinen Körper kontrolliert absenken und anschließend wieder hochdrücken kannst. Du musst also mindestens so stark sein, dass du nahezu dein gesamtes Körpergewicht über Kopf drücken kannst.
Diese Kraft kannst du dir über zwei Wege erarbeiten:

- **Variante 1:** Die Overhead Press mit einer Langhantel ist eine sehr gute Übung, um gezielt Kraft für den Handstand-Push-up aufzubauen. Hier sollte ein errechneter 1RM von 70 bis 80 Prozent deines Körpergewichts angestrebt werden.
- **Variante 2:** Die zweite Variante ist etwas spezifischer, denn hier erarbeitest du dir von einem Pike Push-up über einen Elevated Pike Push-up mit Zusatzgewicht sowohl die Technik als auch die Kraft für den Handstand-Push-up.

Diese beiden Vorübungen findest du ab Seite 182 beschrieben. Der Vorteil, die Kraft über Pike Push-ups zu steigern, ist, dass du hierbei bereits sehr spezifisch in dem Bewegungsmuster eines Handstand-Push-ups arbeitest. Dadurch wird es dir später deutlich einfacher fallen, Handstand-Push-ups korrekt auszuführen. Um die Kraftvoraussetzungen für einen Handstand-

Push-up zu erreichen, hat sich gezeigt, dass es von Vorteil ist, circa 30 bis 35 Prozent des eigenen Körpergewichts zusätzlich am Gürtel hängen zu haben und damit einen Elevated Pike Push-up durchzuführen. Wenn du das schaffst, solltest du in der Lage sein, kontrollierte negative Handstand-Push-ups durchzuführen, unabhängig davon, ob du an der Wand oder im Freien arbeiten möchtest.

Bevor du in das Handstand-Push-up-Training startest, solltest du mindestens einen Trainingsblock davor den Handstand-Hold (Seite 100) mit der breiteren Griffbreite in dein Training integrieren. Je stabiler und sicherer du dich im Handstand fühlst, desto besser du bist du auf den Handstand-Push-up vorbereitet.

Sobald du diese Vorübungen absolviert hast und den freien Handstand richtig gut beherrschst, kannst du sofort weitermachen und den Handstand-Push-up erlernen.

## Übungstechnik

Eine häufig gestellte Frage ist, ob man den Handstand-Push-up auf dem Boden oder auf Parallettes trainieren sollte. Meiner Meinung nach gibt es hier keine klare Antwort. Mach den Handstand-Push-up mit dem Set-up, das dir hilft, den Skill schneller zu erlernen. Letztlich ist es Übungssache. Wenn du schon immer mehr auf dem Boden gearbeitet hast, dann wird es dir dort leichter fallen. Ein Argument hierfür ist außerdem, dass die Range of Motion durch den Boden limitiert ist. Du kannst nur so tief runtergehen, bis die Nase den Boden berührt, wohingegen Handstand-Push-ups auf Parallettes dir die Möglichkeit geben, den Körper tiefer zu senken, was den Skill deutlich schwieriger gestaltet. Einigen fällt es aber leichter, auf Parallettes Kraft aufzubringen. Auch ich gehöre zu diesen Personen. Deswegen empfehle ich dir, beides auszuprobieren.

**Hinweis:** Nimm zwei niedrige Parallettes und stelle sie etwas breiter auf (mindestens je eine Handbreite auf jeder Seite breiter) im Vergleich zu einem normalen Handstand. Eine größere Griffbreite verringert die Last auf dem Arm (von der Seite betrachtet), die auf das Schultergelenk in der tiefsten Position des Handstand-Push-up wirkt. Das macht die Übung etwas leichter und fühlt sich in der Regel besser an.

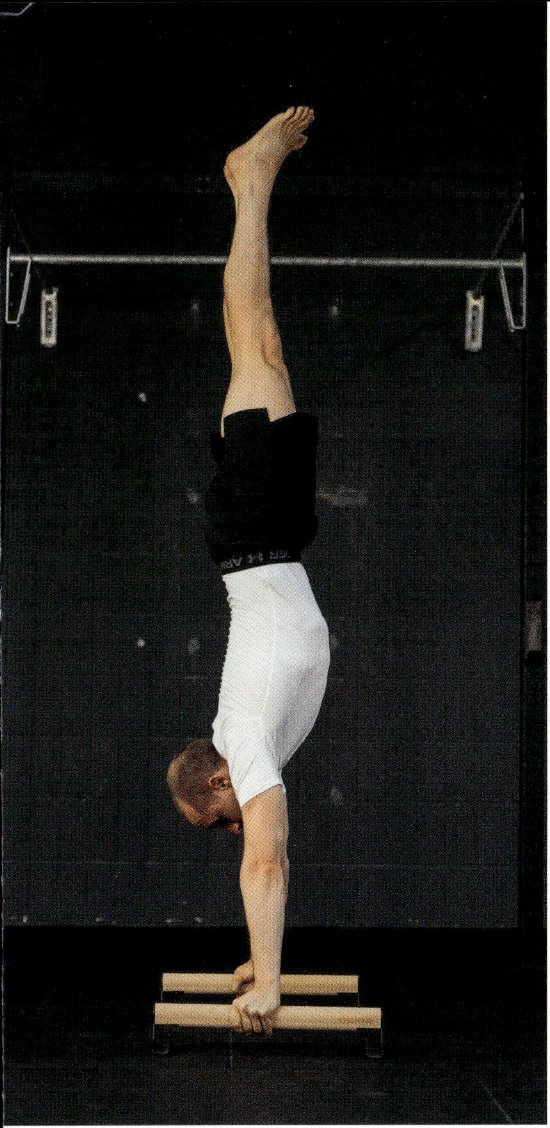

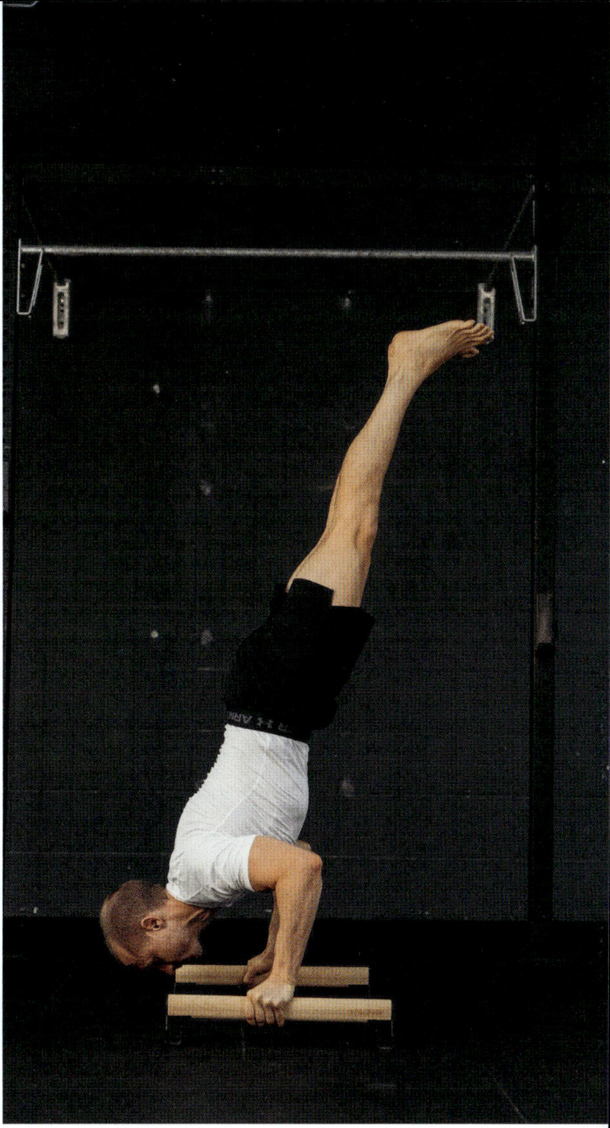

1. Ausgangsposition ist ein gerader Handstand-Hold mit einem etwas breiteren Griff. Richte den Blick zwischen deine Handgelenke.
2. Um die Bewegung einzuleiten, wandere mit dem Blick in Richtung Fingerspitzen oder sogar etwas darüber hinaus. Beginne gleichzeitig, die Schultern zueinanderzuziehen, und senke den Oberkörper nach vorne unten ab. Dabei bleiben die Unterarme senkrecht stehen. Senke dich so tief ab, bis die Oberarme parallel zum Boden ausgerichtet sind. Dein Körper ist von der Seite betrachtet gerade wie ein Brett. In der untersten Push-up-Position sollte die Hüfte über den Ellenbogen platziert sein.
   Um wieder in die Startposition zurückzukommen, drücke die Hände in den Boden und stelle dir gleichzeitig vor, den Boden etwas nach vorne zu schieben. Die Vorstellung, die Fersen über den Kopf zu bringen, während du dich nach oben drückst, wird dir dabei helfen, den Körper senkrecht in die Startposition zurückzuschieben.

**Hinweise:** Die große Schwierigkeit beim Handstand-Push-up ist es, die Haltung so zu kontrollieren, dass die Körperlinie im richtigen Maß geneigt wird. Wenn die Körperlinie zu flach ist, musst du entweder die Schulter deutlich weiter nach vorne schieben, oder du fällst sofort auf die Beine. Wenn die Körperlinie zu steil ist, ist das Risiko sehr hoch, über den Rücken umzufallen. Wenn du den sogenannten Sweet Spot getroffen hast, wirst du das sofort spüren, denn die Übung fühlt sich deutlich effizienter an. Auf der-Reise zu deinem ersten Handstand-Push-up und darüber hinaus kann die Körperlinie während der Übung von einer geraden Linie abweichen. Das ist bis zu einem gewissen Maße völlig in Ordnung. Dieser Skill ist sehr komplex und benötigt viel Übung, um den Körper von Anfang bis Ende zu kontrollieren. Filme dich regelmäßig, um deine Körperhaltung zu überprüfen und gegebenenfalls zu optimieren.

Auf folgende Schlüsselelemente solltest du beim Erlernen und Ausführen der Übung achten:

- Von der Seite betrachtet bleiben die Ellenbogen immer über den Handgelenken (kleine Abweichungen sind akzeptabel).
- Von vorne betrachtet bleiben die Ellenbogen immer über den Handgelenken (kleine Abweichungen sind akzeptabel).
- Von der Seite betrachtet ist die Hüfte in der untersten Push-up-Position über den Handgelenken platziert.
- Dein Körper sollte während der Ausführung stehts gerade in einer Linie bleiben.

## Regression und Progression

Für den Handstand-Push-up kannst du schon ziemlich früh beginnen, spezifisch zu trainieren. Sobald du die Push-up-Varianten aus dem Basis-Level (ab Seite 77) beherrschst, kannst du mit den Pike Push-ups beginnen. Diese Übung führt dich spezifisch an den Handstand-Push-up heran, die Intensität ist jedoch deutlich geringer. Die Griffbreite ist die gleiche, die du für den Handstand-Push-up benötigst.

## Pike Push-ups

Platziere die Füße so nah wie möglich an den Händen und nimm die Pike-Position ein: Das Gesäß ist der höchste Punkt in dieser Haltung. Wenn die Beweglichkeit deiner Beinrückseite dich daran hindern sollte, in die Position zu kommen, kannst du die Knie leicht anwinkeln.

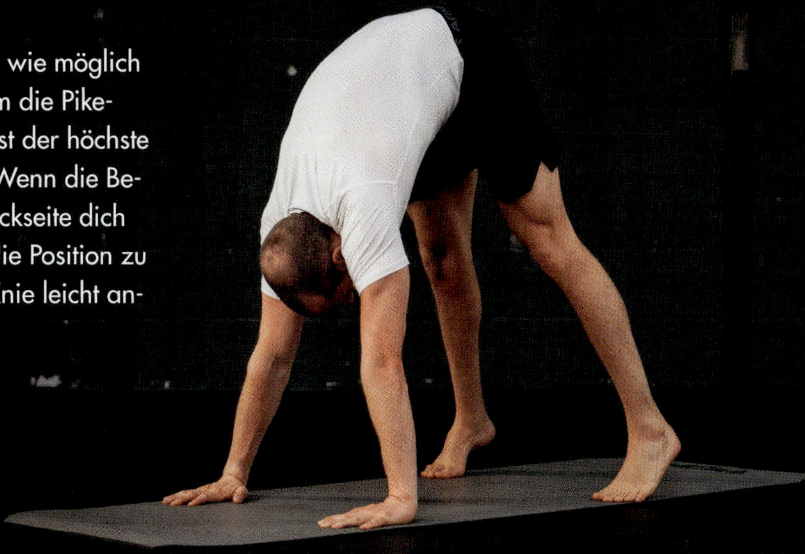

Lasse den Oberkörper langsam nach vorne unten absinken, bis du mit der Stirn den Boden berührst. Die Hüfte sollte von der Seite betrachtet über den Ellenbogen ausgerichtet sein, der Rücken fast senkrecht gestreckt. Dadurch bringst du den Oberkörper sehr nahe an die Handstand-Push-up-Position und belädst gleichzeitig die Schultern mit einer moderaten Intensität. Halte die Ellenbogen direkt über den Handgelenken und drücke dich anschließend wieder in die Startposition zurück, indem du den Boden leicht nach vorne wegdrückst.

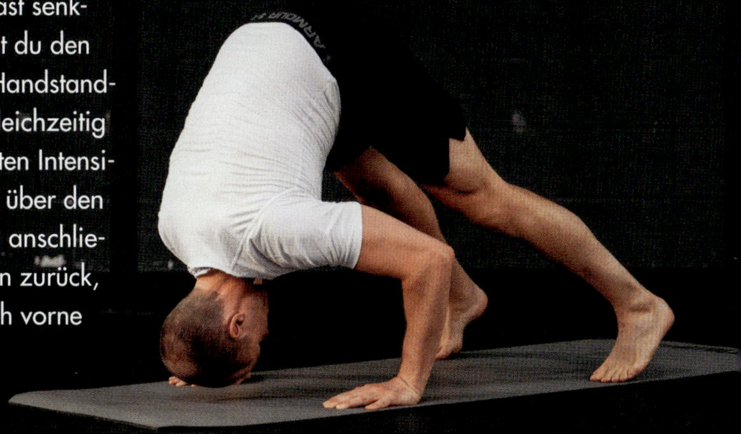

**Hinweis:** Das Ziel ist es, 3 Sätze mit jeweils 10 Wiederholungen Pike Push-ups auszuführen, um dann mit der nächsten Progression weiterzumachen.

## Elevated Pike Push-up

Hiererhöhst du die Intensität, indem du die Füße auf einer Erhöhung platzierst. Durch das veränderte Set-up bringst du mehr Last auf die Schultern.

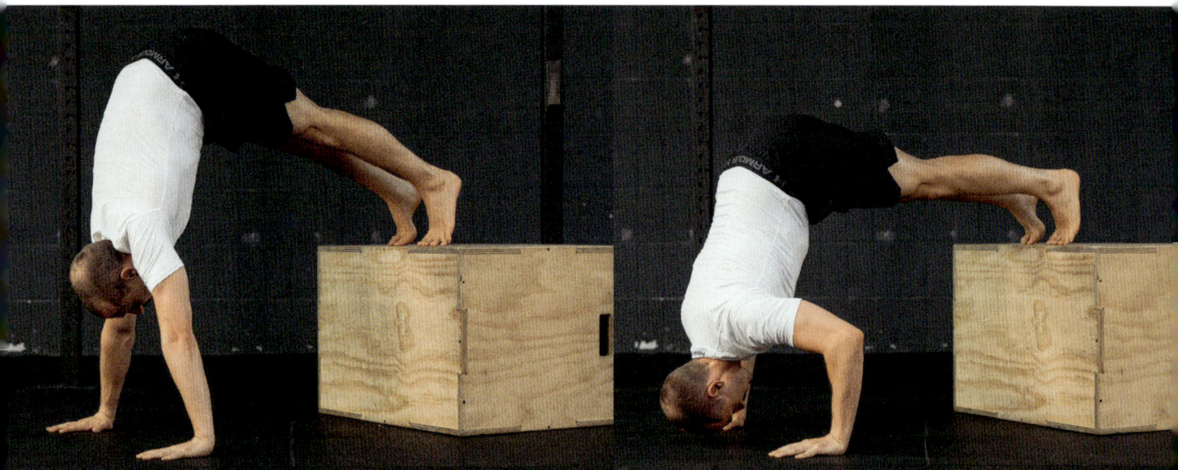

In der Startposition bilden Handgelenke, Schultern und Hüfte eine Linie. Wenn es dir schwerfällt, die Hüfte über den Schultern auszurichten, kannst du die Knie anwinkeln und die Hüfte weiter über die Schultern schieben.

Beuge die Ellenbogen und senke den Körper ab. Der Pike Push-up folgt hier dem gleichen Bewegungsmuster wie die normalen Handstand-Push-ups. Durch die erhöhte Beinposition schaffst du es, in der untersten Position den Oberkörper bis zur Hüfte nahezu in die gleiche Position wie im Handstand-Push-up abzusenken. Wenn du in der in der untersten Position gedanklich die Linie des Oberkörpers verlängerst, dann kommt das einer Handstand-Push-up-Position sehr nahe. Das ist das Ziel dieser Übung.

**Hinweis:** Achte bei den Elevated Pike Push-ups vor allem auf deine Hüftposition. Sollte die Hüfte näher an der Erhöhung platziert sein, wird der Oberkörper automatisch flacher und du bekommst weniger Last auf die Schultern. Die Ausführung bei dieser Übung ist entscheidend, um einen optimalen Übertrag auf den Handstand-Push-up zu erreichen. Wenn du mit der gezeigten Technik 3 Sätze mit jeweils 10 Wiederholungen meisterst, bist du bereit für den nächsten Schritt.

## Elevated Pike Push-up mit Zusatzgewicht

Auch hier trainierst du daran, deine Maximalkraft zu erhöhen. Die Technik bleibt die gleiche. Platziere das Gewicht ordentlich, damit es dir nicht im Weg ist.

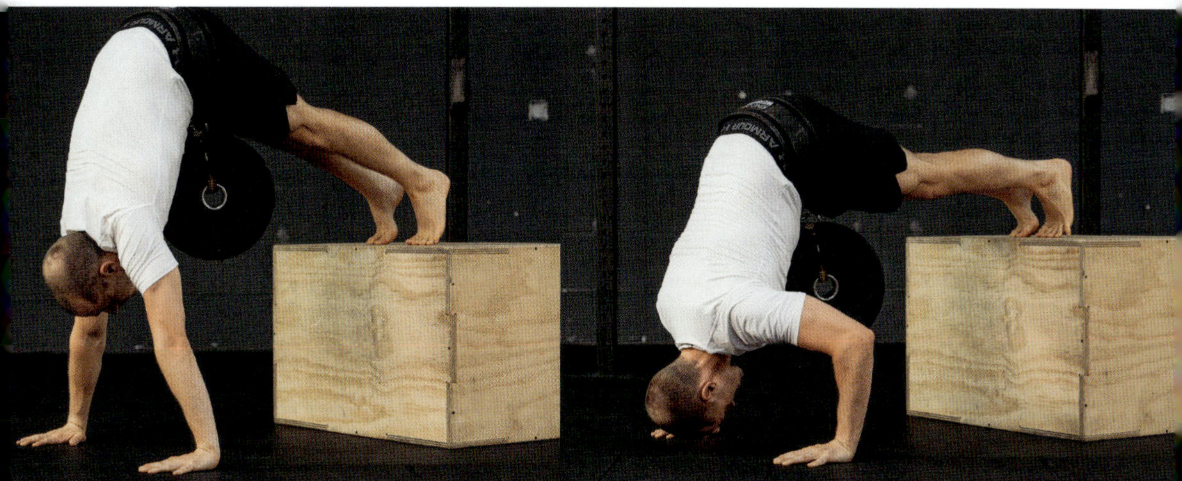

Hänge das Zusatzgewicht so nahe wie möglich an den Körper. Die Gewichtsscheibe darf den Körper berühren. Verschiebe den Gürtel anschließend etwas, sodass er über dem Gesäß platziert ist.

Wenn du jetzt in die Elevated-Pike-Position gehst, wirst du sofort spüren, warum es wichtig ist, dass du den Gürtel über das Gesäß geschoben hast. Somit ist das Gewicht ordentlich platziert, der Oberkörper kann sich frei bewegen und du kannst von Mal zu Mal mehr Gewicht bewegen.

**Hinweise:** Verwende alternativ eine Gewichtsweste. Mache dir aber bewusst, dass es den Oberkörper in der Bewegung einschränken könnte und du das Gewicht in den meisten Fällen nicht frei anpassen kannst, was für progressives Training notwendig ist.

Behalte diese Übung so lange in deinem Trainingsprogramm, bis du die Voraussetzung für den Handstand-Push-up erreicht hast, und vielleicht sogar noch darüber hinaus.

## Handstand-Push-up an der Wand

Mit dieser Variante reduzierst du den Schwierigkeitsgrad der Balance, damit du dich ganz auf die Kraftkomponente konzentrieren kannst.

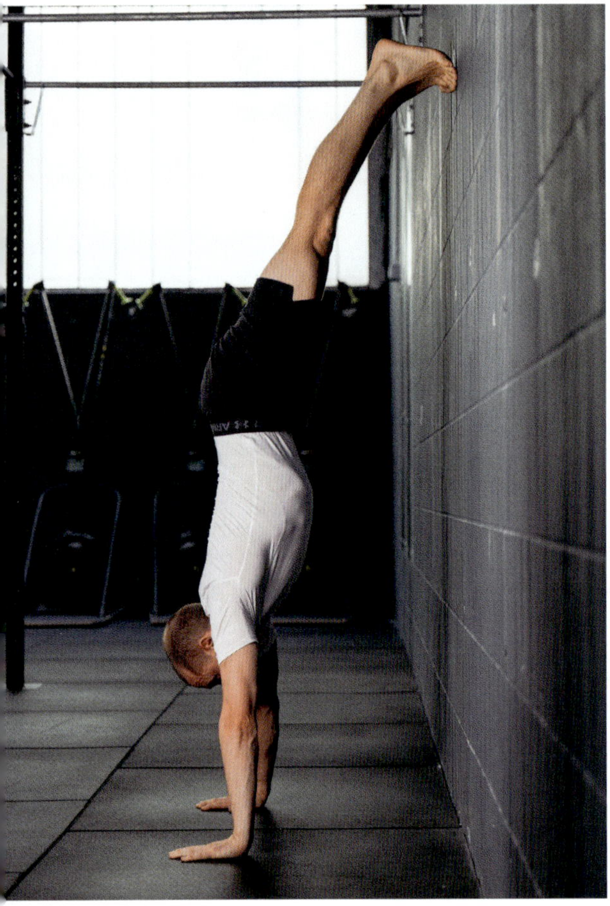

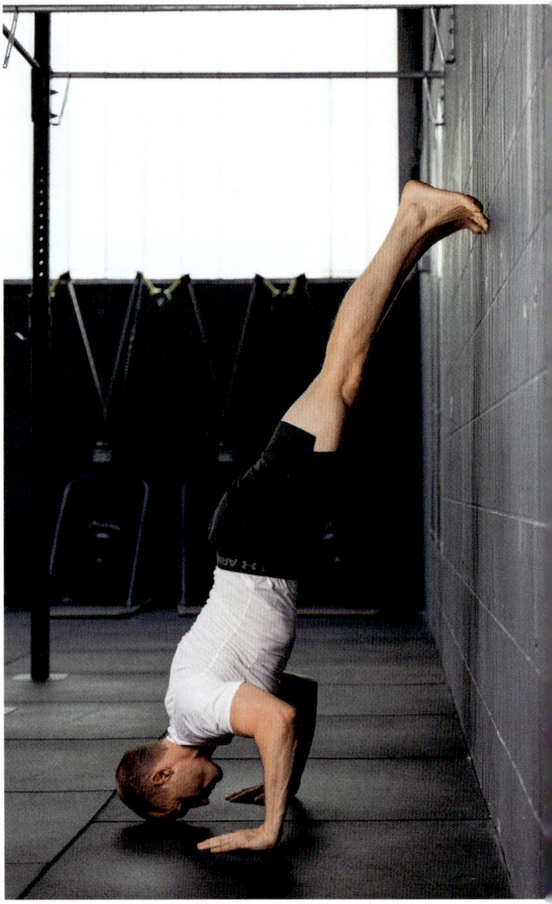

1. Komme in den Face-to-Wall-Handstand (Seite 102). Platziere die Hände circa 1,5 bis 2 Fußlängen von der Wand entfernt. Um den perfekten Abstand zur Wand für dich zu finden, wirst du ein paar Übungssätze benötigen. Für die Ausgangsposition bringst du Handgelenke, Schultern und Hüfte in eine Linie, die Beine lehnen an der Wand.

2. Mache einen negativen Handstand-Push-up, identisch der Technik des klasssischen Handstand-Push-up. Dabei gleiten die Zehen die Wand hinunter.

**Hinweise:** Zu Beginn darf während der negativen Bewegung auf deinen Zehen noch Belastung sein, das Ziel sollte jedoch sein, dass mehr Gewicht auf den Schultern lastet und die Zehen sanft an der Wand hinuntergleiten und lediglich als Orientierung dienen.

Der erste Schritt weiter ist es, nur negative Wiederholungen zu machen. Unten angekommen, steigst du mit den Beinen über die Seite aus und kommst dann wieder von vorne in die Startposition. Wenn du hier in der Lage bist, 2 bis 3 Sätze mit jeweils 3 bis 4 Wiederholungen kontrolliert hintereinander auszuführen, solltest du dich auch ohne Aussteigen wieder nach oben drücken können.
Erhöhe danach schrittweise die Wiederholungszahl, bis auch mit den Handstand-Push-ups an der Wand 2 bis 3 Sätze mit jeweils 3 bis 4 Wiederholungen keine Herausforderung für dich darstellen.

Sofern dein Handstand stabil genug ist, bist du jetzt in der Lage, an dem freien negativen Handstand-Push-up zu arbeiten. Auch hier empfehle ich dir, dich erst einmal nur auf die negative Phase zu konzentrieren. Die Kraft dazu sollte nun vorhanden sein, jetzt kommt jedoch die Balance und Koordination des Skills hinzu – und das muss geübt werden.
Du solltest dich in jedem negativen Handstand-Push-up kontrolliert absenken und in der untersten Position für circa 2 Sekunden verweilen können, ohne das Gleichgewicht oder die Kraft zu verlieren. Wenn dir das gelingt, solltest du bereit sein, dich wieder nach oben zu drücken, um zurück in die Startposition zu kommen.

In dieser Phase solltest du den Handstand-Push-up 2-mal pro Woche trainieren: Einmal mit dem Fokus auf die negative Phase, einmal mit Fokus auf die konzentrische Phase.
Wenn du nach längerer Zeit des Übens noch immer Probleme mit dem Nach-oben-Drücken hast, baust du die nächste sehr effiziente Übung in dein Training ein.

Die Fußspitzen bleiben im Herabsinken an der Wand, aber unten angekommen, verlagerst du deinen Schwerpunkt weg von der Wand, um ins freie Stehen zu kommen, während du dich nach oben drückst. So gestaltest du die negative Bewegungsabfolge effizienter und du kannst dich primär darauf fokussieren, dich wieder nach oben zu drücken. Ab dem Zeitpunkt, an dem du dich kontrolliert nach oben drücken kannst, kombinierst du die freie negative mit der konzentrischen Phase und dein erster Handstand-Push-up ist geschafft!

Herzlichen Glückwunsch, du meisterst jetzt Handstand-Push-ups! Doch was kommt als Nächstes? Die Antwort ist klar: Du musst mehrere Wiederholungen meistern, um dich für den nächsten Skill – den 90-Degree-Handstand-Push-up – vorzubereiten. Eine gute Benchmark dafür sind 5 Handstand-Push-ups am Stück. Wenn du dies erreicht hast, kannst du im nächsten Schritt die Anzahl der Wiederholungen reduzieren, dafür aber die Range of Motion erhöhen, indem du dich tiefer absenkst als bei einem normalen Handstand-Push-up.

## Tipps für deine Trainingsplanung

Egal, ob du noch bei den Pike Push-ups bist oder kurz vor deinem ersten Handstand-Push-up: Plane Übungen für den Handstand-Push-up 2-mal pro Woche in dein Trainingsprogramm ein, um das Beste für dich herauszuholen.

Wichtig ist, zusätzlich dazu weiterhin dein normales Handstandtraining zu absolvieren, um an deiner Balance zu arbeiten.

Für das Handstand-Push-up-spezifische Training (ohne Handstandtraining) solltest du 6 bis 10 Sätze auf 2 Trainingseinheiten aufteilen. Wenn du genügend Kraft aufgebaut hast und du den Skill gerade erlernst, kannst du das Trainingsvolumen auf circa 8 bis 14 Sätze pro Woche steigern.

## Front Lever

Dieser Skill ist, wie ich schon in der Einleitung geschrieben habe, der Grund, weshalb ich mit Calisthenics angefangen habe. Als ich ein Video dazu gesehen hatte, hatte ich mich mit Rückenbeschwerden herumgeplagt, da ich zwei unterschiedlich lange Beine habe und deshalb mit meiner ersten großen Leidenschaft, dem Eishockey, aufhören musste. Sportlich betrachtet war ich eine verlorene Seele und wusste nicht, wohin mit mir. Mir wurde nur gesagt, dass ich deutlich stabiler in der Körpermitte werden müsse, um eventuell wieder mit dem Eishockey starten zu können. Ich habe sämtliche Trainingsformen ausprobiert, jedoch blieben die Erfolge aus. Bis das Front-Lever-Video in meine Timeline gespült wurde. Da war es um mich geschehen. Ich wusste, dass, wenn ich diesen Skill beherrsche, ich so eine stabile Körpermitte habe, dass ich wieder alles machen kann. Und ja, heute kann ich den Front Lever für 20 und mehr Sekunden halten und meine Rückenprobleme sind verschwunden. Natürlich nicht nur wegen dieses Skills, aber ich bin fest davon überzeugt, dass er einen großen Teil dazu beigetragen hat!

### Voraussetzungen

Für den Front Lever sind zwei Faktoren ausschlaggebend: Du benötigst eine starke Körpermitte und eine noch stärkere Schulter-Extension bei aktiver Schulterblatt-Depression; das ist die Fähigkeit, die Stange mit durchgestreckten Armen in Richtung der Hüfte zu drücken und gleichzeitig darauf zu achten, das Schulterblatt Richtung Gesäß zu ziehen. Das mag sich komplex anhören, aber wir bringen mehr Licht ins Dunkel im Abschnitt zur Übungstechnik.

Die Voraussetzung für eine starke Körpermitte ist die Dragon Flag. Du solltest in der Lage sein, mindestens 5 Dragon Flag Raises mit maximaler Range of Motion auszuführen. Das ist die Basis für den Front Lever.

Nur weil du die Dragon Flag beherrschst, heißt das aber noch nicht, dass du bereit für den Front Lever bist. Hier kommt die zweite, sogar noch deutlich bedeutendere Voraussetzung ins Spiel. Dafür können wir wieder auf die Maximalkraft im Chin-up zurückgreifen. Der Chin-up vereint die Fähigkeiten, die wir bereits angesprochen haben. Daher scheint es einen großen Übertrag von einem starken Chin-up auf den Front Lever zu geben. Jede Person, die wir betreuen oder mit der ich trainiert habe und die den Front Lever gelernt hat, war sehr stark im Chin-up: Alle bewältigten im Chin-up 1RM mindestens 70 Prozent in Relation zu ihrem Körpergewicht, einige mussten sogar deutlich stärker sein.

Bei einem meiner Calisthenics-Seminare waren zwei Teilnehmer dabei, die beide circa 1,90 Meter groß waren. Ihr Körpergewicht lag bei 93 Kilogramm und beide hatten exakt den gleichen 1RM im Chin-up. Dieser Lag bei 67,5 Kilogramm. Das sind 73 Prozent ihres Körpergewichts. Der eine konnte den Front Lever für circa 5 Sekunden halten und der andere kam über den Super Advanced Tucked Front Lever nicht hinaus.

Hier kommen wir zu den anatomischen Gegebenheiten, die wir nicht verändern können. Ein großer Faktor sind Ansatz und Ursprung der Muskeln. Je nachdem, wo sich diese genau befinden, besitzt du vorteilhafte oder weniger vorteilhafte Voraussetzungen, um Kraft zu generieren. Die Körperproportionen spielen ebenfalls eine Rolle, wie zum Beispiel das Verhältnis von der Arm- zur Rumpflänge. Das sind Faktoren, die wir nicht beeinflussen können. Deshalb ist es auf der einen Seite wichtig, sich dessen bewusst zu sein, auf der anderen Seite solltest du dich im Gegenzug umso mehr auf das konzentrieren, was du beeinflussen kannst. Die Steigerung der Kraft liegt in deiner Hand, daran kannst du Tag für Tag arbeiten!

Ich empfehle dir, die ersten Progressionen für den Front Lever ins Training zu integrieren, wenn dein Chin-up-1RM im Bereich von 65 bis 70 Prozent deines Körpergewichts liegt. Zuvor solltest du dich in erster Linie darauf fokussieren, so stark wie möglich zu werden, bevor du mit dem Front-Lever-Training beginnst. Das macht die Reise noch spaßiger, weil du je nach anatomischen Voraussetzungen ziemlich zügig durch die einzelnen Progressionsstufen kommen wirst.

## Übungstechnik

Das beste Set-up für den Front Lever ist eine Stange auf Hüfthöhe. Das erleichtert den Einstieg in die Übung und gleichzeitig wirst du von Beginn an bessere Haltezeigen erreichen.

1. Stelle dich vor die Stange, positioniere die Hände etwas enger als schulterbreit auf der Stange und rotiere den Griff leicht von dir weg, um einen Semi-False-Grip (Seite 144) einzunehmen. Hier wirst du etwas ausprobieren müssen, denn wenn dein Handgelenk zu weit über die Stange rotiert, kann das hinderlich für den weiteren Verlauf sein. Das Ziel ist es, Power zu generieren, gleichzeitig aber in der Lage zu sein, die Ellenbogen komplett durchzustrecken, um den Front Lever mit geraden Armen halten zu können.
2. Gehe leicht in die Hocke, bis die Brust etwa auf Höhe der Stange ist. Hebe nun ein Bein an und ziehe es zur Brust. Baue langsam, aber sicher Spannung im Oberkörper auf. Achte währenddessen darauf, dass du die Schulterblätter kontrolliert nach unten in die Depression ziehst, um eine gezielte Aktivierung des Musculus latissimus dorsi zu gewährleisten. Vermeide dabei eine aktive Retraktion, also das Zusammenführen der Schulterblätter. Eine Schulterblatt-Protraktion ist ebenfalls nicht erwünscht. Halte eine neutrale Schulterblattposition aufrecht, während du den Front Lever hältst.
3. Erhöhe die Last auf die gebeugten Arme: Entlaste den am Boden stehenden Fuß immer mehr, bis du ihn vom Boden lösen kannst. Positioniere nun beide Beine zu einem Tucked Front Lever (Seite 193). Drücke gleichzeitig den Oberkörper nach hinten unten, um in die Waagerechte zu kommen, bis die Arme voll durchgestreckt sind. Stelle dir vor, dass du die Stange leicht nach außen biegen möchtest, um etwas mehr Stabilität in den Armen und den Schultern zu erlangen. Drücke die Stange mit gestreckten Armen zur Hüfte.

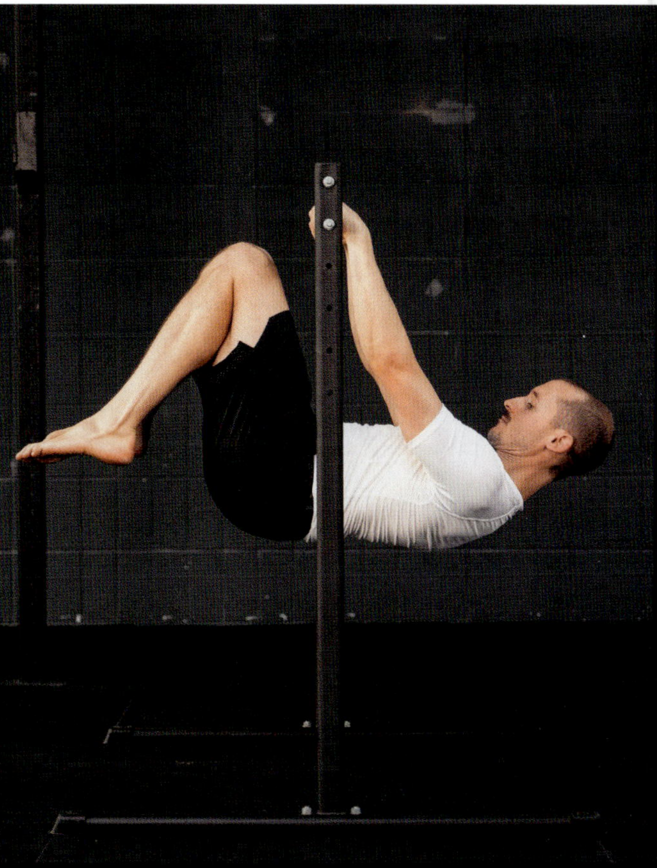

4. Strecke aus dieser Position beide Beine gerade nach vorne, um in die Endposition zu kommen. Drücke die Stange stärker zur Hüfte, je weiter du die Beine streckst. Spann die Oberschenkelvorderseite an, um die Knie zu strecken. Für eine ästhetisch schöne Vollendung des Skills solltest du die Zehen strecken. Halte diese Position so lange, wie du kannst. Löse die Spannung und lande mit einem Fuß auf dem Boden.

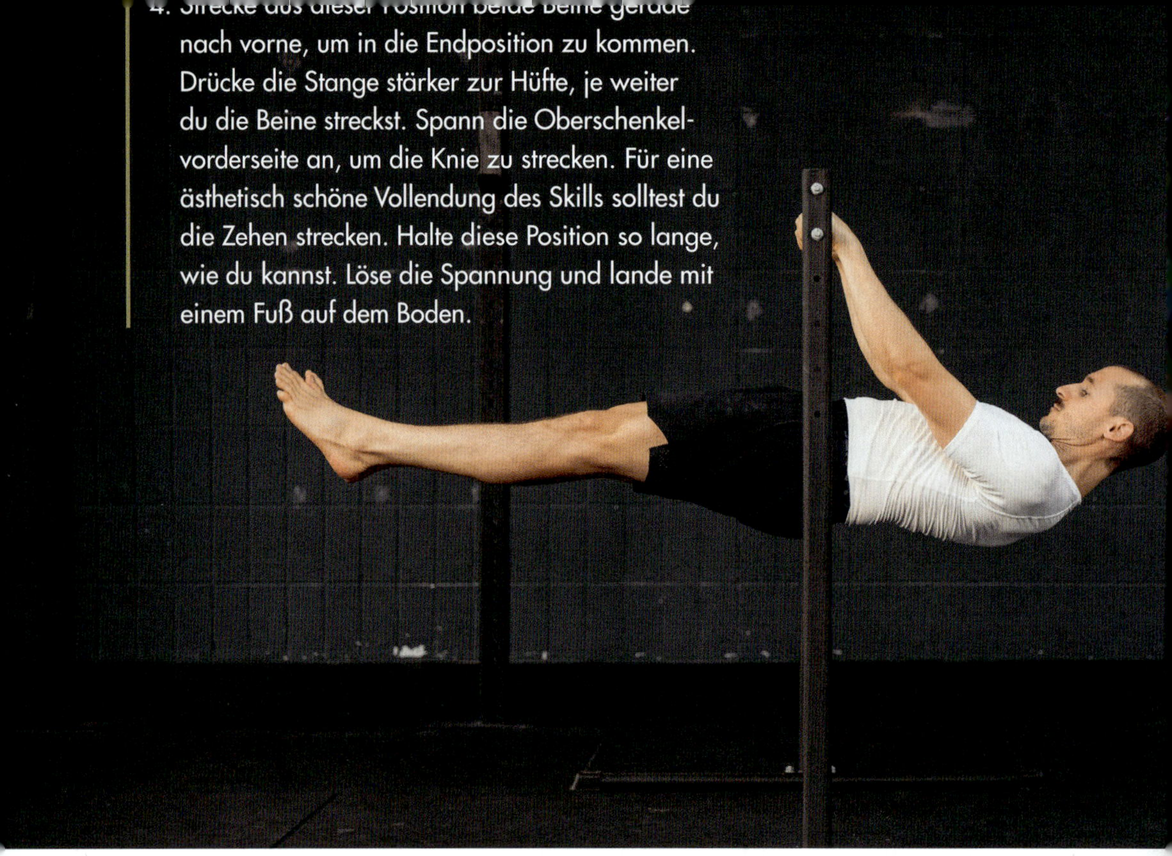

**Hinweis:** Richte den Blick während der Haltezeit zu den Füßen, um deine Körperlinie zu kontrollieren. Sollte deine Hüfte absinken, ist nicht dein Core zu schwach, sondern es fehlt dir noch an Kraft in der sogenannten Schulter-Extension, also den vor dem Körper positionierten Oberarm in Richtung Körper zu führen. Die primär zuständigen Muskeln für diese Bewegung sind der Latissimus dorsi und der Trizeps.

## Regression und Progression Tucked Front Lever

Mache dich so klein wie möglich, um die Intensität so gering wie möglich zu halten. Das Ziel ist es, den Einstieg in die Übung zu erlernen, ein Gefühl für die horizontale Körperlinie zu erlangen und die technischen Feinheiten des Griffs, der gestreckten Arme und der Schulterblattansteuerung zu erlernen.

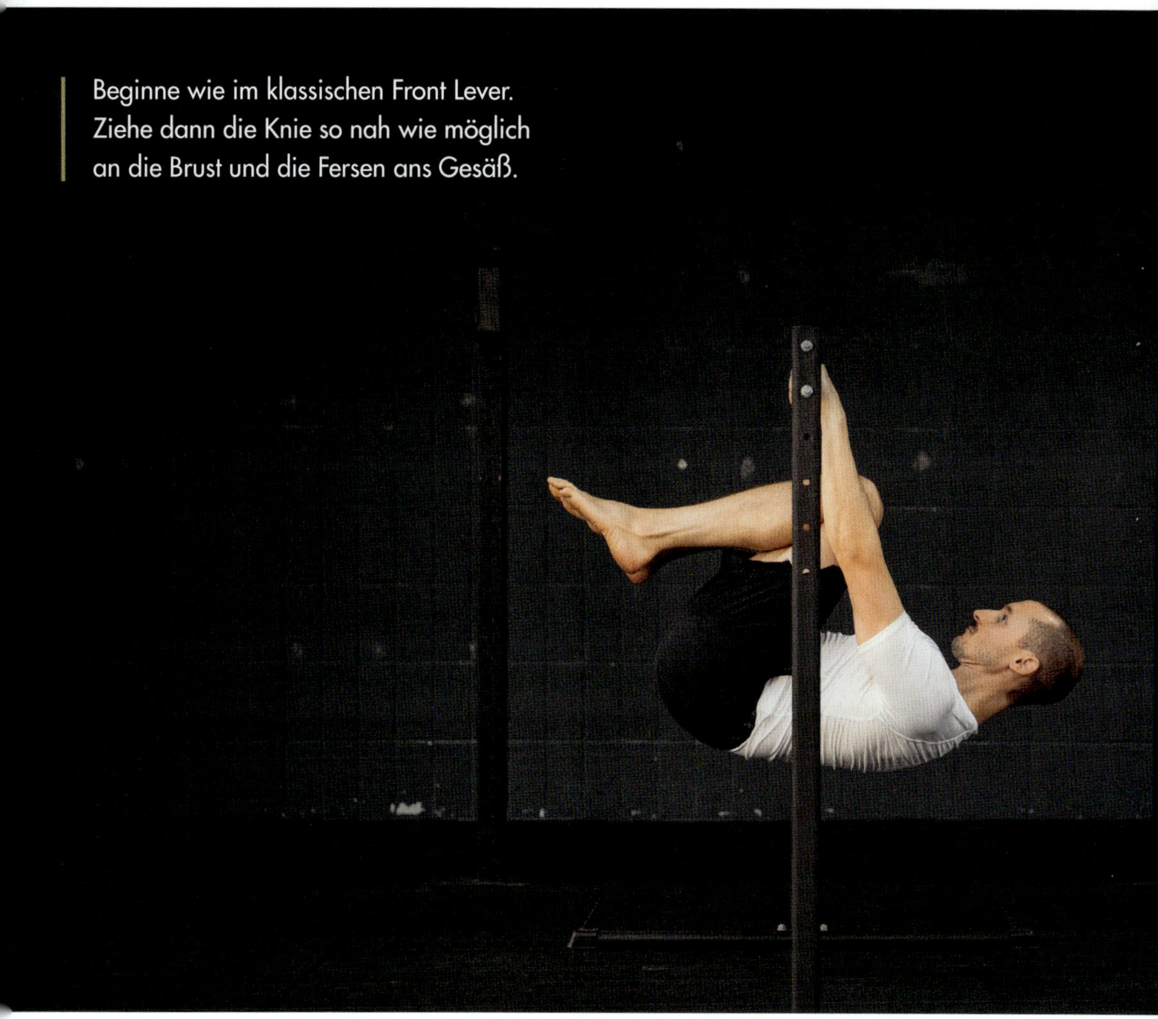

Beginne wie im klassischen Front Lever. Ziehe dann die Knie so nah wie möglich an die Brust und die Fersen ans Gesäß.

**Hinweis:** Halte diese Position mindestens 15 Sekunden. Führe 3 Sätze à 15 Sekunden aus. Wenn du das schaffst, kannst du zur nächsten Progression übergehen.

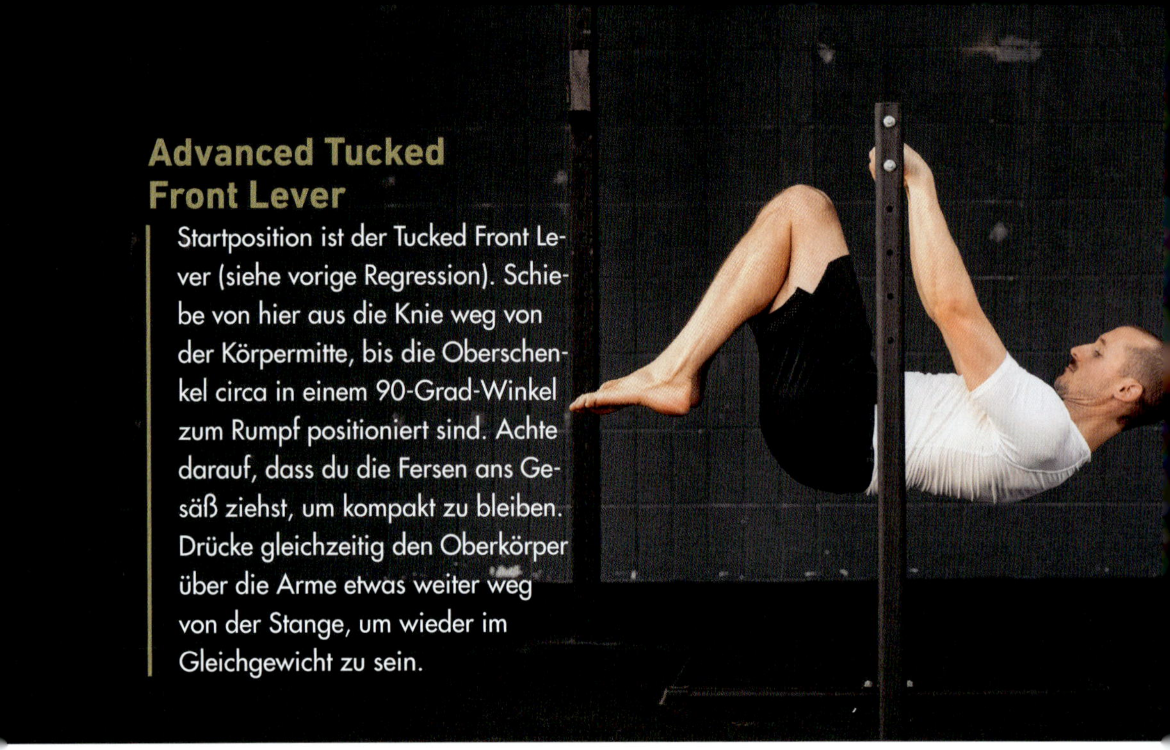

## Advanced Tucked Front Lever

Startposition ist der Tucked Front Lever (siehe vorige Regression). Schiebe von hier aus die Knie weg von der Körpermitte, bis die Oberschenkel circa in einem 90-Grad-Winkel zum Rumpf positioniert sind. Achte darauf, dass du die Fersen ans Gesäß ziehst, um kompakt zu bleiben. Drücke gleichzeitig den Oberkörper über die Arme etwas weiter weg von der Stange, um wieder im Gleichgewicht zu sein.

**Hinweis:** Ein wichtiges Element dieser Übung ist es, immer die gleiche Position einzunehmen, denn wenn du deine Knie nur ein paar Zentimeter weiter nach vorne schiebst, wird die Übung deutlich schwerer. Deshalb orientiere dich immer am rechten Winkel zwischen Oberschenkel und Rumpf. Sobald du den Advanced Tucked Front Lever für mindestens 3 Sätze mit jeweils 12 Sekunden halten kannst, bist du bereit für die nächste Progressionsstufe.

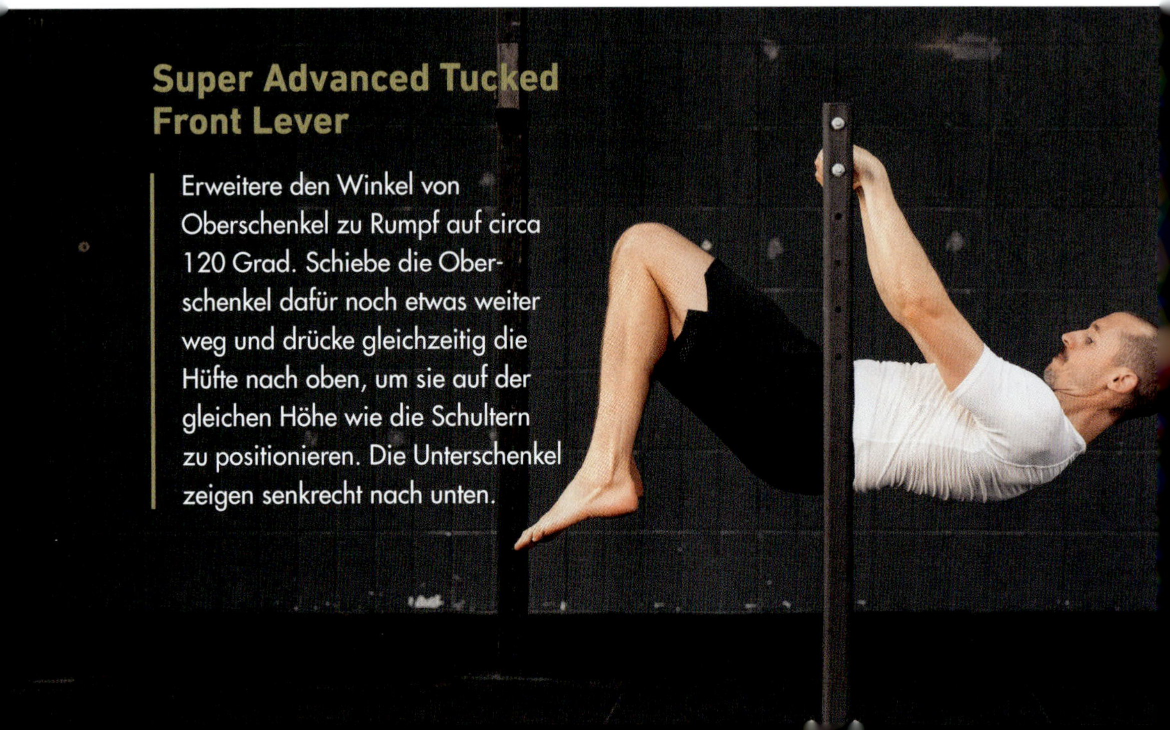

## Super Advanced Tucked Front Lever

Erweitere den Winkel von Oberschenkel zu Rumpf auf circa 120 Grad. Schiebe die Oberschenkel dafür noch etwas weiter weg und drücke gleichzeitig die Hüfte nach oben, um sie auf der gleichen Höhe wie die Schultern zu positionieren. Die Unterschenkel zeigen senkrecht nach unten.

**Hinweise:** Diese Variante ist einer der schwierigsten Varianten der Tucked-Front-Lever-Familie. Der Sprung von Advanced Tucked zu Super Advanced Tucked Front Lever ist sehr groß. Es kann also durchaus Sinn machen, sich in kleinen Stücken vorzuarbeiten.

Die Herausforderung bei dieser Übung ist die Reproduzierbarkeit der Intensität. Bei jeder Trainingseinheit genau die gleiche Position zu treffen, ist sehr schwierig. Filme dich und vergleiche die Position mit den vorherigen Trainingseinheiten. Das hilft dir, die Intensität zu erhöhen und gleichzeitig dein Training messbarer zu machen. Bist du in dieser Progression bei einem Trainingsvolumen von 3 Sätzen mit jeweils 12 Sekunden Haltezeit angekommen, bist du dem Front Lever ein großes Stück näher.

## Einbeiniger Front Lever

Die letzte Stufe vor dem Front Lever. Diese Übung kannst du in kleine Teilabschnitte untergliedern. Je weiter der zweite Fuß nach vorne zu dem ausgestreckten Bein wandert, desto schwieriger ist die Übung. Um klare Intensitätsstufen für dein Training zu definieren, gibt es folgende Möglichkeiten:

1. Großer Zeh am Knie des gestreckten Beins.
2. Ferse am Knie des gestreckten Beins.
3. Großer Zeh am Knöchel des gestreckten Beins.
4. Ferse am Knöchel des gestreckten Beins.

Diese Unterteilung macht das Training für dich deutlich messbarer und führt zu einem schnelleren Erfolg. Wenn du noch nicht in der Lage bist, die erste Stufe für mindestens 3 Sekunden zu halten, solltest du noch etwas mehr Zeit mit dem Super Advanced Tucked Front Lever verbringen und gleichzeitig noch mehr Kraft im Chin-up aufbauen.

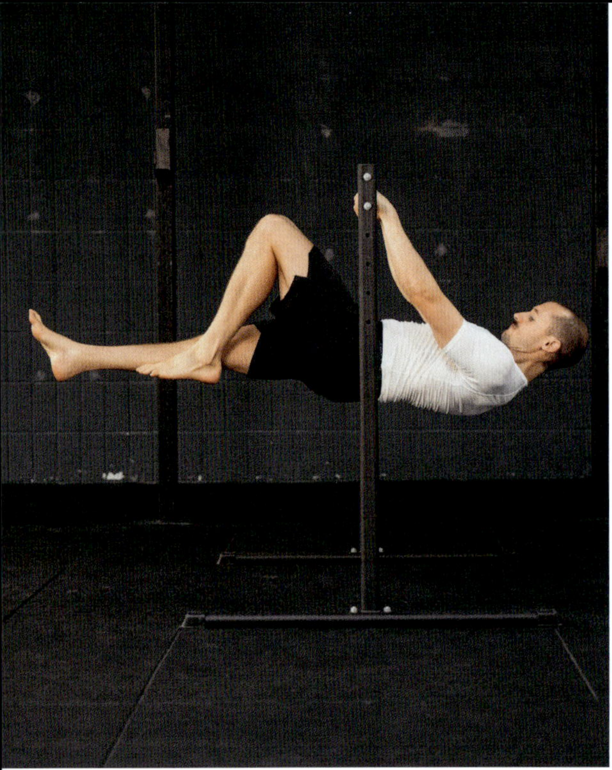
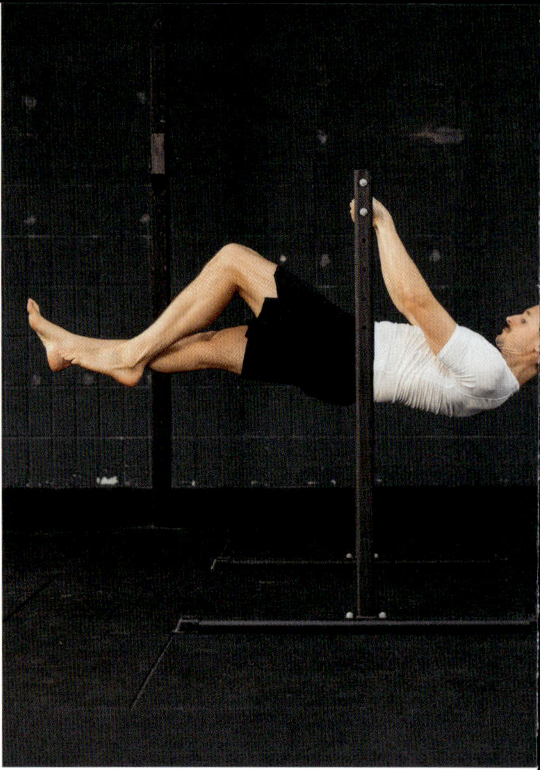

Starte im Advanced Tucked Front Lever. Sobald du für dich einen guten Halt gefunden hast, strecke das Bein deiner Wahl aus und platziere den anderen Fuß an der jeweiligen Stelle, die für dein Leistungslevel aktuell passend ist. Sobald du diese Position für 3 Sätze mit jeweils 10 Sekunden halten kannst, kannst du zur nächsten Stufe vorrücken. Dadurch erhöhst du die Intensität der Übung. Beginne wieder mit kürzeren Haltezeiten von circa 3 bis 5 Sekunden. Steigere dich im Laufe der Zeit, bis du bei 10 Sekunden angekommen bist. Arbeite dich so Schritt für Schritt zum Front Lever vor. Die angegebenen Haltezeiten sind nicht in Stein gemeißelt. Wenn du schon früher in der Lage bist, die nächste Stufe anzugehen, kannst du das gerne machen.

## Tipps für deine Trainingsplanung

Zusätzlich zu den hier gezeigten Progressionen kann jede einzelne Front-Lever-Vorübung durch ein Widerstandsband ergänzt werden, wodurch du im Training mehr Volumen durch längere Haltezeiten generieren kannst. Das kann zum Beispiel wie folgt aussehen:

- 4-mal 5 Sekunden Advanced Tucked Front Lever
- 2-mal 10 Sekunden Assisted Advanced Tucked Front Leverr

Eine gute Faustregel für das Front-Lever-Training ist, dass du pro Trainingseinheit mindestens auf 30 Sekunden Haltezeit pro Ausführung kommen solltest, um ausreichend Trainingsvolumen zu generieren. Richte die Progressionswahl, Haltezeiten und Anzahl der Sätze daran aus. Daraus ergibt sich ein wöchentliches Trainingsvolumen von 6 bis 14 Sätzen.

Trainiere den Front Lever mindestens 2-mal pro Woche. An einem Tag darf die Intensität etwas höher sein und am zweiten Tag kannst du dich etwas mehr auf geringere Intensitäten, dafür auf mehr Volumen konzentrieren. So wirst du am schnellsten Fortschritte machen. Ein anschauliches Beispiel könnte folgendermaßen aussehen:

Tag 1 – höhere Intensität:

1. 4-mal 5 Sekunden Advanced Tucked Front Lever
   → mit 1 bis 2 Sekunden in Reserve
2. 2-mal 10 Sekunden Assisted Advanced Tucked Front Lever
   → mit 1 bis 2 Sekunden in Reserve

Tag 2 – niedrigere Intensität:

1. 4-mal 3 Sekunden Advanced Tucked Front Lever
   → mit 3 bis 4 Sekunden in Reserve
2. 3-mal 10 Sekunden Tucked Front Lever
   → mit 2 bis 3 Sekunden in Reserve

Achte beim Front-Lever-Training darauf, deine Haltezeiten so zu programmieren, dass du selten bis gar nicht an ein Muskelversagen kommst. Ein guter Indikator dafür ist: Sobald du die optimale Form nicht mehr halten kannst, breche den Satz lieber ab.

Der Front Lever zählt als gemeistert, wenn du ihn 4 bis 6 Sekunden halten kannst. Das sollte die Haltezeit sein, die du jederzeit abrufen kannst, unabhängig davon, ob du erschöpft oder erholt bist. Das übergeordnete Ziel sollte die 10-Sekunden-Marke sein. Wenn du das erreicht hast, kannst du von dir behaupten, dass du diesen Skill wirklich beherrschst!

## Human Flag

Die Human Flag ist wahrscheinlich der bekannteste Skill im Calisthenics. Selbst jemand, der noch nie was von Calisthenics gehört hat, kennt die Human Flag oder hat zumindest ein Foto oder Video davon gesehen. Zu diesem Zeitpunkt wissen die wenigsten, dass sich hinter dieser Übung ein ganzer Sport versteckt. Das war lange Zeit meine Antwort auf die Frage, was Calisthenics ist. Ich meinte: »Du kannst doch bestimmt eine menschliche Flagge?« – »Ja genau.« – »Super, Calisthenics ist genau der Sport, um diese und noch viele weitere Übungen mit dem eigenen Körpergewicht zu erlernen.« Heute ist der Calisthenics-Sport im Mainstream angekommen und die meisten kennen ihn. Sollte dir jedoch jemand über den Weg laufen und Calisthenics nicht kennt, dann hast du jetzt die perfekte Antwort parat.

Die Human Flag ist ein Skill, der wenig Vergleichbares in der Skill-Pyramide findet. Aufgrund der stark einseitigen Belastung gibt es keinen Skill, von dem wir etwas für die Human Flag ableiten können. Dieser Skill ist leider sehr verletzungsanfällig: Überlastungen der Schulter, Reizung der Bizeps- und Supraspinatussehne und sogar eine ausgekugelte Schulter sind keine seltenen Verletzungsmuster.

Viele dieser Verletzungen kann man durch gezieltes und smartes Training vermeiden, trotzdem sollte dir das bewusst sein und dementsprechend vorsichtig solltest du an diesen Skill herantreten. Das ist auch der Grund, weshalb dieser Skill auf Level 3 der Skill-Pyramide angeordnet ist. Nicht nur, weil er so schwierig ist, sondern weil du dich jetzt schon ausreichend darum gekümmert hast, stark genug zu sein, und du das nötige Gespür für Körper und Balance erlernt hast. Wenn du bei der Erlernung der einzelnen Skills die Reihenfolge der Pyramide eingehalten hast, wirst du voraussichtlich einen sehr starken Oberkörper und stabile Schultern aufgebaut haben, die dich dabei unterstützen, die Human Flag zu erlernen und das Verletzungsrisiko zu verringern. Frage dich, wann du diesen Skill lernen möchtest und ob er dir wirklich wichtig ist. Die Erfahrung hat gezeigt, dass fortgeschrittene Calisthenics-Sportler*innen, die Skills aus Level 3 beherrschen, ohne großes Training in der Lage sind, die Flag zu halten, weil grundlegend die Kraft dafür bereits aufgebaut ist.

## Voraussetzungen

Die höchste Belastung liegt auf dem stützenden Arm-Schulter-Komplex. Die Schulter befindet sich in einer stark nach außen rotierten Stellung über Kopf und wird mit dem ganzen Körpergewicht belastet. Aus diesem Grund braucht es eine hohe Beweglichkeit einerseits, und andererseits muss deine Schulter die notwendige Kraft und Stabilität mitbringen, um dein Körpergewicht zu halten. Um das Verletzungsrisiko weitestmöglich zu reduzieren, solltest du mindestens in der Lage sein, die Hälfte deines Körpergewichts in einem Dip zu bewegen. Je höher dein 1RM ist, desto besser ist es.

Das Gleiche gilt für den Pull-up und Chin-up. Deine Schultern können nicht stark genug sein. Diese Übung steht und fällt mir der Stabilität des stützenden Arms, deshalb solltest du darauf besonderen Fokus legen.

Wenn du 5 Dragon Flag Raises beherrschst, sollte ausreichend Körperspannung für die Human Flag vorhanden sein.

## Übungstechnik

Du kannst die Human Flag an einer vertikalen Stange oder an einer Leiter mit Querstreben ausüben. Wir konzentrieren uns überwiegend auf die Human Flag an einer Leiter, da die Übung mit diesem Set-up einfacher zu erlernen ist. Viele Calisthenics-Parks besitzen solch eine Leiter. Falls du die Human Flag zu Hause lernen möchtest, ist eine Sprossenwand das optimale Equipment. Ein geeignetes Set-up in einem Fitnessstudio ist meiner Erfahrung nach eher die Ausnahme, deshalb mussten wir für die Fotos für das Buch auf eine Eigenkonstruktion zurückgreifen, das du nicht nachbauen solltest. Trainiere lieber in einem Calisthenics-Park oder an einer stabilen Sprossenwand!

**Hinweise:** Wähle den Abstand der Streben, mit denen du arbeitest, so, dass du mit beiden Armen gestreckt an der Leiter hängen kannst und dein Kopf nicht die Stangen berührt. Sollte das der Fall sein, greifst du zu breit. Ein zu enger Griff wie etwa schulterbreit ist ebenfalls nicht zu empfehlen, da die Übung sonst nicht ausführbar ist. Strecke die Arme in einem Winkel von circa 120 Grad vom Körper ausgehend nach oben. In der Regel ist man aber durch die Anordnung der Streben limitiert und muss mit dem arbeiten, was vorhanden ist.

Starte mit der Human Flag auf der Seite, die dir intuitiv leichter fällt. In der Regel hat jeder eine stärkere Seite. Damit meine ich vor allem eine stärkere Schulter, denn diese sollte zu Beginn unten als Stütze arbeiten.

1. Platziere eine Hand an der unteren Strebe. Drehe die Handfläche weg von dir, der Arm rotiert nach außen, damit du dich auf der Strebe abstützen kannst. Greife dann die obere Strebe. Die Handflächen sollten zueinander zeigen. Achte dabei darauf, dass die Hände exakt übereinander platziert sind, damit du das Gleichgewicht halten kannst. Der obere Arm darf noch angewinkelt sein, während du den unteren Arm streckst.
   Jetzt gilt es, Spannung aufzubauen, um die Beine vom Boden anzuheben. Leite die Bewegung ein, indem du dich aus deiner unteren Schulter in Richtung der unteren Strebe herausdrückst und Kraft über den Arm in die Strebe ausübst. Die Beine heben sich nun vom Boden ab und die Belastung auf die Schultern steigt.

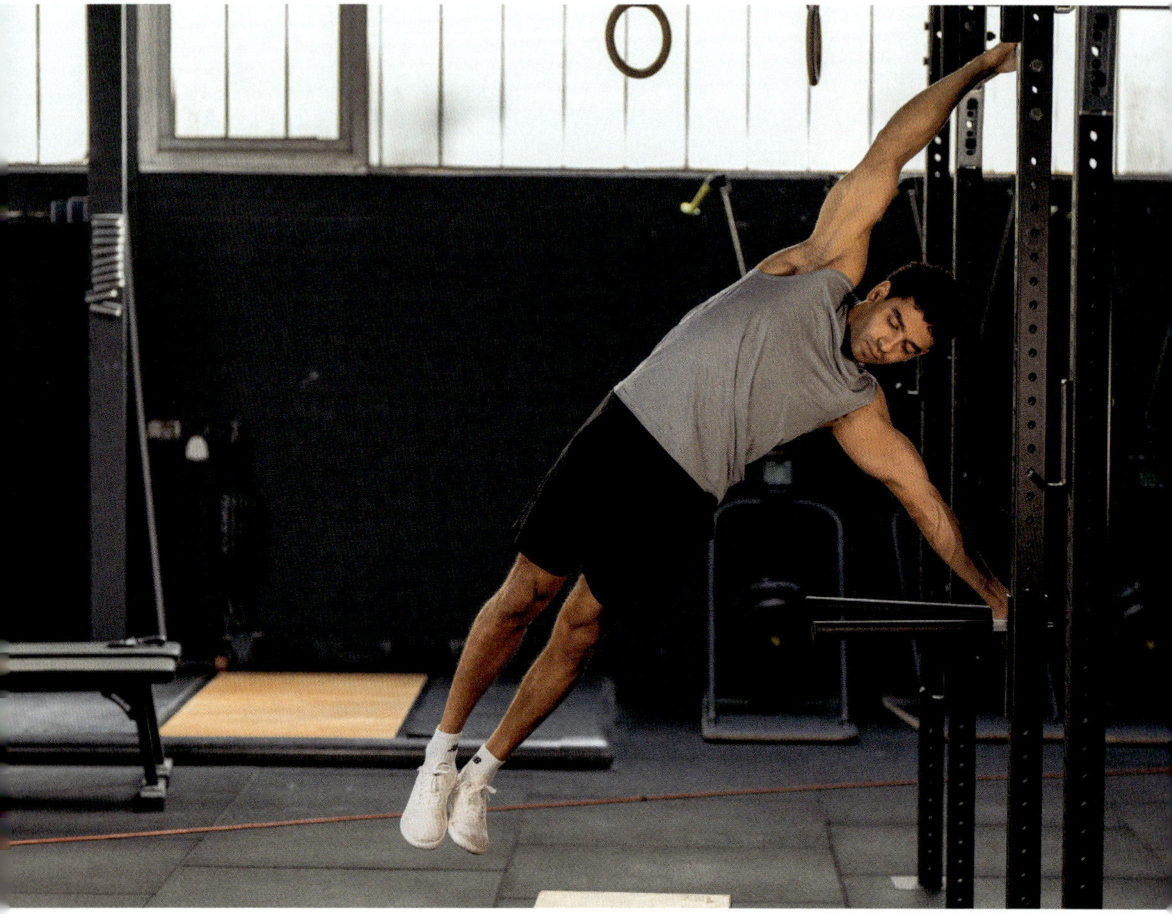

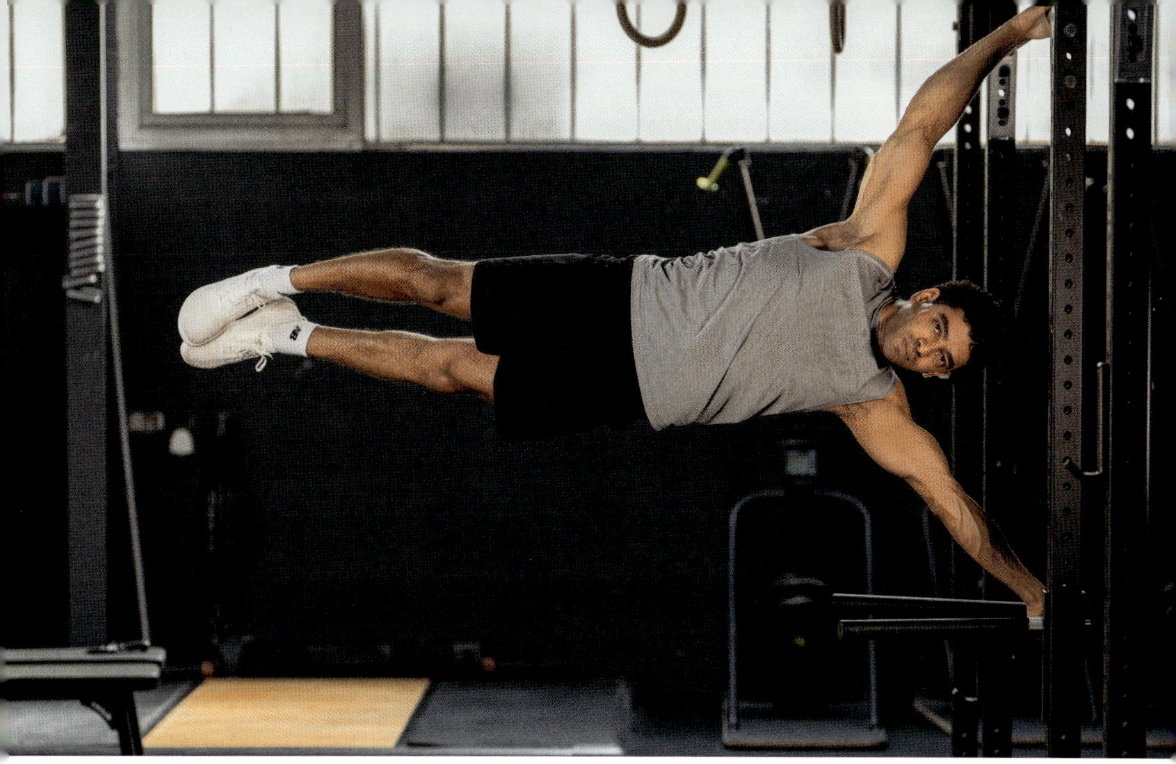

2. Sobald du frei an der Sprossenwand hängst, erhöhe die Kraft in der unteren Schulter. Gleichzeitig drücke die Schulter in Richtung Boden, um den Körper in die Horizontale zu heben und den Arm weiter über Kopf zu führen, bis er in der Endposition angekommen ist.
   Sobald dein ganzer Körper in der Endposition angekommen ist, kannst du das Brustbein etwas nach oben zur Decke zeigen lassen. Das wird dir die Endposition erleichtern. Die obere Hand sorgt hauptsächlich dafür, dass Zugkraft an der Stange entsteht, und hilft gleichzeitig der unteren Schulter, den Körper in die waagerechte Position zu bringen und das Gleichgewicht zu halten. Beim Übergang in die Human Flag kann der obere Arm leicht gebeugt bleiben, um die Bewegung besser zu kontrollieren. In der Endposition sollten beide Arme gestreckt sein.

## Variante

Es gibt noch eine zweite Möglichkeit, in die Human Flag zu kommen: Diese ist mit einem Sprung verbunden. Die Startposition ist die gleiche, nur dass der obere Arm angewinkelt ist. Du springst leicht ab und bringst beide Beine über Kopf. Dein Körper ist komplett nach oben gestreckt. Der Körper bildet eine senkrechte Linie, bei der die Füße nach oben zeigen. Anschließend senkst du den gestreckten Körper über die Seite so weit ab, bis er in der Horizontalen angekommen ist. Der untere Arm bleibt kontinuierlich gestreckt. Der obere Arm ist zunächst gebeugt und dient als

Steuerelement, den Körper kontrolliert zu senken. In der Endposition sind beide Arme gestreckt. Achtung, das ist deutlich schwieriger als Variante 1 und wenn du dich dabei unwohl fühlst, lass es bitte sein.

Unabhängig davon, wie du in die Human Flag kommst: Halte die Position nur so lange, wie du sie kontrollieren kannst. Lasse 2 bis 3 Sekunden in Reserve, damit du nicht an dein technisches Versagen kommst.

## Regression und Progression

Bevor du mit der Human Flag startest, solltest du deine Schultern auf die Belastung vorbereiten und sicherstellen, dass sie die notwendige Range of Motion ausführen können. Starte mit einer seitlichen Plank-Variante, die dir ein Gefühl dafür gibt, wie beweglich und stabil deine Schultern sein sollten.

## Seitliche Plank

Komme in den Seitstütz. Die Finger der stützenden Hand zeigen nach oben und zeigen somit in die Verlängerung des Körpers. Drücke dich dabei maximal aus der Schulter heraus und halte diese Position für mindestens 30 Sekunden. Wenn das kein Problem für dich ist, rotiere die Hand weiter nach außen, sodass deine Finger nach hinten zeigen (siehe Abbildung). Diese Position solltest du ebenfalls 30 Sekunden halten können.

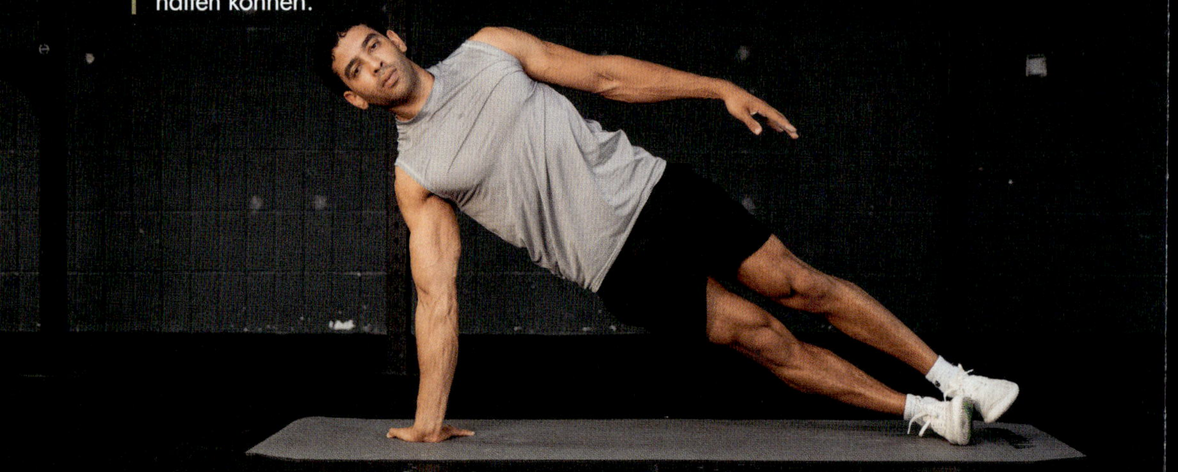

Zu guter Letzt rotiere den Arm um weitere 90 Grad, bis deine Finger zu deinen Füßen zeigen, und halte die Position für weitere 30 Sekunden. Das Handgelenk ist unabhängig von der Stellung direkt unter der Schulter platziert und dein Körper bildet eine gerade Linie. Sobald beide Schultern die Endposition einnehmen und du die Position für mindestens 30 Sekunden halten kannst, hast du eine gute Voraussetzung für die Human Flag geschaffen.

## Vorübung an der Leiter

Mit der neu gewonnenen Beweglichkeit kannst du im nächsten Schritt an die Leiter gehen. In dieser nächsten Übung wollen wir ein Gefühl für die Technik entwickeln. Beide Füße sind auf dem Boden platziert, die Hände sind an der Stange und du startest mit der spezifischen Kraftentwicklung.

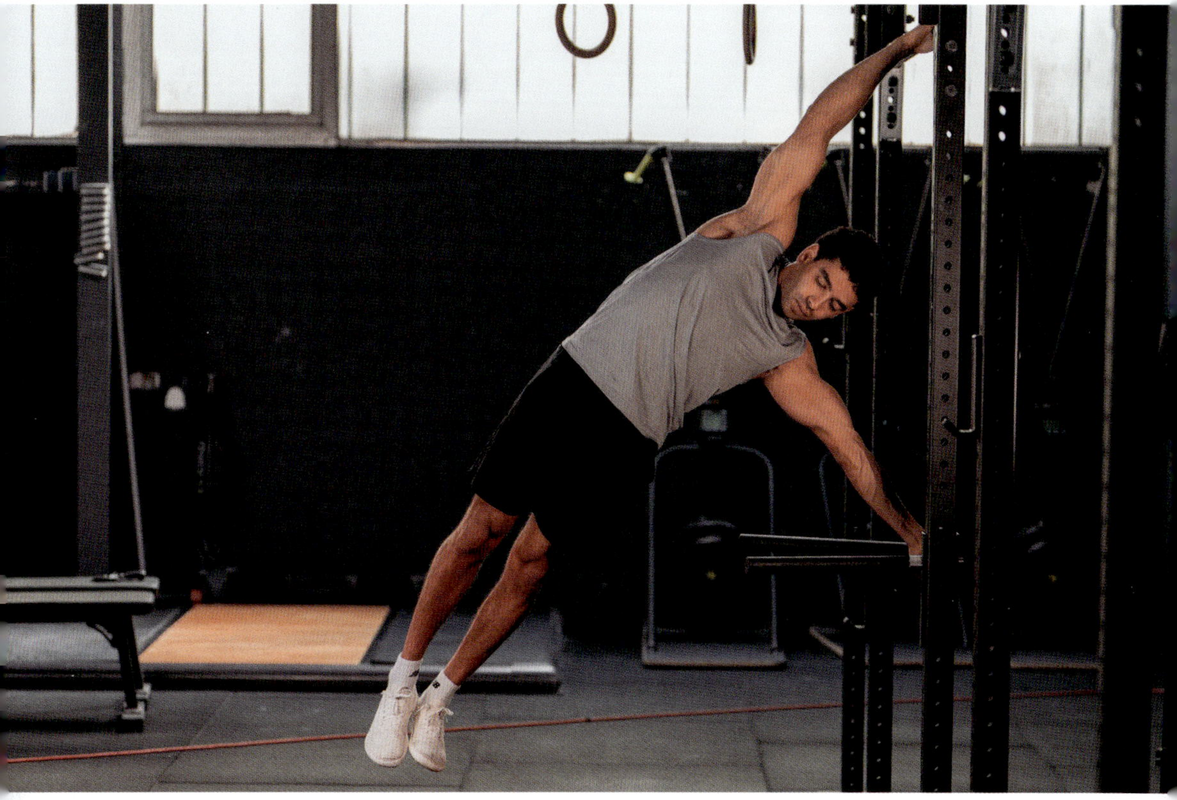

Drücke dich langsam, aber sicher aus der Schulter in Richtung Stange. Halte mit dem oberen Arm das Gleichgewicht. Das Ziel dieser Übung ist es, die Füße vom Boden zu lösen und den ganzen Körper für eine Haltezeit von mindestens 20 Sekunden mit den Armen zu stützen. Deine Beine hängen gerade nach unten. Mit dieser Übung konditionierst du die Kraft in den Schultern und in der seitlichen Bauchmuskulatur.

Im nächsten Schritt kannst du die Intensität dieser Übung erhöhen, indem du mehr Kraft aufbringst und den Körper mehr in die Richtung der Endposition bringst und dort hältst. So kannst du dich langsam, aber sicher an die Human Flag heranarbeiten, bis du die Kraft hast, die Endposition zu halten.

## Straddle Flag

Wenn du dich von unten in die Flag arbeitest, dich aber noch nicht halten kannst, ist die Straddle Flag eine leichtere Variante davon. Für die Straddle Flag kannst du sich sowohl von unten als auch von oben in die Horizontale begeben. In dieser Position spreizt du die Beine, dadurch wird die Flag etwas leichter und kann als Vorübung zur Human Flag dienen.

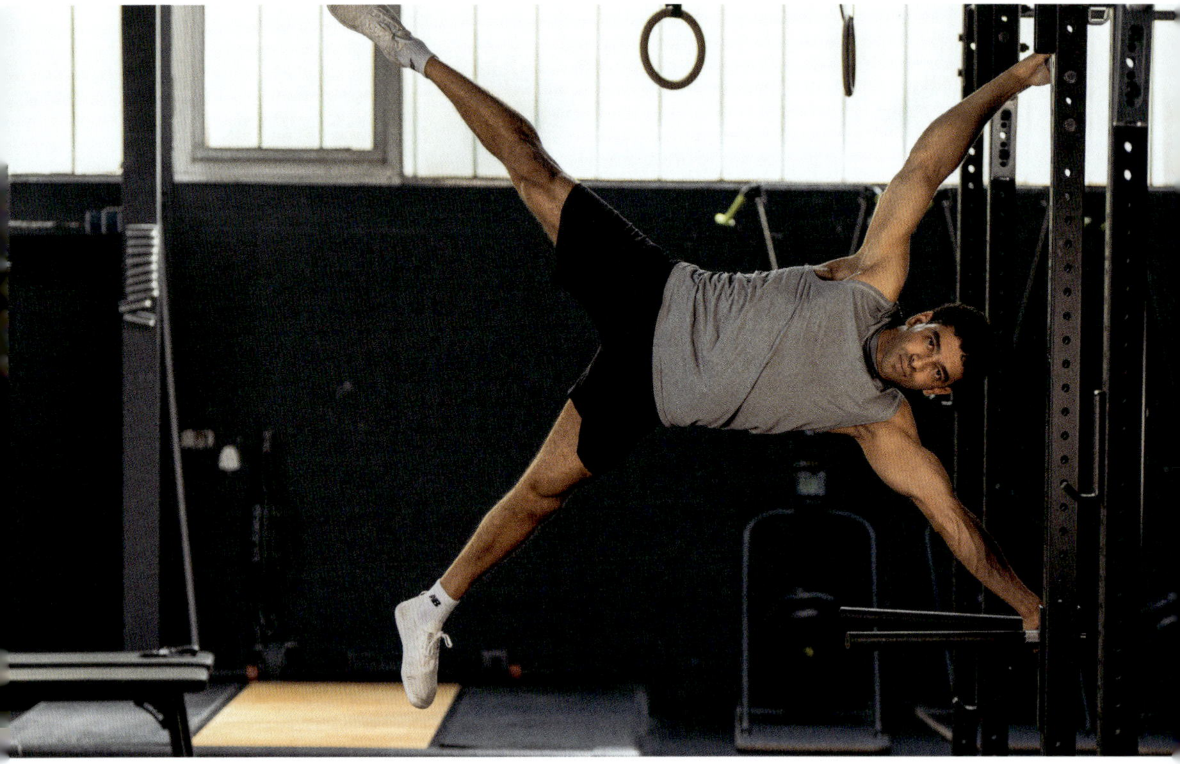

## Tuck Human Flag

Die Tuck-Position, die du aus anderen statischen Skills und Übungen kennst, kann bei der Human Flag ebenfalls verwendet werden. Hier gilt es jedoch einen wichtigen Punkt zu beachten, und zwar deinen Schwerpunkt. Durch das Anziehen der Beine bringst du mehr Gewicht vor deinen Körper, was in der Flag dazu führt, dass man sehr leicht das Gleichgewicht verliert und nach vorne oder hinten einknickt. Hier kannst du Abhilfe schaffen, indem du den Oberkörper leicht aufdrehst, sodass dein Brustbein in Richtung Decke zeigt.

Du kannst übrigens auch alle Vorübungen mit einem Widerstandsband ausführen. Widerstandsbänder werden oftmals als Kompensation für fehlende Kraft eingesetzt. Damit meine ich nicht die Skill-spezifische Kraft, sondern die fehlende Voraussetzung für die Human Flag. Wenn du noch keine 10 Klimmzüge beherrschst, solltest du dich noch nicht an die Human Flag wagen. Wer es dennoch macht, wird schnell merken, dass die Kraft fehlt, und um den Körper irgendwie in die Horizontale zu bringen, schleichen sich oftmals Fehlhaltungen ein. Davor möchte ich warnen, denn das sind genau die Momente, in denen das Verletzungsrisiko rasant ansteigt!

## Tipps für deine Trainingsplanung

Starte mit 1 bis 2 Einheiten pro Woche mit Skill-spezifischem Training. Vielleicht trainierst du diesen Sikll in den ersten Wochen zunächst nur 1-mal pro Woche, um deine Schultern auf die Belastung vorzubereiten und kein Risiko für eine Verletzung einzugehen. Sobald du das Training ohne Probleme durchführen kannst, solltest du du 2-mal pro Woche trainieren. Das Trainingsvolumen während einer Woche kann von 3 bis 10 Sätzen variieren.

# LEVEL 4

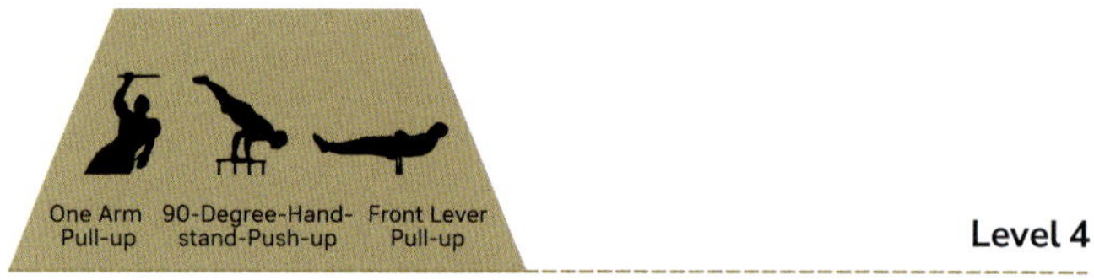


Willkommen in der Calisthenics-Champions-League. Die Skills aus den Leveln 4 und 5 sind mit das Höchste, was man im Calisthenics erreichen kann. Die vierte Ebene der Skill-Pyramide beinhaltet den einarmigen Klimmzug (One Arm Pull-up), den 90-Grad-Handstand-Push-up und den Front Lever Pull-up. Für diese Skills ist jahrelanges Training notwendig, um seinen Körper dahingehend weiterzuentwickeln. Das soll aber nicht heißen, dass diese Skills nicht machbar sind. Im Gegenteil! Mit kontinuierlichem und smartem Training kannst auch du sie erreichen.

Die Skills auf Level 4 sind so fortgeschritten, dass nur ein kleiner Prozentteil aller Calisthenics-Athleten*innen sie beherrschen. Dementsprechend ist hier die Datenlage noch gering. Die kommunizierten Werte und Daten aus diesem Kapitel beruhen auf meinem eigenen Training und Gesprächen von Athleten, die diese Skills beherrschen. Solltest du diese Skills schon beherrschen, bist du herzlich eingeladen, deine Erfahrungen und Werte mit mir zu teilen, damit wir sie in die nächste Ausgabe einfließen lassen können. Schreibe mir in dem Fall gerne eine E-Mail an info@flex-calisthenics.com. Gemeinsam entwickeln wir den Sport weiter!

## One Arm Pull-up

Der One Arm Pull-up ist die Meisterklasse des Klimmzugs. Zwischen den klassischen und den einarmigen Pull-ups liegen Welten, die oft unterschätzt werden. Das kann dazu führen, dass man zu früh mit dem Training für den einarmigen Klimmzug startet, die Resultate sind Überlastungen in Ellenbogen und Schultern. Nicht nur muss dein gesamtes Körpergewicht von einem Arm getragen werden, es kommt auch noch ein oft unterschätzter Stabilisationsaspekt hinzu, der die Ausführung erschwert. Solltest du den Gedanken »Wenn normale Klimmzüge zu einfach sind, mache ich einfach einarmige Klimmzüge, um die Intensität zu erhöhen« haben, verwerfe ihn bitte gleich wieder und starte mit Weighted Klimmzügen, bis du die Voraussetzungen für den einarmigen Klimmzug erfüllst.

### Voraussetzung

Um einzuschätzen, ob du bereit für den One Arm Pull-up bist, kannst du deine Maximalkraft im Pull-up heranziehen. Als ich meinen ersten einarmigen Klimmzug geschafft habe, hatte ich eine Maximalkraft von circa 85 Prozent meines Körpergewichts. Wenn man sich andere Athleten anschaut, die den einarmigen Klimmzug beherrschen, befinden sie sich im 1RM-Bereich von 75 bis 90 Prozent in Relation zu ihrem Körpergewicht. Da die Belastungen auf deine Ellenbogen und Schultern sehr hoch sind, empfehle ich, Skill-spezifisches Training für den einarmigen Klimmzug erst ab einer Maximalkraft von mindestens 70 bis 75 Prozent deines Körpergewichts im Pull-up zu starten.

### Übungstechnik

**Hinweis:** Für den einarmigen Klimmzug empfiehlt es sich, wie bei normalen Klimmzügen mit oder ohne Zusatzgewicht über eine Box an die Stange zu steigen. Mit diesem Set-up kannst du dir genügend Zeit nehmen, den Griff optimal zu platzieren und dich kontrolliert an die Stange zu hängen, ohne zu pendeln. Für den bestmöglichen Griff an der Stange solltest du Chalk verwenden.

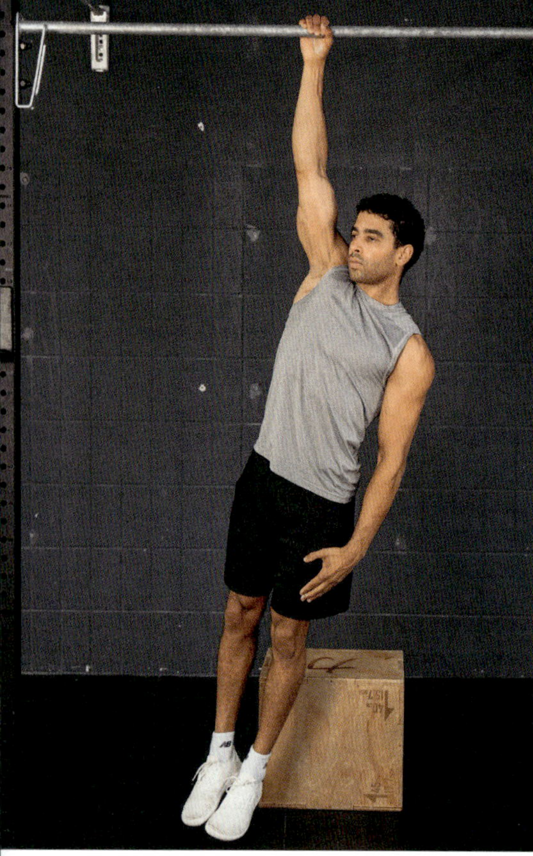

1. Rotiere mit der Hand etwas über die Stange, sodass dein Handgelenk knapp unterhalb der Stange platziert ist. Das Handgelenk sollte die Stange nicht berühren. Sobald du die Stange richtig fest in der Hand hast, hänge dich kontrolliert an die Stange, indem du ein Bein von der Box löst, dein Gewicht an die Stange hängst und erst dann, wenn du regungslos im Hang bist, das zweite Bein löst. Drehe anschließend den Oberkörper leicht ein. Angenommen, du ziehst mit deiner linken Hand, dann solltest du dich so eindrehen, dass deine rechte Schulter in Richtung zur linken Hand wandert. Dein Oberkörper sollte circa 45 Grad zur Stange geneigt sein.

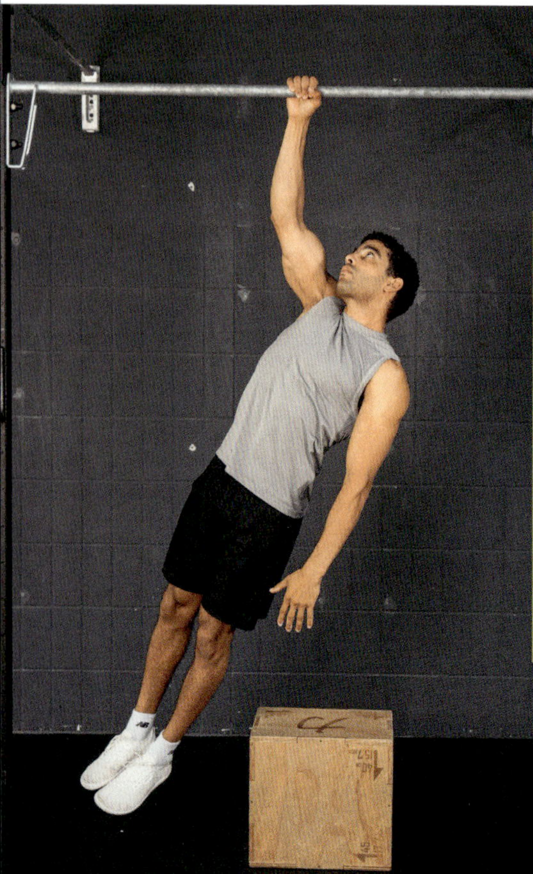

2. Atme aus, lasse dich etwas in die Schulter sinken und atme ein. Spanne dabei Bizeps und Trizeps des linken Arms gleichermaßen an und starte die Bewegung, indem du den Ellenbogen nach unten ziehst. Gedanklich möchtest du den linken Ellenbogen zu deinem rechten Hüftknochen ziehen. Strecke den rechten Arm nach vorne innen zum linken Ellenbogen, um deinen Körperschwerpunkt zu stabilisieren. Während du dich hochziehst, rotierst du mit der rechten Schulter zur Stange.

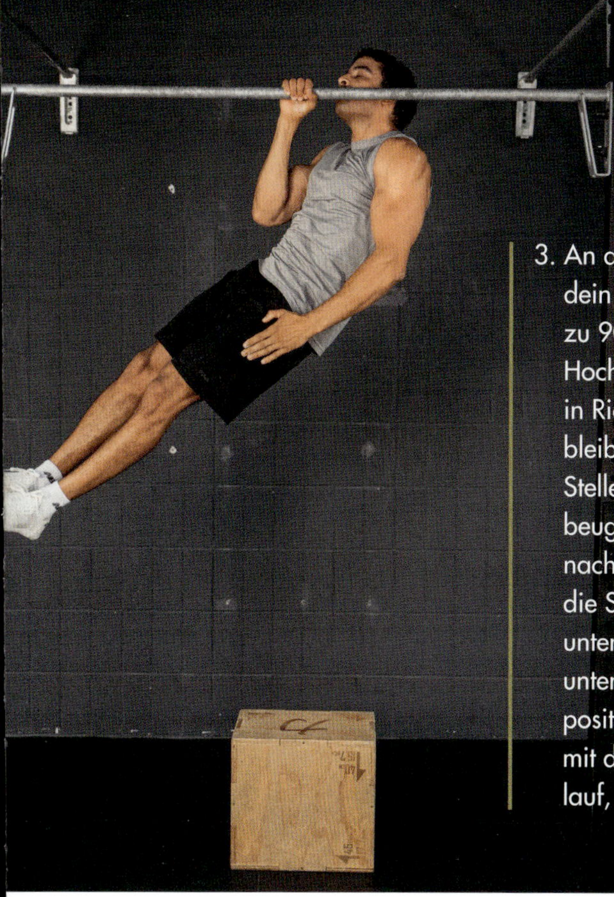

3. An der obersten Position angekommen, ist dein Oberkörper in einem Winkel von nahezu 90 Grad zur Stange ausgerichtet. Beim Hochziehen rotierst du mit dem Oberkörper in Richtung des linken Ellenbogens. Dieser bleibt während des Zugvorgangs an Ort und Stelle. Während du dich nach oben ziehst, beuge die Hüfte und lasse die Beine leicht nach vorne kommen. Sobald das Kinn über die Stange ragt, leite die Bewegung nach unten ein, indem du dich kontrolliert nach unten sinken lässt, um wieder in der Startposition zu landen. Der einarmige Klimmzug mit der anderen Hand ist identisch im Ablauf, lediglich die Seiten verändern sich.

## Regression und Progression Einarmiger Scapular Pull-up

Bevor du mit dem Skill-spezifischen Training für den einarmigen Klimmzug startest, solltest du sicherstellen, dass du mit einem Arm an der Stange hängen kannst. Wenn das funktioniert, machst du einarmige Scapular Pull-ups, indem du dein Schulterblatt nach unten in eine Depression ziehst und es wieder nach oben in eine Elevation kommen lässt.

Dabei kann es vorkommen, dass sich dein Körper unkontrolliert dreht. Das kannst du durch einen starken Griff vermeiden. Stell dir dafür vor, du möchtest die Stange, an der du hängst, verdrehen. So bekommst du Kontrolle über deinen Körper. Dies bedarf eines hohen Maßes an Griffkraft und Unterarmkraft. Je mehr du deinen Körper mit einer Hand kontrollieren kannst, desto einfacher kannst du während des Klimmzugs deine Körperachse steuern.

## Assisted One Arm Pull-up

Nachdem du eine gute Basis geschaffen hast, startest du mit Assisted One Arm Pull-ups, die Zugbewegung zu üben.

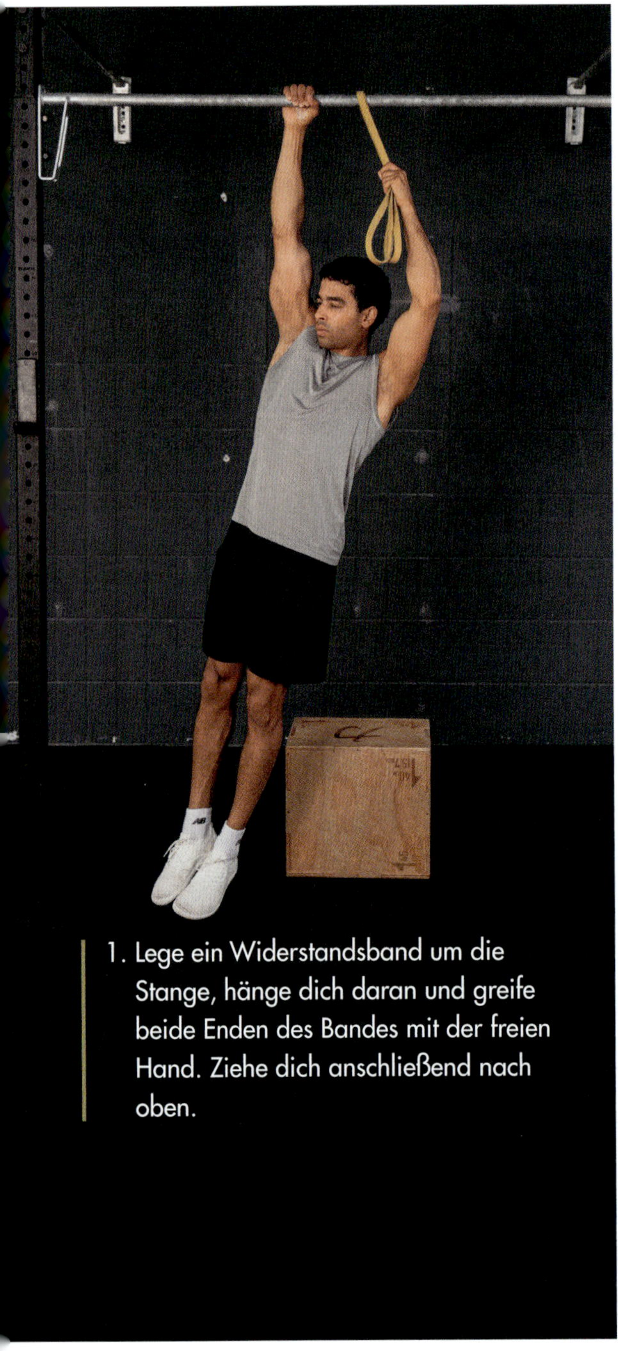

1. Lege ein Widerstandsband um die Stange, hänge dich daran und greife beide Enden des Bandes mit der freien Hand. Ziehe dich anschließend nach oben.

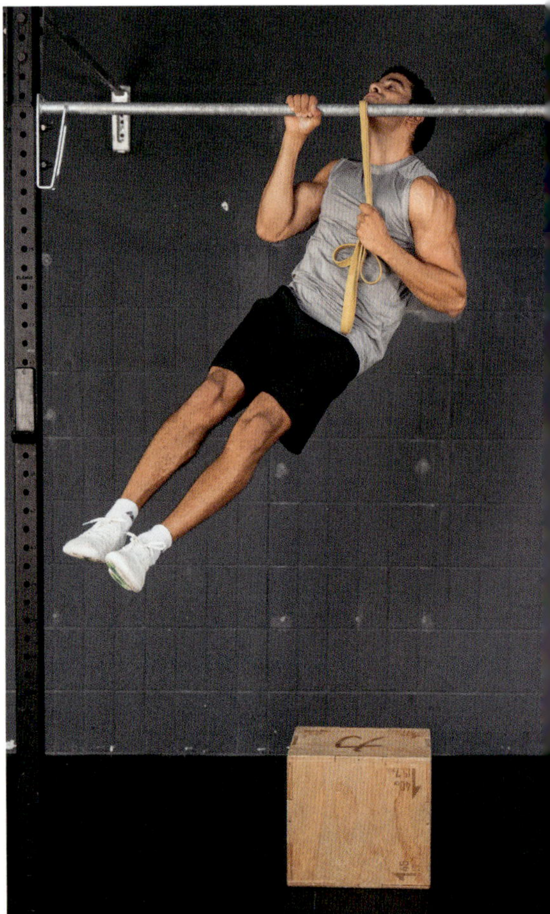

2. Der Vorteil hierbei ist (anders als bei der Variante mit den Beinen im Widerstandsband), dass du dich freier bewegen und dadurch zusätzlich in der Rotation unterstützen kannst. Das Verwenden des zweiten Arms am Widerstandsband bietet eine effektive Unterstützung, um den Körper kontrolliert in die gewünschte Position zu bringen und das Hochziehen zu erleichtern.

**Hinweise:** Starte mit einem starken Widerstandsband, mit dem du mindestens 2 bis 3 Wiederholungen mit 1 bis 2 Reps in Reserve hast. Arbeite dich zu 5 Wiederholungen hoch, bevor du ein leichteres Widerstandsband verwendest. Trainiere das so lange, bis du bei dem leichtesten Widerstandsband angekommen bist.

Eine weitere feinere Abstufung ist die Stelle, an der du das Band greifst. Je weiter oben du das Band greifst, desto mehr Unterstützung bietet es dir. Greifst du das Band am Ende, desto weniger Unterstützung bekommst du durch das Band. Wenn du also das leichteste Band am Ende greifst und damit 4 bis 6 Wiederholungen schaffst, bist du wahrscheinlich in der Lage, deine ersten freien einarmigen Klimmzüge zu meistern.

## Progression

Das nächste Ziel sollte sein, mit jedem Arm mehrere Wiederholungen einarmiger Klimmzüge zu meistern. Hier ist eine Wiederholungsanzahl von 5 ebenfalls ein tolles Ziel. Anschließend kannst du dir überlegen, Zusatzgewicht zu addieren, indem du in der freien Hand eine Gewichtsscheibe hältst. Fange auch hier lieber mit leichteren Gewichten an, zum Beispiel mit 2,5 Kilogramm.

### Tipps für deine Trainingsplanung

Trainiere den einarmigen Klimmzug 2-mal pro Woche, das Skill-spezifische Trainingsvolumen kann dabei zwischen 4 und 8 Sätzen pro Woche liegen. Zusätzlich kommt dein normales Pull-Training mit Pull-ups und oder Chin-ups, das darauf ausgelegt sein sollte, deine Maximalkraft zu steigern. Beim Skill-spezifischen Training für den einarmigen Klimmzug empfehle ich dir, mit einem etwas intensiveren Tag zu trainieren (hier sollte deine Intensität bei einer RIR von 2 sein) und einem etwas leichteren Tag (bei dem die RIRs bei mindestens 3 bis 4 liegen dürfen).

## 90-Degree-Handstand-Push-up

Der 90-Degree-Handstand-Push-up ist die Fortsetzung des Handstand-Push-up. Bei diesem Skill werden zwei Skills kombiniert, die du jetzt schon kennst und beherrschst: Dem normalen Handstand Push-up wird eine Bent Arm Planche hinzugefügt und beide in ein Bewegungsmuster gegossen. Somit werden für diesen Skill Kraft, Balance und maximale Körperspannung benötigt. Dadurch wird deine Körperbeherrschung auf ein ganz neues Niveau gehoben!

### Voraussetzungen

Für den 90-Degree-Handstand-Push-up solltest du in der Lage sein, 5 Handstand-Push-ups am Stück zu auszuführen. Gleichzeitig solltest du die Bent Arm Planche für mindestens 10 Sekunden halten können, bevor du mit dem Training für den 90-Degree-Handstand-Push-up startest.

Die größte Herausforderung bei diesem Skill ist es, dich von der Bent Arm Planche zurück in den Handstand zu drücken. Um für diesen Teil der Bewegung bestmöglich vorbereitet zu sein, solltest du beginnen, mit tiefen Handstand-Push-ups zu arbeiten. Damit du deinen Körper zurück in die Vertikale drücken kannst, ist es erforderlich, die Schultern tiefer als bei einem klassischen Handstand-Push-up zu positionieren und sich anschließend kontrolliert aus dieser Position herauszudrücken.
Wenn Balance dein limitierender Faktor ist und du deshalb keine 5 Wiederholungen am Stück schaffst, aber genügend Kraft vorhanden ist, 1 bis 2 tiefe Handstand-Push-ups zu absolvieren, dann wird das ausreichend sein, um das Training für den 90-Degree-Handstand-Push-up zu starten.

### Übungstechnik

Den 90-Degree-Handstand-Push-up kannst du sowohl mit den Händen auf dem Boden oder auf Parallettes ausführen. Wir gehen den Ablauf auf Parallettes durch und beschreiben zum Ende die Feinheiten des 90-Degree-Handstand-Push-up mit den Händen auf dem Boden.
Für diesen Skill kannst du sowohl die niedrigen als auch die hohen Parallettes verwenden. Der Vorteil der höheren Parallettes ist, dass du mehr

Freiraum nach unten hast. Dieser kann, aber muss nicht genutzt werden. Zu Beginn solltest du eher vermeiden, den Oberkörper zu tief nach unten zu senken, denn das erhöht den Schwierigkeitsgrad der Übung um einiges. Die Griffbreite solltest du so wählen, wie du es von klassischen Handstand-Push-ups (Seite 178) gewohnt bist.

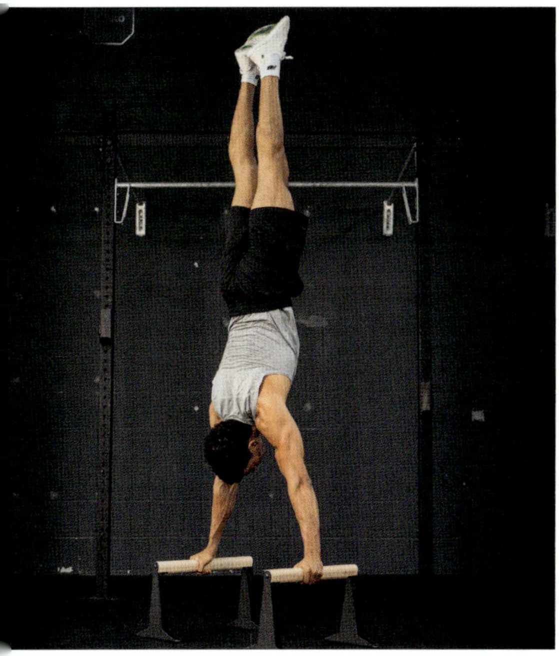

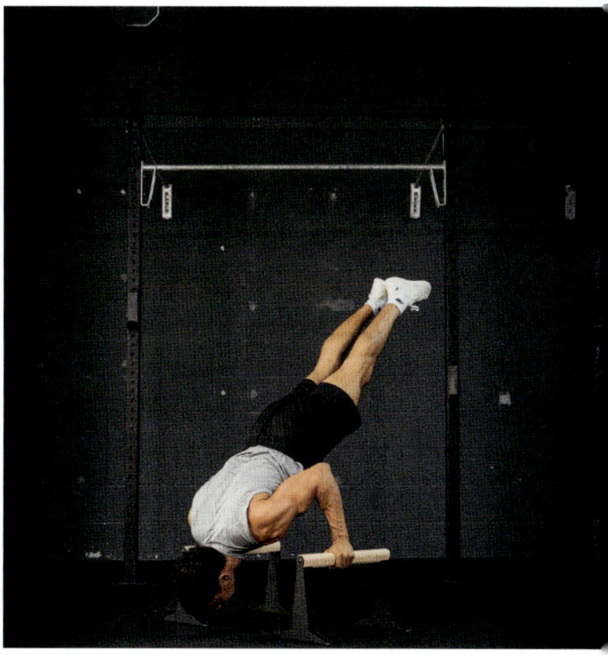

1. Starte im klassischen Handstand. Du solltest circa 5 Sekunden ruhig stehen und dich mental auf die Übung vorbereiten, indem du ein gutes Gefühl für den Körper im Handstand bekommst.
   **Hinweis:** Viele machen den Fehler, dass sie sich gerade in den Handstand gekickt, aber kaum Kontrolle haben und schon die Bewegung für den 90-Degree-Handstand einleiten. Da ist der Versuch schon zum Scheitern verurteilt, bevor er gestartet hat. Um genau das zu vermeiden, solltest du dir kurz Zeit nehmen, wirklich Kontrolle entwickeln und somit eine optimale Ausgangslage für den Skill schaffen.
2. Bevor du die Bewegung einleitest, atme einmal durch den Mund aus, halte die Bauchspannung und atme über die Nase ein, um die Körpermitte zu stabilisieren. Starte für die Einleitung der exzentrischen Bewegung mit einem normalen negativen Handstand-Push-up. Sobald dein Oberarm horizontal ausgerichtet ist, schiebe den Oberkörper weiter nach vorne. Stell dir dafür vor, du würdest die Parallettes nach hinten ziehen. Positioniere gleichzeitig die Ellenbogen näher am Körper für mehr Stabilität in der Bent-Arm-Planche-Haltung.

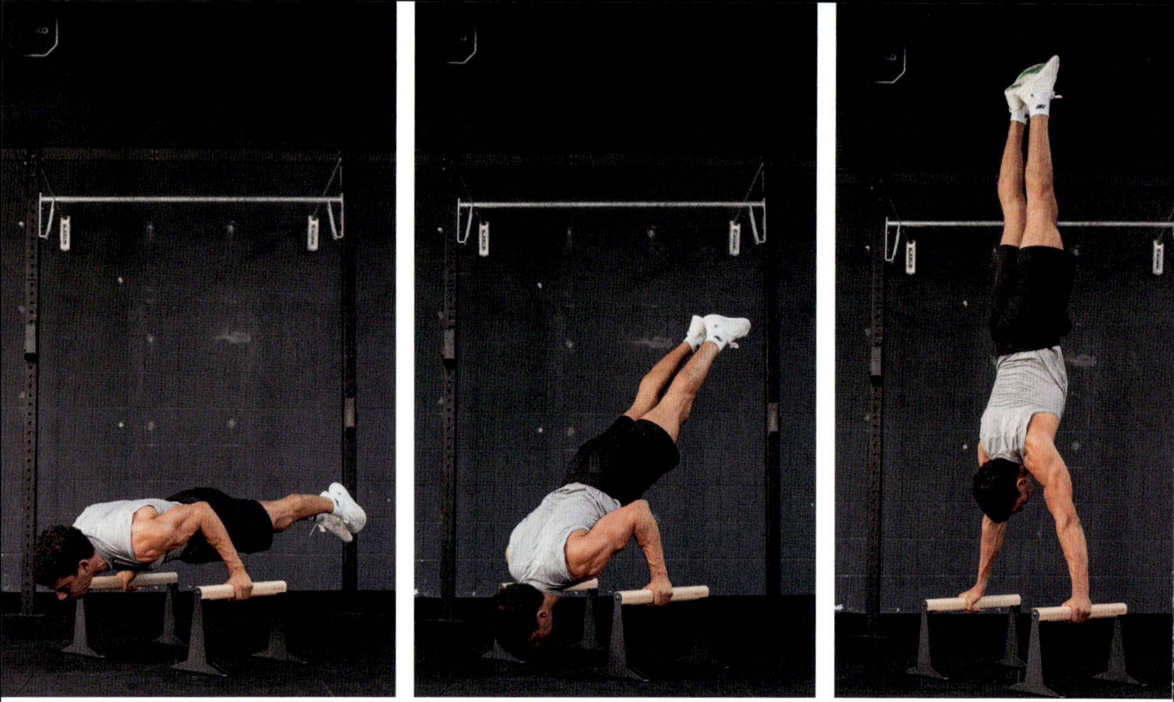

3. Ziel ist es, dass dein ganzer Körper horizontal ausgerichtet ist. Um dabei im Gleichgewicht zu bleiben, sollte sich deine Hüfte in der Endposition zwischen den Händen befinden. Halte die Endposition – also die Bent Arm Planche – für 1 bis 2 Sekunden. Leite dann die konzentrische Phase ein.
4. Um den Körper wieder in die Vertikale zu hieven, musst du mehrere Dinge gleichzeitig beachten:

   a. Schiebe die Parallettes gedanklich nach vorne,
   b. drücke dich nach unten weg,
   c. führe die Fersen aktiv nach oben.

   Das sollte zügig geschehen, damit die Bewegung flüssig ist. Jetzt befindest du dich in einem tiefen Handstand-Push-up mit einer flachen, aber leicht schrägen Körperlinie. Das ist in der Regel der härteste Teil der Bewegung, denn hier brauchst du maximale Kraft, um die Körperposition zu kontrollieren und dich weiter nach oben in den Handstand zurückzudrücken.
5. Führe die Fersen weiter gedanklich über den Kopf, ohne dabei in ein Hohlkreuz zu geraten, und drücke dich zurück in die Startposition.

**Hinweise:** Beim Handstand wandert dein Blick von den Händen nach vorn, beim Abwärtsgehen und auch rückwärts wieder zurück, während du dich wieder nach oben drückst.

Solltest du die den 90-Degree-Handstand-Push-up auf dem Boden ausführen wollen, dann ist es wichtig, deine Handposition während des konzentrischem Teils anzupassen: Ab dem Zeitpunkt, bei dem du den Oberkörper nach vorne schiebst, solltest du die

Hände leicht nach außen drehen. Die Belastung auf deine Handgelenke kann sonst sehr hoch sein und dich sogar daran hindern, in die Bent Arm Planche zu kommen. Wenn du dich wieder nach oben drückst, musst du dann deine Handgelenke wieder zurückdrehen, um die Kraft effizient in den Handstand-Push-up zu übertragen.

## Regression und Progression Tiefer Handstand-Push-up

Wenn du die Voraussetzungen für den 90-Degree-Handstand-push-up erfüllst, kannst du als erste Vorübung mit tiefen Handstand-Push-ups starten, um die Skill-spezifische Kraft aufzubauen. Sobald du 1 bis 2 Wiederholungen von Handstand-Push-ups schaffst, bei denen du die Schultern deutlich unter die Ellenbogen senken kannst, wechselst du zur nächsten Progression.

## Negativer Handstand-Push-up

Bereite dich hiermit darauf vor, wie es sich anfühlt, dich nach vorne zu lehnen, während du einen Handstand-Push-up ausführst. Mache einen negativen Handstand-Push-up: Sobald deine Schultern auf Ellenbogenhöhe sind, schiebe den Oberkörper aktiv nach vorne, damit deine Körperlinie etwas flacher wird. Ziehe dich anschließend wieder zurück und drücke dich nach oben in den Handstand. Das Maß des Vorlehnens kannst du Schritt für Schritt erweitern.

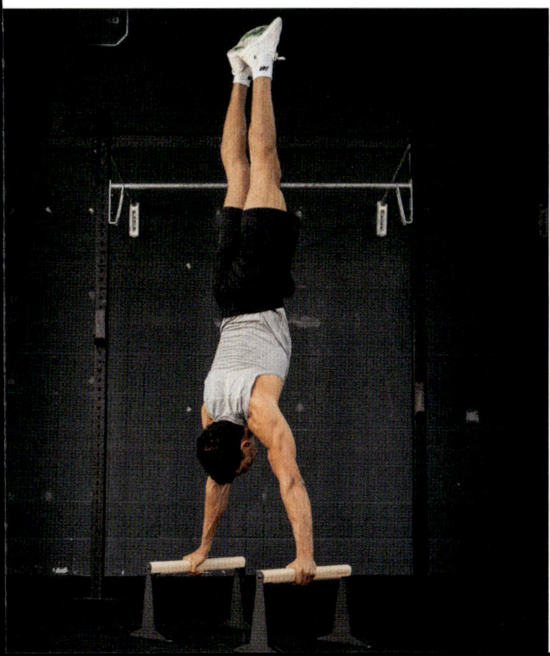

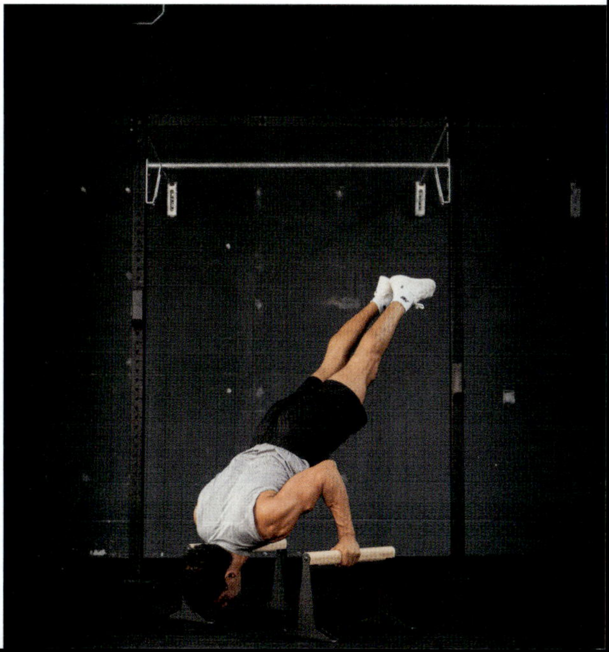

Wenn du an dem Punkt angekommen bist, dass dein Körper in einem 45-Grad-Winkel zum Boden ausgerichtet ist, kannst du den negativen 90-Degree-Handstand-Push-up mit in dein Training ergänzen, während du die Lean-Variante auf mehr Wiederholungen ausbaust und darin mehr Sicherheit und Kraft generierst.

## Negativer 90-Degree-Handstand-Push-up

Beim negativen 90-Degree-Handstand-Push-up trainierst du lediglich die exzentrische Phase der Bewegung. Unten angekommen, halte die Spannung kurz und steige dann aus der Bewegung aus. Möchtest du mehrere Wiederholungen machen, musst du dich aktiv in den Handstand kicken.

**Hinweis:** Optimalerweise trainierst du nun also Handstand-Push-ups mit Vorlehnen (lean) auf Steigerung der Wiederholungszahl und negative 90-Degree-Handstand-Push-ups. Wenn du jeweils 2 bis 3 kontrollierte Wiederholungen der genannten Übungen schaffst, kannst du dich an einen Straddle-90-Degree-Handstand-Push-up wagen.

## Straddle 90-Degree Handstand-Push-up

Bevor du den vollen 90-Degree-Handstand-Push-up machst, kannst du deine Beine leicht in eine Straddle-Position spreizen und dann die exzentrische Phase einleiten. Das macht die Übung etwas leichter, damit du dich mit der Bewegungsabfolge vertraut machen kannst. Das Ziel sollten 3 Wiederholungen in einem Satz sein, bevor du die Beine schließt und die gleiche Übung wiederholst.

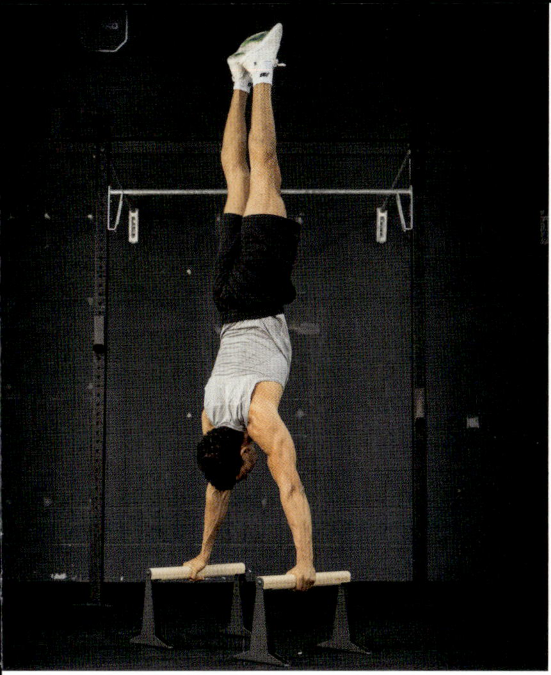 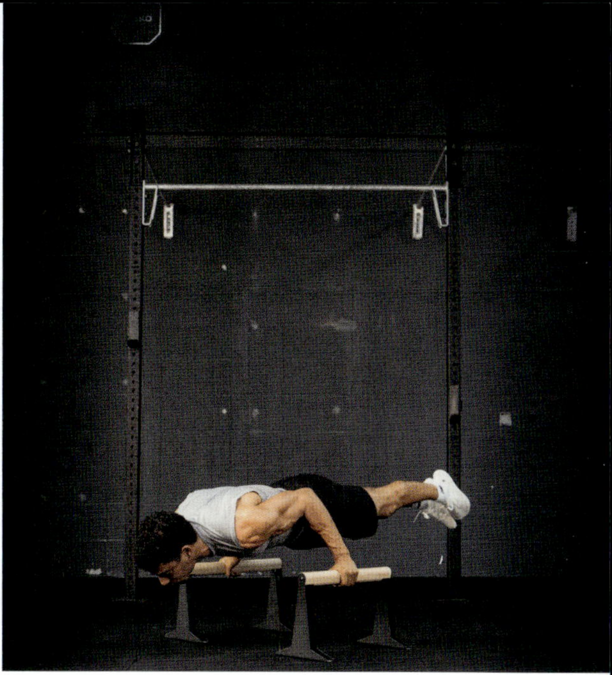

**Hinweis:** Die Technik für den Straddle-90-Degree-Handstand-Push-up ist identisch der Technik des finalen 90-Degree-Handstand-Push-up. Du spreizt hierbei lediglich die Beine und hältst den Straddle über die gesamte Bewegung bei. Wenn du 2 bis 3 Wiederholungen am Stück gemeistert hast, wirst du langsam, aber sicher die Kraft und die Kontrolle besitzen, den vollen 90-Degree-Handstand-Push-up auszuführen.

## Tipps für deine Trainingsplanung

Trainiere den 90-Degree-Handstand-Push-up mit seinen Vorübungen 2-mal pro Woche. Ein Trainingstag sollte etwas intensiver gestaltet werden und der zweite etwas leichter. Das kann beispielsweise so aussehen, dass du an Tag 1 Handstand-Push-ups mit Lean trainierst und auf vermehrte Wiederholungen hinarbeitest und an Tag 2 (dem leichteren Tag) negative Straddle-90-Degree-Handstand-Push-up mit jeweils nur 1 Wiederholung machst. Das Volumen für diesen Skill pro Woche sollte zwischen 6 und 12 Sätzen liegen.

# Front Lever Pull-up

Der Front Lever Pull-up ist ein Skill mit einer Kombination aus einem gestreckten und einem gebeugten Arm. Aus eigener Erfahrung kann ich berichten, dass dieser Skill neben maximaler Körperbeherrschung ein hohes Maß an Skill-spezifischer Kraft benötigt. Die größte Herausforderung ist es, die Körperlinie unverändert zu lassen, während man sich vertikal nach oben zieht.

## Voraussetzungen

Die Grundvoraussetzung für den Front Lever Pull-up ist es, einen Front Lever für 5 bis 8 Sekunden zu halten, besser sind 10 Sekunden oder mehr. Während du daran arbeitest, kannst du parallel bereits mit den ersten Vorübungen zum Front Lever Pull-up in deinem Training starten (ab Seite 218). Um herauszufinden, ob sich das 1RM einer anderen Übung, beispielsweise dem Pull-up oder Chin-up, als Anhaltspunkt auf den Front Lever Pull-up übertragen lässt, habe ich mit einem der besten Front-Lever-Athleten der Welt gesprochen. Yaad Mohammad (doctor.yaad auf Instagram) hat einen Pull-up-1RM von 85 Kilogramm bei einem Körpergewicht von 62 Kilogramm. Das ist eine Maximalkraft von 137 Prozent in Relation zu seinem Körpergewicht! Wir haben gemeinsam Front Lever Pull-ups trainiert und es ist einfach verrückt, wie leicht dieser Skill für ihn ist. Das nehme ich als Bestätigung, dass es auch für diesen Skill wieder sehr von Vorteil ist, so stark wie möglich zu werden!

Als ich meinen ersten Front Lever Pull-up geschafft habe, hatte ich einen 1RM von circa 95 Prozent im Chin-up in Relation zu meinem Körpergewicht. Die Maximalkraft allein ist jedoch nicht der einzige Faktor, der dich zum Front Lever Pull-up bringt.

Auf der Metaebene ist der Front Lever eine simple Ruderübung, nur ist dein Körper hierbei in einer horizontalen Ebene positioniert. Laut dem SAID-Prinzip (Specific Adaption to Imposed Demands)[8] ist die Kraftanpassung aufgabenspezifisch und abhängig von Bewegung, Gelenkwinkel, Geschwindigkeit und Kontraktionsform.

8 Sale, D. G. (1988). »Neural adaptation to resistance training«. Medicine & Science in Sports & Exercise, 20 (5 Supple-ment), S. S135–S145. https://doi.org/10.1249/00005768-198810001-00009

Das bedeutet für den Front Lever Pull-up, dass es wahrscheinlich von Vorteil ist, eine gute Kraftausgangsbasis zu haben. Für das Meistern des Skills ist ein gezieltes Training des horizontalen Zugs erforderlich, um die dafür notwendige Kraft zu entwickeln.

## Übungstechnik

**Hinweis:** Um effizient in die Startposition zu kommen, eignet sich für den Front Lever Pull-up eine hüfthohe Stange. Der Einstieg in den Front Lever und der Hold sind unverändert, beides hast du bereits gelernt (ab Seite 189).

Der einzige Unterschied ist, dass du nun etwas enger greifst als schulterbreit. Deine Hand solltest du etwas weiter um die Stange herum rotieren, sodass du nahezu im False Grip greifst. Das Handgelenk darf auf der Stange aufliegen, muss aber nicht. Dieser angepasste Griff macht den Pull-up etwas leichter.

1. Der Front Lever ist deine Startposition. Führe nun die Ellenbogen gerade nach unten zum Boden und bringe gleichzeitig gedanklich die Hüfte zur Stange, um den Pull-up einzuleiten. Achte dabei darauf, dass dein Körper in einer geraden Linie bleibt.

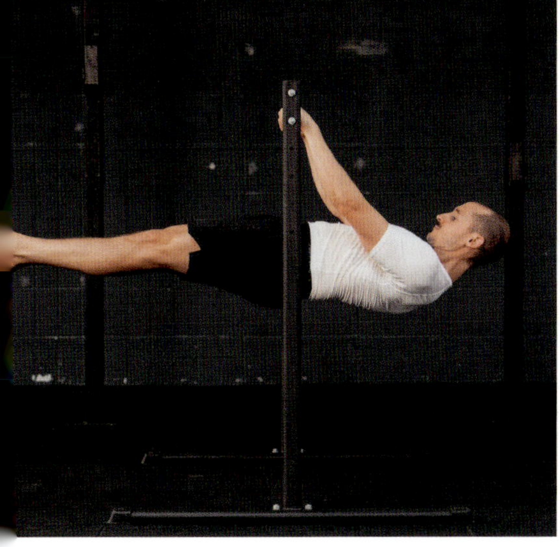

2. Ziehe dich so hoch, bis die Hüfte die Stange berührt hat. Lasse dich anschließend wieder absinken, bis du in einem normalen Front Lever Hold angekommen bist. Du willst den Zug aus reiner Kraft ausführen und nicht durch eine Kompensation über eine Kippbewegung aus der Hüfte unterstützen.

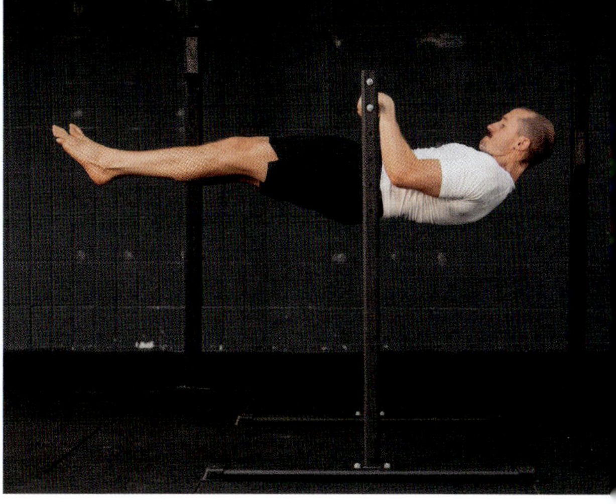

**Hinweis:** Zu Beginn tendiert man oft dazu, den Oberkörper einzurunden. Die Vorstellung, das Brustbein kontinuierlich vertikal auszurichten, kann dir dabeihelfen, den Oberkörper aufrecht zu halten. Fokussiere dich gleichzeitig darauf, die Ellenbogen nach unten Richtung Boden zu ziehen und weniger zu beugen. Der Zug kommt vor allem aus einer Schulter-Extension. Das bedeutet, den Oberarm zum Körper zu ziehen.

## Regression und Progression

Beim Erlernen des Front Lever starten wir mit der Tucked-Front-Lever-Position. Diese Vorübung ist jedoch hinderlich bei dem Front Lever Pull-up, da hier die Knie im Weg sind und wir die Hüfte nicht an die Stange bekommen. Deshalb ist die erste Variante des Front Lever Pull-up der L-Front-Lever Pull-up. Bei dieser Variante bildet der Oberkörper mit den Beinen von der Seite betrachtet ein L.

## L-Front-Lever Pull-up

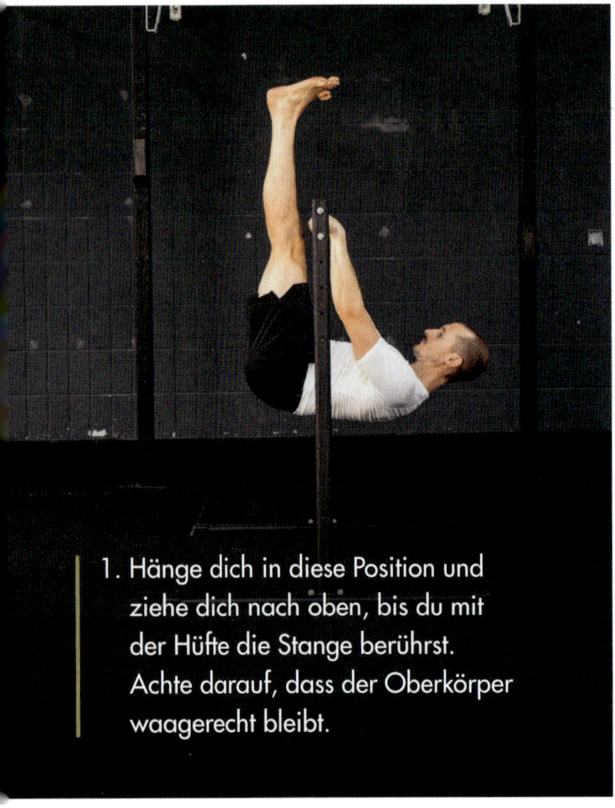

1. Hänge dich in diese Position und ziehe dich nach oben, bis du mit der Hüfte die Stange berührst. Achte darauf, dass der Oberkörper waagerecht bleibt.

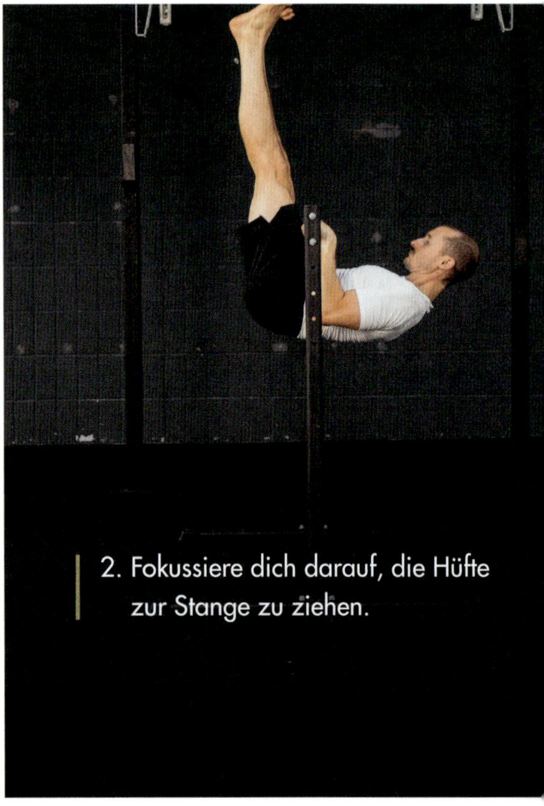

2. Fokussiere dich darauf, die Hüfte zur Stange zu ziehen.

**Hinweise:** Hier wirst du das erste Mal spüren, wie anspruchsvoll das ist. Lasse dich davon nicht verunsichern, mit ein bisschen Übung bekommst du das schnell hin. Denk immer daran: Du bringst deinem Körper gerade ein Bewegungsmuster bei, das er noch nicht kennt.
Sobald du davon 6 bis 8 Wiederholungen in 2 bis 3 Sätzen durchführen kannst, bist du bereit für die nächste Stufe: den Advanced Tucked Front Lever Pull-up.

## Advanced Tucked Front Lever Pull-up

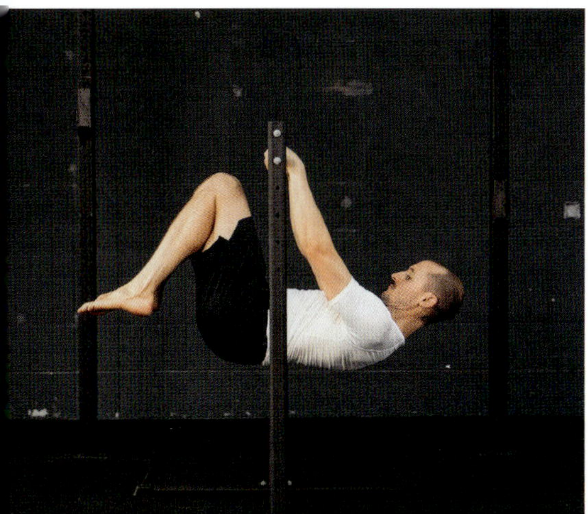

1. Die Position des Advanced Tucked Front Lever kennst du bereits aus dem Front-Lever-Training. Achte jetzt darauf, dass der Winkel von Oberkörper zu Oberschenkel circa 90 Grad beträgt. Ziehe die Fersen zum Gesäß.

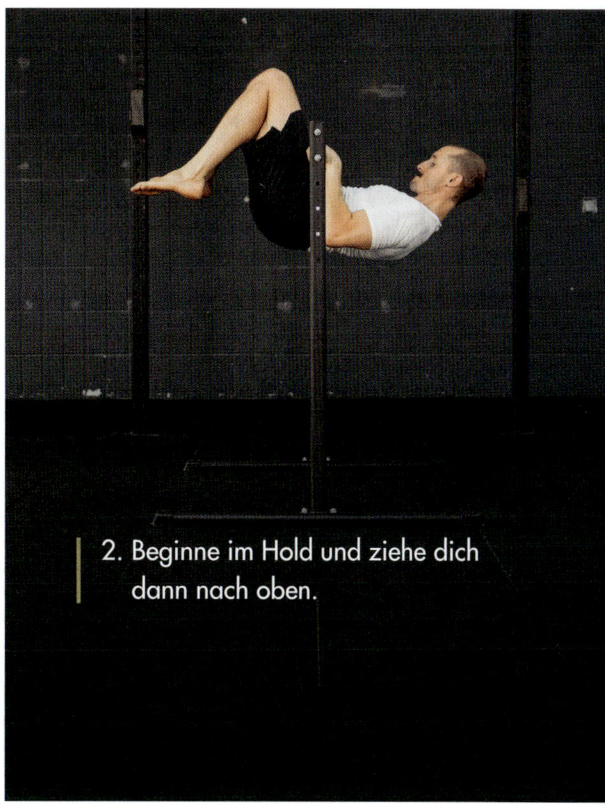

2. Beginne im Hold und ziehe dich dann nach oben.

**Hinweis:** Wenn 6 bis 8 Wiederholungen für jeweils 2 bis 3 Sätze keine Herausforderung mehr für dich darstellen, kannst du die Knie weiter nach vorne schieben und das Gleiche in einem Super Advanced Tucked Front Lever machen.

## Super Advanced Tucked Front Lever

Hier erhöhst du die Intensität des Zugs und arbeitest dich wieder einen Schritt näher an den Front Lever Pull-up heran.

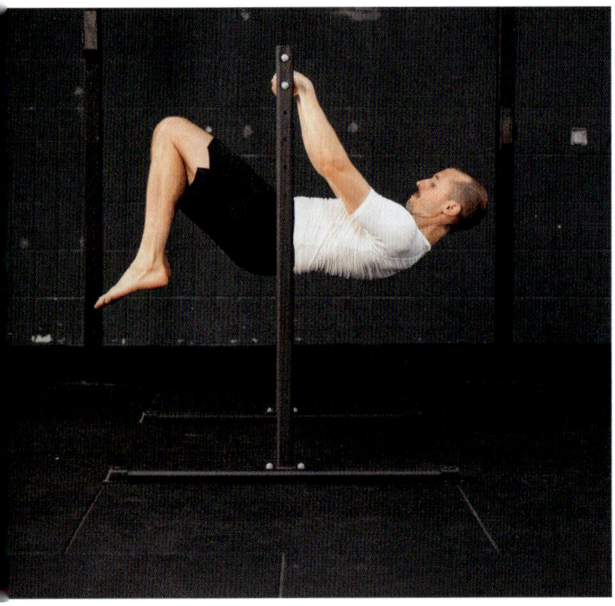

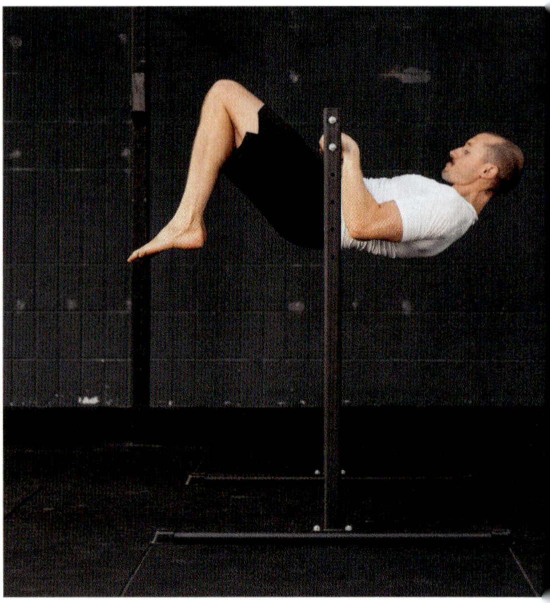

1. Zwischen dem Advanced und Super Advanced Tucked Front Lever Pull-up gibt es mehrere kleine Zwischenstufen. Je nachdem, wie weit du den Winkel zwischen Oberkörper und Oberschenkel öffnest, wird die Übung schwieriger.

**Hinweis:** Suche eine Intensität, mit der du in der Lage bist, 1 bis 2 technisch saubere Wiederholungen zu machen, und arbeite anschließend daran, die Wiederholungszahl zu steigern, bevor du die Intensität erhöhst. Sofern du bei dem Super Advanced Tucked Front Lever Pull-up angekommen bist und 2 bis 3 Sätze zu je 5 Wiederholungen gemeistert hast, kannst du zur letzten Vorübung übergehen.

## One Leg Front Lever Pull-up

Die letzte Stufe vor dem Front Lever Pull-up. Diese Übung kannst du in kleine Teilabschnitte untergliedern: Je weiter der zweite Fuß nach vorne zu dem ausgestreckten Bein wandert, desto schwieriger wird sie.

Führe die Übung wie bereits beschrieben aus (Seite 219). Steigere dabei Schritt für Schritt die Intensität. Um klare Intensitätsstufen für dein Training zu definieren, gibt es folgende Möglichkeiten:

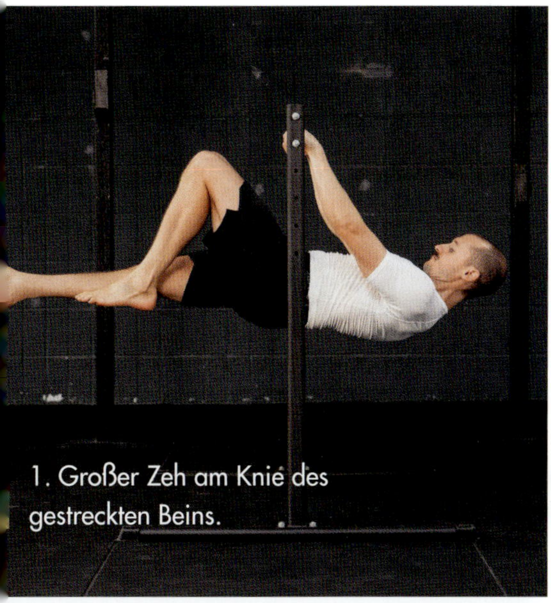

1. Großer Zeh am Knie des gestreckten Beins.

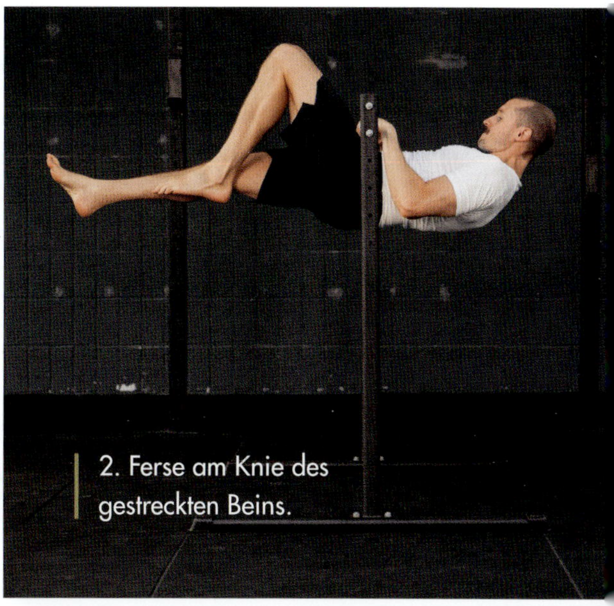

2. Ferse am Knie des gestreckten Beins.

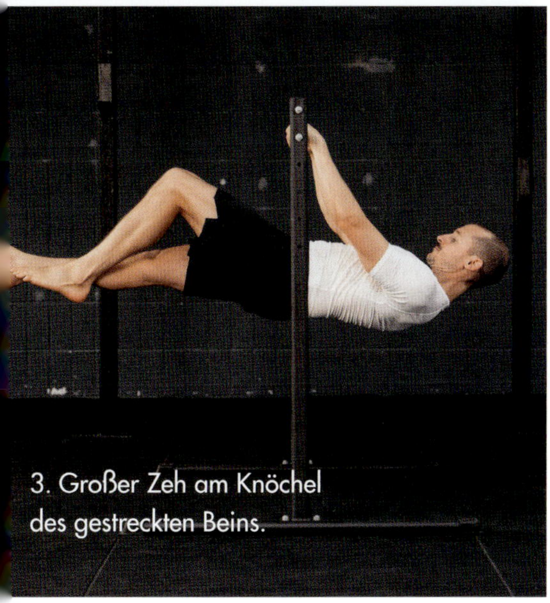

3. Großer Zeh am Knöchel des gestreckten Beins.

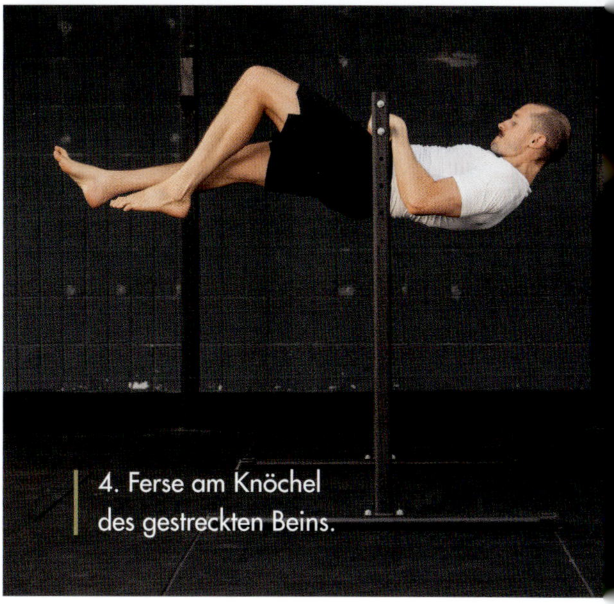

4. Ferse am Knöchel des gestreckten Beins.

**Hinweis:** Du solltest jeweils 4 bis 5 Wiederholungen schaffen, bevor du zur nächsten Intensitätsstufe übergehst. Bist du bei Stufe 4 des One Leg Front Lever Pull-up angekommen und kannst dich 3- bis 4-mal nach oben ziehen, solltest du die Kraft haben, einen finalen Front Lever Pull-up zu machen. Um den Skill jederzeit abrufbereit zu haben, musst du wahrscheinlich noch etwas mehr trainieren.

Jede Vorbereitungsübung kann in der Trainingsplanung auch mit einem Widerstandsband unterstützt werden. Das ist vor allem dann sinnvoll, wenn dir die Kraft von der einen zur nächsten Progression fehlt. Die optimale Positionierung des Bandes ist oberhalb des Gesäßes. Dadurch positionierst du das Band im Front Lever genau so, dass es dich vertikal nach oben unterstützt und den Bewegungsablauf nicht verfälscht.

## Tipps für deine Trainingsplanung

Trainiere den Front Lever Pull-up 2- bis 3-mal pro Woche. Das wöchentliche Trainingsvolumen für den Front Lever Pull-up sollte zwischen 6 und 10 Sätzen liegen. Zusätzlich kannst du 3 bis 5 Sätze Front Lever Holds in deinen Trainingsplan integrieren, um die Haltezeit auszubauen.

# LEVEL 5

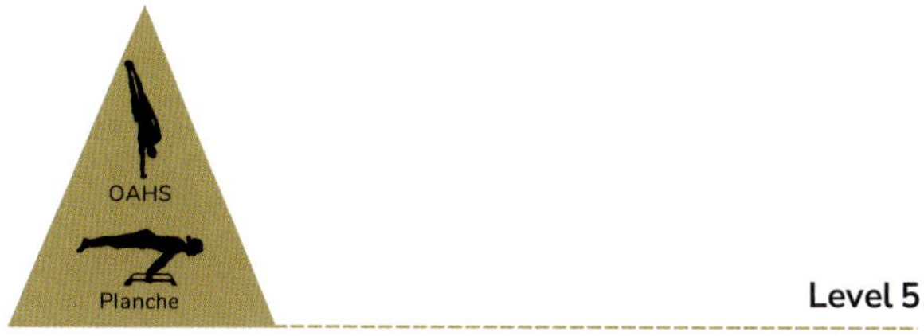


Herzlich willkommen an der Spitze der Calisthenics-Skill-Pyramide! Bis hierher schaffen es nur diejenigen, die jahrelang kontinuierlich und smart trainieren. Dieses Level zu erreichen bedeutet, dass du nicht nur das Training, sondern auch Themen wie Ernährung und Regeneration durchgespielt hast. Die Planche oder den einarmigen Handstand zu erreichen, ist ein Zeichen davon, dass du ein absoluter Calisthenics-Profi bist. In jedem Calisthenics-Park auf der Welt wirst du zu den oberen einstelligen Prozent gehören und viel Anerkennung für deine Leistung bekommen. Jeder, der Calisthenics trainiert, weiß, wie hart es ist, diese Skills zu beherrschen!

# Planche

Die Planche ist wahrscheinlich für viele der beeindruckendste Skill aus der Calisthenics-Welt. Eine Liegestützposition zu halten, ohne die Beine am Boden zu haben, scheint nahezu surreal zu sein. Weil die Planche so beeindruckend ist, wollen Calisthenics-Beginner*innen wie Fortgeschrittene diesen Skill erlernen. Die wenigsten wissen jedoch, wie hart dieser Skill zu meistern ist. Hier sprechen wir von der Calisthenics-Königsdisziplin, die rohe Kraft, filigranes Technikverständnis und maximale Körperbeherrschung voraussetzt.

Die Planche zu erlernen, bedeutet jahrelange kluge Trainingssteuerung, um den Körper – da sprechen wir in erster Linie von Handgelenken, Ellenbogen und Schultern – auf die hohe Belastung vorzubereiten. Viele machen den Fehler, sich nicht die Zeit zu nehmen und nach einer Abkürzung zu suchen, was in der Regel leider zu einer Verletzung oder Überlastung führt. Ich möchte dich ermutigen, diesen Skill zu erlernen, dir sollte jedoch bewusst sein, dass das kein Projekt für ein paar Monate ist, sondern eher für ein paar Jahre. Die Planche zu meistern, bedeutet maximales Commitment und höchste Priorität im Training.

## Voraussetzungen

Die Planche ist das Pendant zu dem Front Lever. Du musst in der Lage sein, den Körper rein aus isometrischer Kraft heraus in der Waagerechten zu halten. Bei der Planche geht es darum, die Arme gestreckt vor dem Körper zu platzieren und so viel Kraft aufzubringen, dass der Körper in einer Linie horizontal in der Luft »schwebt«. Die primär leistungslimitierenden Muskelgruppen für die Planche sind die vordere Schultermuskulatur, der große Brustmuskel und der Bizeps. Diese sind hauptverantwortlich für die Schulter-Flexion, also das Nach-vorne-Führen des Arms. Wenn du dir Weltklasse-Planche-Athleten anschaust, haben diese eines gemeinsam: Sie sind sehr stark im Dip. Teilweise können sie bis zu 200 Prozent ihres Körpergewichts als Zusatzgewicht im Dip bewegen. Das lässt darauf schließen, dass die Planche einen starken Dip produziert. Andersrum stimmt es nur bedingt, da die äußerst komplexe Technik der Planche und die spezifische Kraftentwicklung am gestreckten Arm nicht über einen Dip trainiert werden kann.

Um den ohnehin langen Trainingsprozess für die Planche im Rahmen zu halten und gleichzeitig zu vermeiden, zu früh mit der Planche zu beginnen, kannst du als Voraussetzung für diesen Skill den Dip als Maßstab verwenden. Ein guter Richtwert, bevor du mit dem Training für die Planche startest, ist es, das eigene Körpergewicht als Zusatzgewicht dippen zu können. Das mag sich jetzt sehr hoch für dich anhören, ich bin jedoch der Meinung, dass es notwendig ist. Um dein eigenes Körpergewicht als Zusatzgewicht zu dippen, gehört viel mehr dazu, als Kraft zu haben: Deine Muskulatur, Bänder und Sehnen sind deutlich resilienter als bei einer Person, die gerade Bodyweight-Dips macht. Du bist bereits fortgeschritten im Calisthenics und hast verstanden, wie Fortschritt und Training funktionieren. Du hast ein gutes Körpergefühl entwickelt und dir das richtige Trainings-Mindset erarbeitet. Das sind Soft Skills, die oft außen vor gelassen werden, wenn es um das Training geht. Sie sind jedoch notwendig, damit du dich nicht überlastest. Bleibe realistisch und nimm dir die notwendige Zeit, um auch Ressourcen wie Ernährung und Regeneration einzuplanen, damit du deinem Ziel Schritt für Schritt näherkommst.
Es geht also nicht nur darum, im Dip eine Maximalkraft von 100 Prozent in Relation zum Körpergewicht zu erreichen, sondern vielmehr um die Faktoren, die du erlernen wirst, um überhaupt dort hinzukommen. Da mir noch nie jemand begegnet ist, der eine Full Planche beherrscht und dabei nicht sein eigenes Körpergewicht dippen kann, scheint das ein valider Ausgangspunkt zu sein.

## Übungstechnik

Die Planche kann man sowohl auf dem Boden als auch auf Parallettes ausführen. Wir fokussieren uns auf die Ausführung auf den Parallettes, da die Belastung auf die Handgelenke etwas geringer und die Übung dadurch weniger verletzungsanfällig ist.
Platziere die Parallettes circa schulterbreit vor dir. Probiere unterschiedliche Breiten aus, um das beste Set-up für dich zu finden. Wenn du eine Breite gefunden hast, in der du am besten Kraft aufbringen kannst, markiere sie dir, um konstant die gleiche Griffbreite zu wählen.

1. Knie dich vor den Parallettes hin und greife sie jeweils in der Mitte der Griffe. Gedanklich sollte eine Verlängerung des Unterarms in einer Linie in den Griff übergehen. Dadurch bleibt das Handgelenk in einer neutralen, stabilen Position. Rotiere dann die Oberarme etwas nach außen, sodass Ellenbeugen und Bizeps nach vorne, von dir weg zeigen. Sobald du die Belastung auf die Schultern verlagerst, wirst du diese Position der Oberarme wahrscheinlich nicht beibehalten können. Das ist nicht schlimm, es geht in erster Linie darum, eine aktive Außenrotation anzusteuern, um Stabilität im Ellenbogen und Schultergelenk zu erzeugen.
   Lehne dich langsam nach vorne und erhöhe die Belastung auf die Schultern. Drücke diese nach unten in den Boden und weg von den Ohren, um eine Schulterblatt-Protraktion und gleichzeitig eine Schulterblatt-Depression einzunehmen. Diese Schulterblattposition behältst du während der gesamten Haltezeit bei. Nachdem du die Schulterstabilität aufgebaut hast, löse die Füße vom Boden und komme in die Tucked-Planche-Position (Seite 231). Richte den Blick nach vorne unten zum Boden. Die Hüfte ist auf der gleichen Höhe wie deine Schultern positioniert.

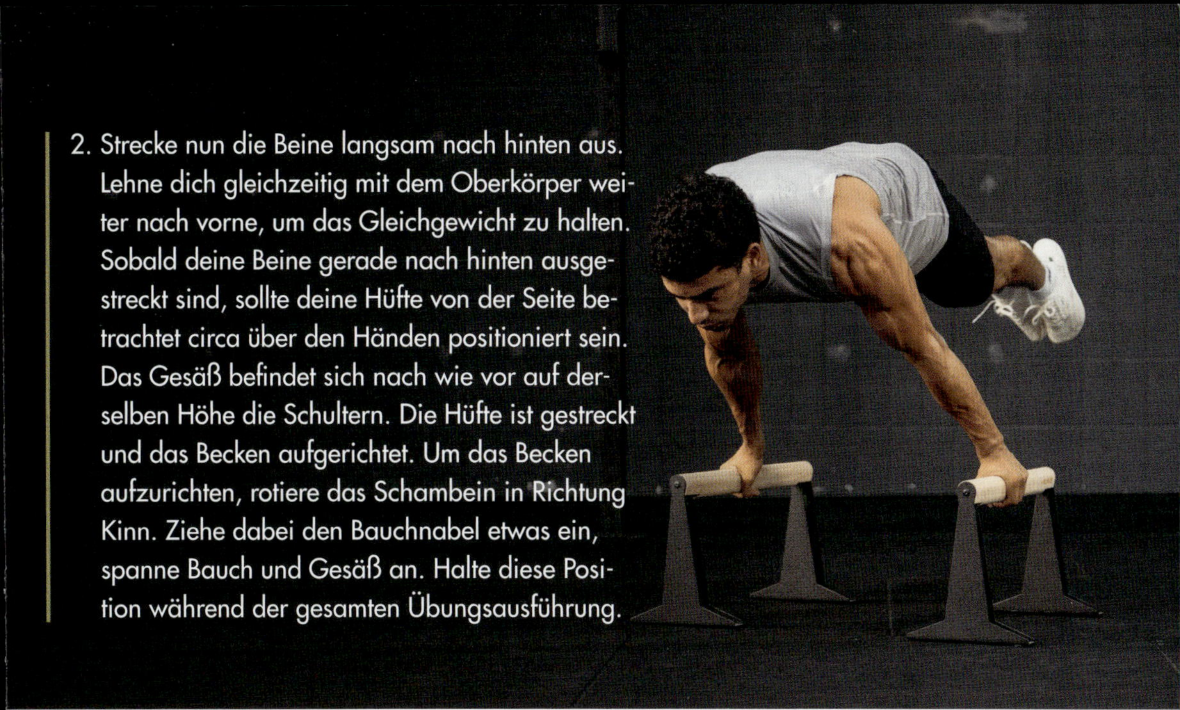

2. Strecke nun die Beine langsam nach hinten aus. Lehne dich gleichzeitig mit dem Oberkörper weiter nach vorne, um das Gleichgewicht zu halten. Sobald deine Beine gerade nach hinten ausgestreckt sind, sollte deine Hüfte von der Seite betrachtet circa über den Händen positioniert sein. Das Gesäß befindet sich nach wie vor auf derselben Höhe die Schultern. Die Hüfte ist gestreckt und das Becken aufgerichtet. Um das Becken aufzurichten, rotiere das Schambein in Richtung Kinn. Ziehe dabei den Bauchnabel etwas ein, spanne Bauch und Gesäß an. Halte diese Position während der gesamten Übungsausführung.

**Hinweise:** Die Planche lebt von einer ästhetischen Körperlinie. Von der Seite betrachtet sollten Schulter, Gesäß und Füße auf einer Höhe sein.

Knackpunkt der Planche ist die Schulterstabilität und Hüftposition. Sobald du das gemeistert hast, wirst du eine technisch saubere Planche halten können, sofern du genügend spezifische Kraft mitbringst. Viele verkopfen sich zu sehr bei dieser Übung. Meiner Erfahrung nach liegt das jedoch daran, dass nahezu jeder zu früh mit diesem Skill beginnt. Die fehlende Kraft wird dann allzu oft durch technisches Versagen erklärt. Merke dir eins: Wenn dein Körper noch nicht bereit für eine Übung ist und du sie dennoch trainierst, wird er immer einen Weg zur Kompensation suchen. Deshalb ist es so wichtig, die richtigen Übungen für dein aktuelles Leistungslevel zu finden und diese zu trainieren. Somit schaffst du dir den Raum, um die Technik zu verstehen und zu verinnerlichen.

## Regression und Progression

Die Planche ist ein statischer Skill wie ein Back Lever oder ein Front Lever. Daher kennst du die Herangehensweise an solche Skills schon: Wir steuern die Intensität der Übung über die Vergrößerung des Kraftarms. Die kleinstmögliche Position, die wir einnehmen können, ist die Tucked Planche. Bevor wir jedoch dazu kommen, gibt es eine sinnvolle Übung, die trainiert werden sollte, bevor du mit Tucked Planche beginnst.

## Planche-Lean

Die Rede ist vom Planche-Lean, um Handgelenke, Ellenbogen und Schulterposition zu stärken und auf die Belastungen vorzubereiten. Bei dieser Übung startest du in einer Liegestützposition, nimmst aber gleichzeitig bereits sowohl die Schulter- als auch die Beckenposition ein, wie du sie für die finale Planche brauchst. Die Zehen bleiben während der Übung auf dem Boden.

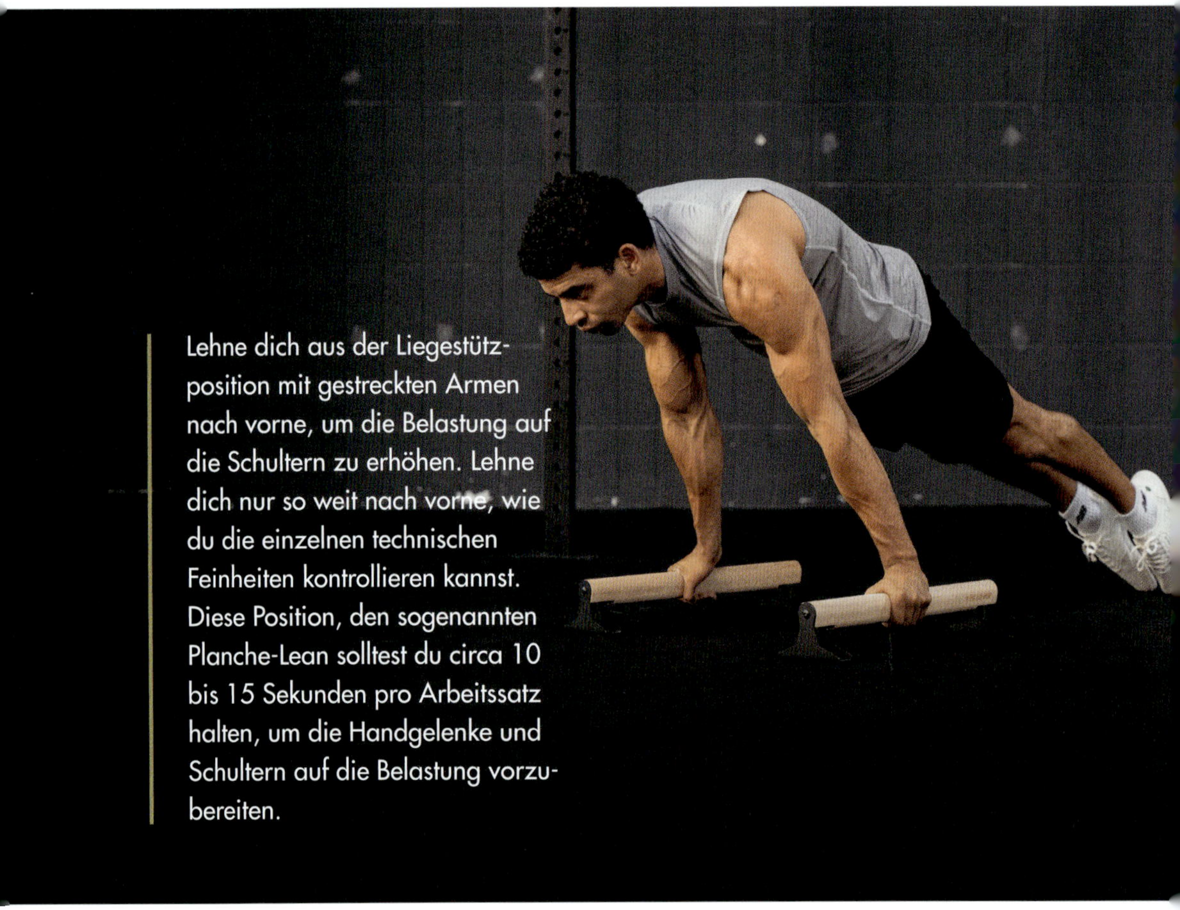

Lehne dich aus der Liegestützposition mit gestreckten Armen nach vorne, um die Belastung auf die Schultern zu erhöhen. Lehne dich nur so weit nach vorne, wie du die einzelnen technischen Feinheiten kontrollieren kannst. Diese Position, den sogenannten Planche-Lean solltest du circa 10 bis 15 Sekunden pro Arbeitssatz halten, um die Handgelenke und Schultern auf die Belastung vorzubereiten.

**Hinweis:** Wenn du diese Position nicht halten kannst, solltest du dich weniger weit vorlehnen. Sobald du locker 15 Sekunden in einer vorgelehnten Position verweilen kannst, bist du bereit, dich etwas weiter nach vorne zu lehnen. Am besten beginnst du, die Planche Lean bereits ein bis zwei Monate vor der Tucked Planche in dein Training aufzunehmen, und diese parallel zur Tucked Planche beizubehalten.

## Tucked Planche

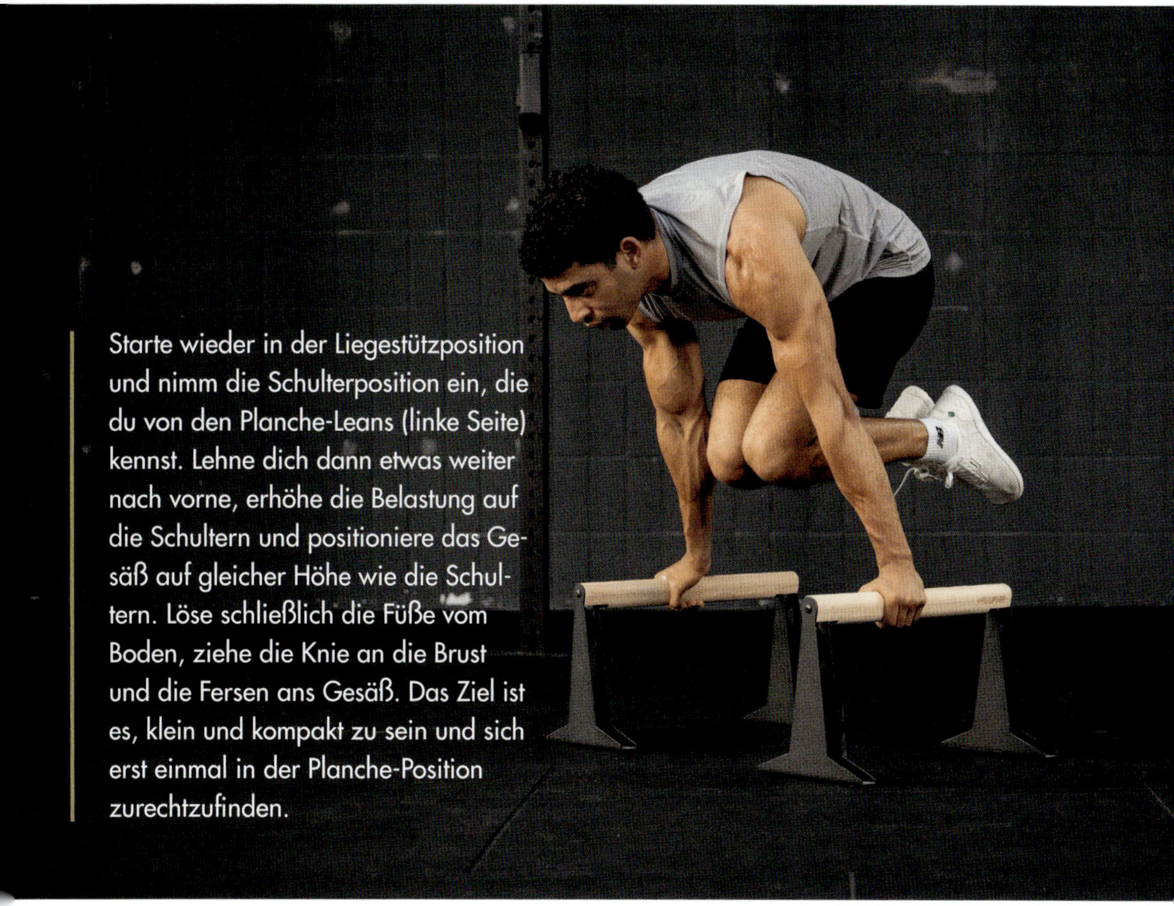

Starte wieder in der Liegestützposition und nimm die Schulterposition ein, die du von den Planche-Leans (linke Seite) kennst. Lehne dich dann etwas weiter nach vorne, erhöhe die Belastung auf die Schultern und positioniere das Gesäß auf gleicher Höhe wie die Schultern. Löse schließlich die Füße vom Boden, ziehe die Knie an die Brust und die Fersen ans Gesäß. Das Ziel ist es, klein und kompakt zu sein und sich erst einmal in der Planche-Position zurechtzufinden.

**Hinweis:** Sobald du die Tucked Planche für 3 Sätze zu jeweils 12 bis 15 Sekunden halten kannst, solltest du bereit für die ersten Sekunden in der Advanced Tucked Planche sein.

## Advanced Tucked Planche

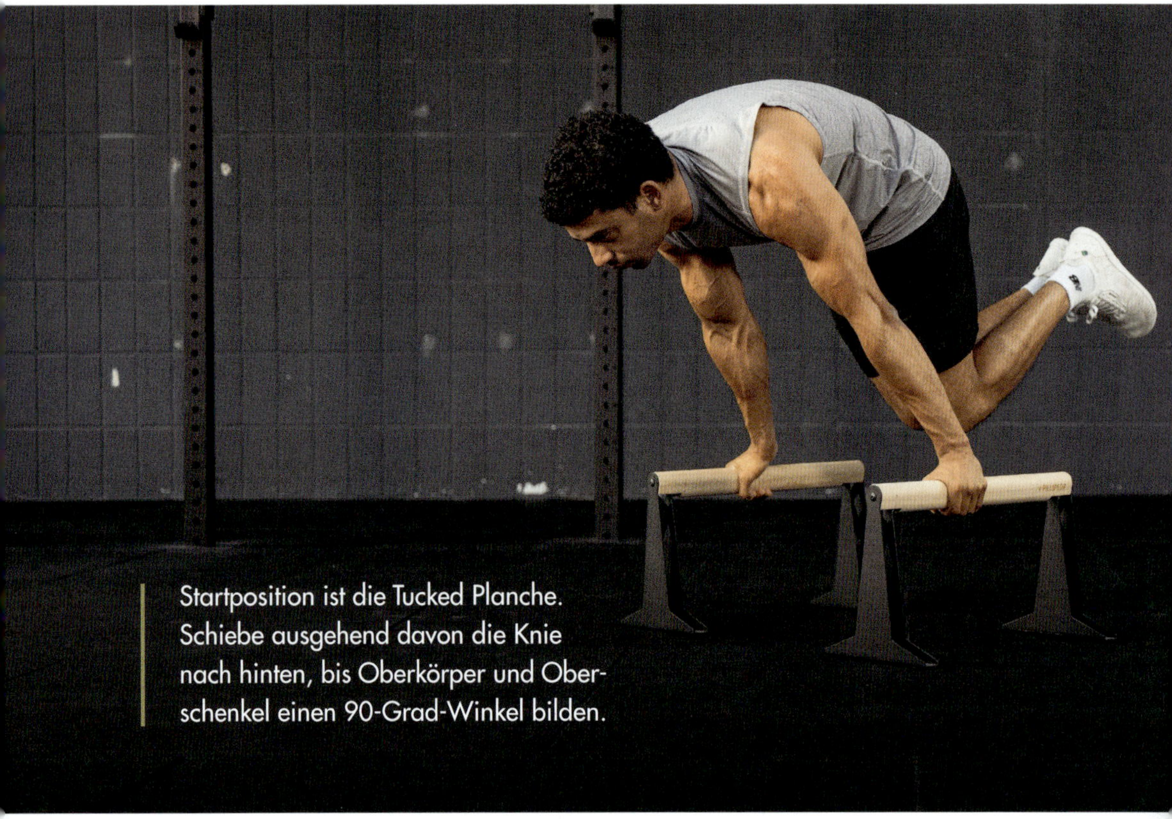

Startposition ist die Tucked Planche. Schiebe ausgehend davon die Knie nach hinten, bis Oberkörper und Oberschenkel einen 90-Grad-Winkel bilden.

**Hinweise:** Wichtig ist, dass bei diesem Vorgang dein Becken aufgerichtet bleibt. Das erkennst du daran, dass dein unterer Rücken leicht gerundet bis gerade ist. Zu Beginn kann es passieren, dass du bei diesem Prozess das Becken kippst und ins Hohlkreuz fällst. Dies gilt es zu vermeiden. Wenn du den Back Lever schon beherrschst, wirst du diese Thematik durchaus kennen und hast sie vermutlich schon gemeistert. Einige Skills profitieren voneinander – nicht nur, was die Kraft, sondern auch, was die Körperbeherrschung betrifft.

Orientiere dich zu Beginn der Advanced Tucked Planche an dem 90-Grad-Winkel zwischen Rumpf und Oberschenkel, um die Intensität bestmöglich in jedem Training zu reproduzieren. Wenn du die Position für 10 bis 12 Sekunden halten kannst, kannst du die Knie etwas weiter von dir wegschieben, um die Intensität zu erhöhen.

## Super Advanced Tucked Planche

Die Arbeit an der Advanced Tucked Planche kannst du wie bei dem Front Lever so weit treiben, bis du einen 120-Grad-Winkel zwischen Rumpf und Oberschenkel erreichst.

Bei allen Tucked-Positionen solltest du die Fersen zum Gesäß ziehen, um kompakt zu bleiben. Sobald du auch die Super Advanced Tucked Planche für 10 bis 12 Sekunden halten kannst und das für 2 bis 3 Sätze, bist du bereit für die nächste Progression.

## Einbeinige Planche

Der nächste Schritt auf dem Weg zu der Planche ist die einbeinige Planche.

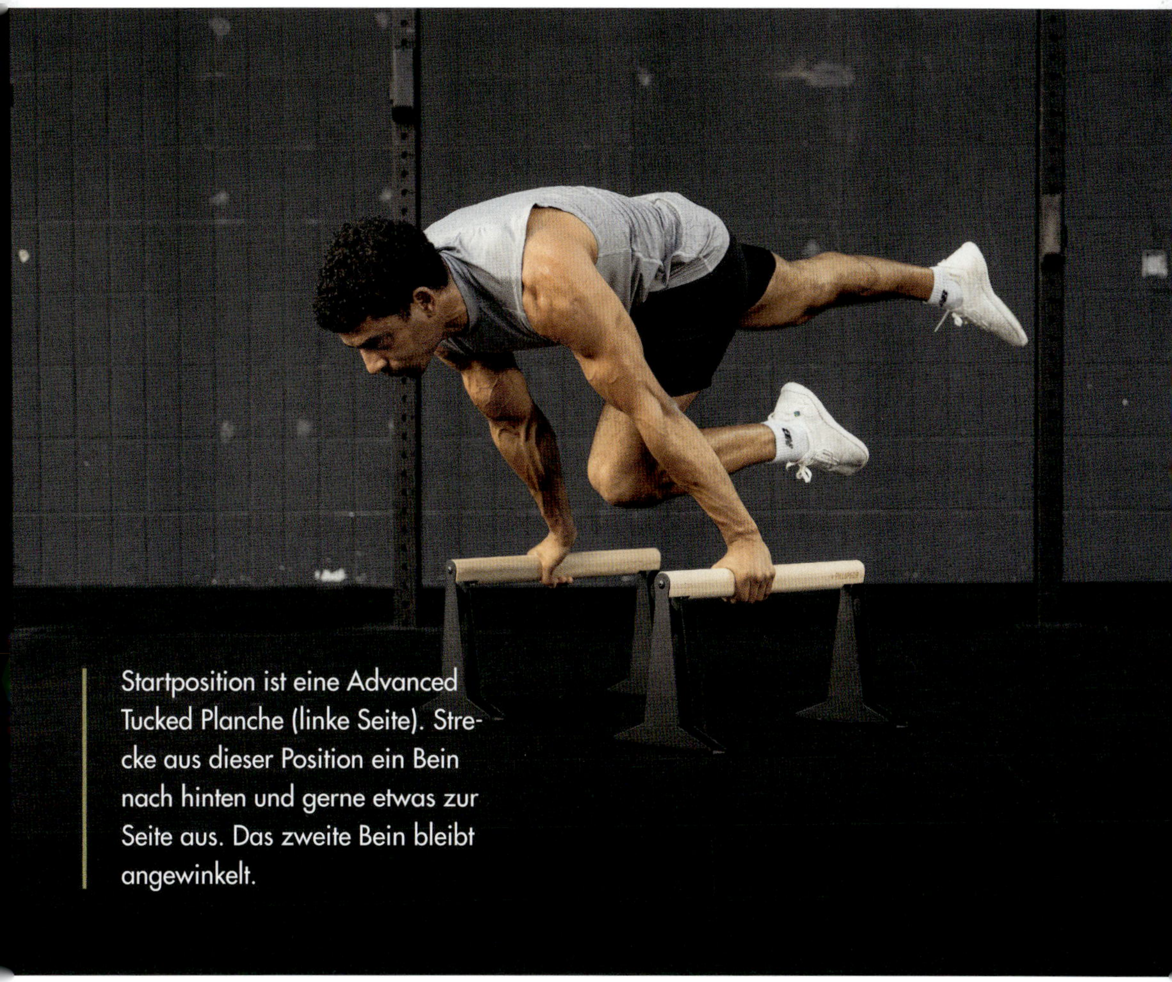

Startposition ist eine Advanced Tucked Planche (linke Seite). Strecke aus dieser Position ein Bein nach hinten und gerne etwas zur Seite aus. Das zweite Bein bleibt angewinkelt.

**Hinweise:** Durch die veränderte Beinposition musst du dich mit dem Oberkörper etwas weiter nach vorne lehnen, um das Gleichgewicht zu halten. Das Bein seitlich herauszustrecken, ist etwas einfacher, als es gerade nach hinten zu halten, und bereitet dich schon etwas auf die Straddle Planche vor.

Zwischenstufen der einbeinigen Planche können Anpassungen des Winkels zwischen Rumpf und Oberschenkel des zweiten Beins sein. Je weiter es in Richtung einer Super-Advanced-Tucked-Planche-Position kommt, desto höher wird die Intensität.

Angenommen, du bist in der Endstufe der Übung angekommen, dann streckst du ein Bein leicht seitlich nach hinten aus und positionierst das zweite Bein in einer Super Advanced Tucked Planche. Wennn du diese Position 3 Sätze lang für jeweils 10 bis 12 Sekunden halten kannst, bist du bereit für die Straddle Planche.

## Straddle Planche

Da der Übergang von der einbeinigen Planche auf die Straddle Planche trotz guter Voraussetzung hoch sein kann, ist es hilfreich, ein Widerstandsband zur Unterstützung zu verwenden. Für das optimale Set-up sollten die Parallettes unter einer Klimmzugstange stehen. Hänge das Widerstandsband an der Stange auf und befestige es an deiner Hüfte. Spüre die Unterstützung des Bands vertikal nach oben.

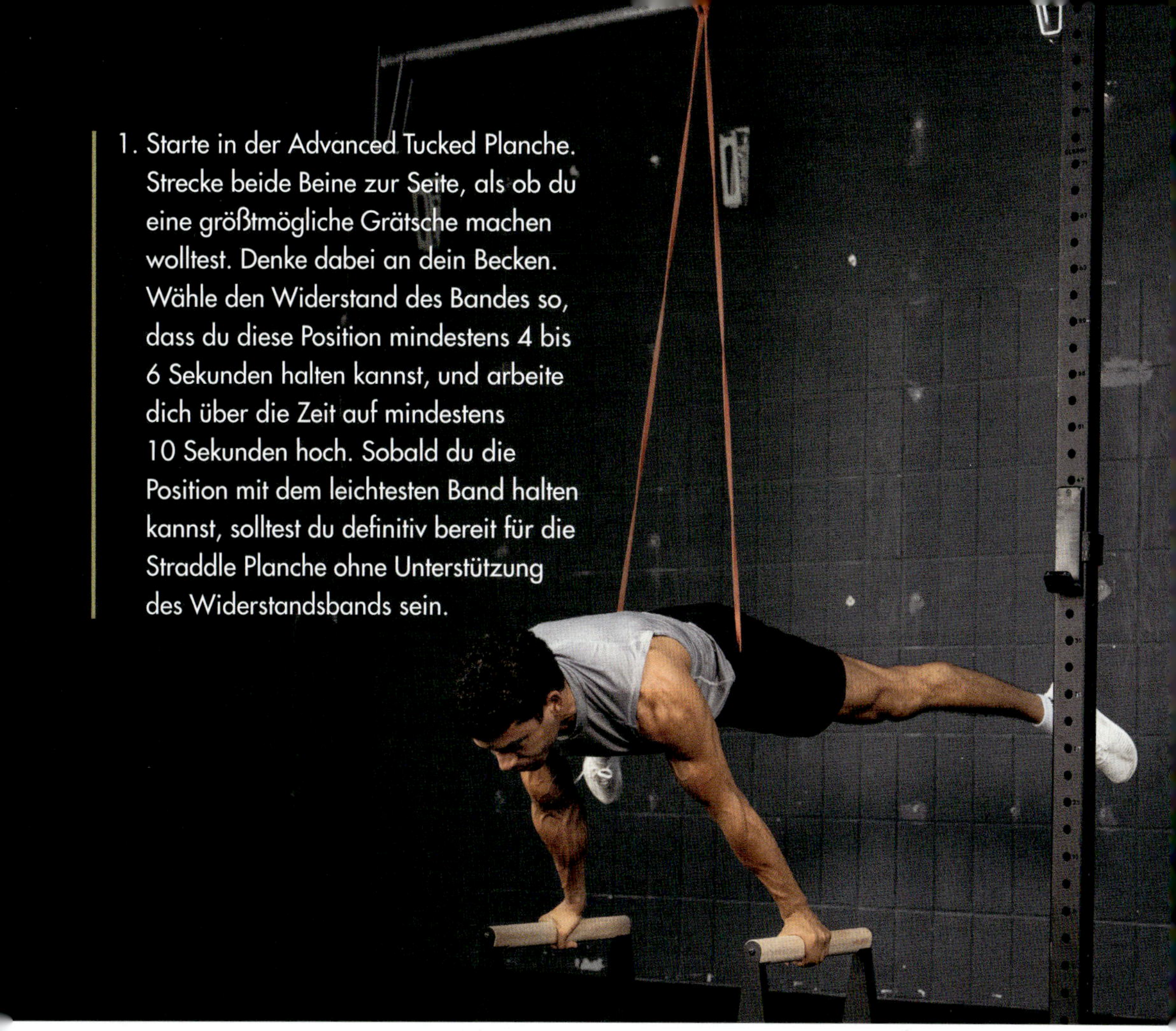

1. Starte in der Advanced Tucked Planche. Strecke beide Beine zur Seite, als ob du eine größtmögliche Grätsche machen wolltest. Denke dabei an dein Becken. Wähle den Widerstand des Bandes so, dass du diese Position mindestens 4 bis 6 Sekunden halten kannst, und arbeite dich über die Zeit auf mindestens 10 Sekunden hoch. Sobald du die Position mit dem leichtesten Band halten kannst, solltest du definitiv bereit für die Straddle Planche ohne Unterstützung des Widerstandsbands sein.

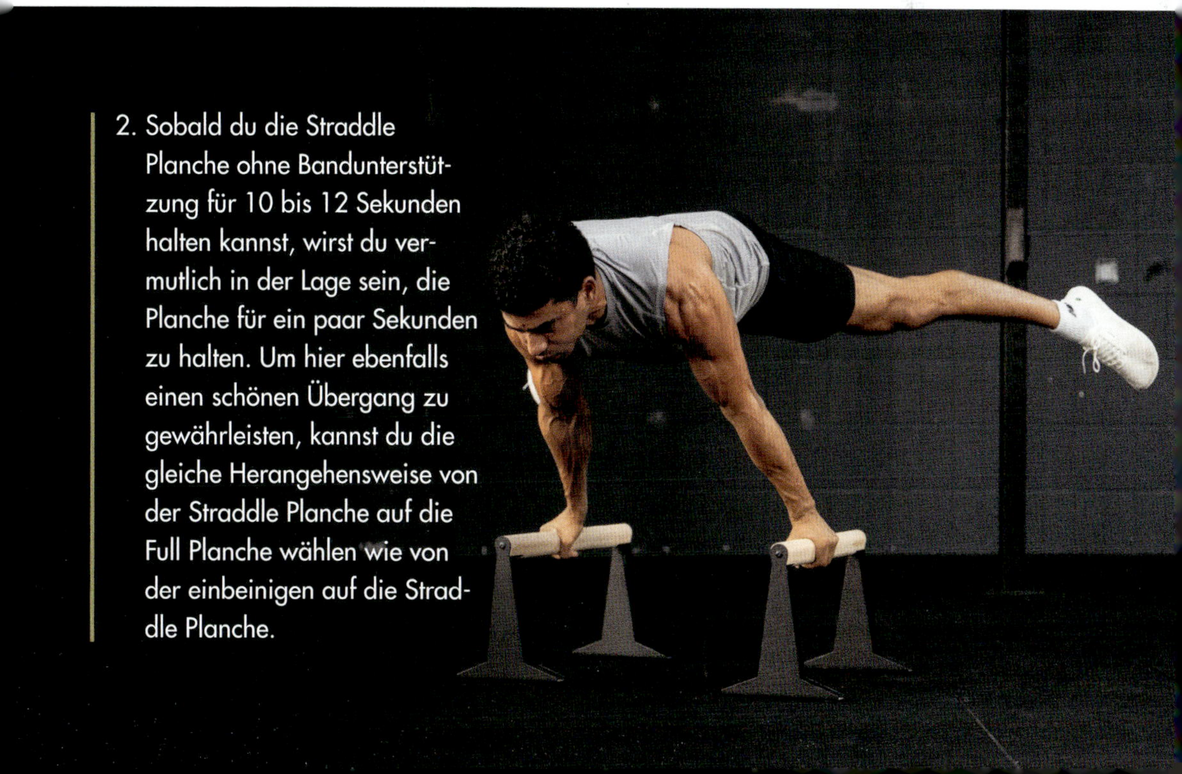

2. Sobald du die Straddle Planche ohne Bandunterstützung für 10 bis 12 Sekunden halten kannst, wirst du vermutlich in der Lage sein, die Planche für ein paar Sekunden zu halten. Um hier ebenfalls einen schönen Übergang zu gewährleisten, kannst du die gleiche Herangehensweise von der Straddle Planche auf die Full Planche wählen wie von der einbeinigen auf die Straddle Planche.

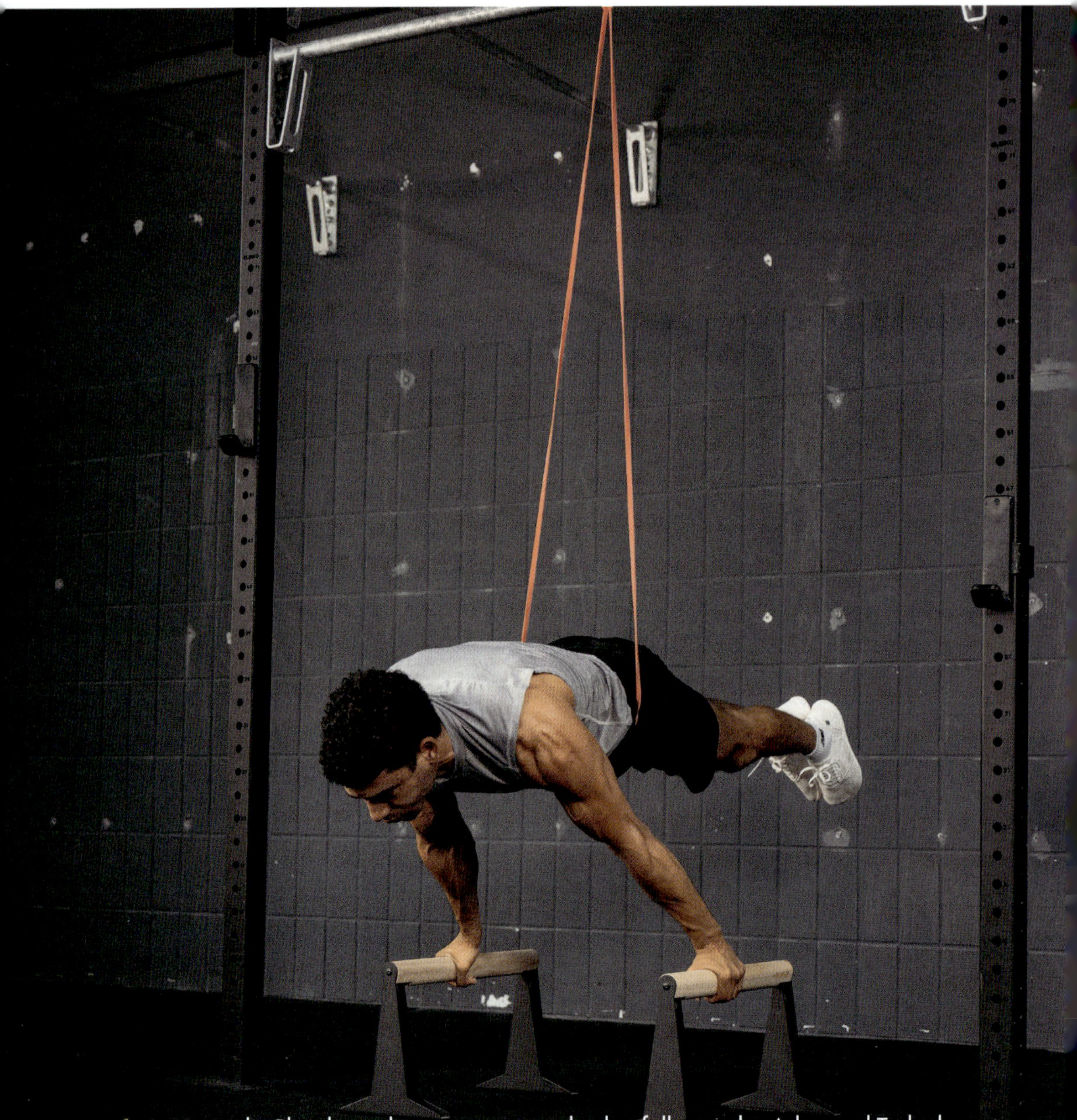

1. Um in die Planche zu kommen, startest du ebenfalls aus der Advanced Tucked Planche, lässt die Beine geschlossen und streckst sie nach hinten, bis sie komplett gestreckt sind. Während du daran arbeitest, die Haltezeit für die Straddle Planche zu steigern, kannst du parallel den Assisted Full Planche Hold in dein Training integrieren, um ein Gefühl für die Endposition zu bekommen. Trainiere zu Beginn mit einem etwas stärkeren Band, um die Intensität noch zu reduzieren.

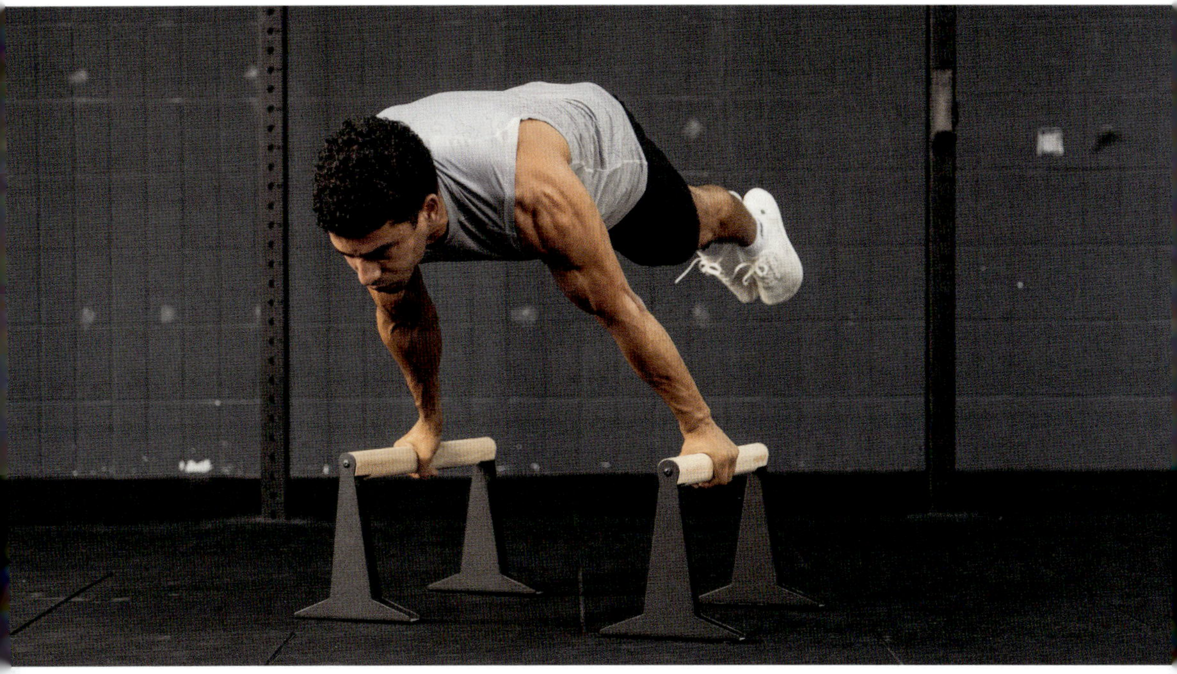

Wenn du die Straddle Planche bereits 8 bis 10 Sekunden lang halten kannst, solltest du genügend Kraft haben, um auch die Assisted Full Planche mit dem leichtesten Widerstandsband für etwa 3 bis 5 Sekunden zu halten. Jetzt bist du wahrscheinlich kurz davor oder kannst schon deine ersten Sekunden in der Full Planche halten. Herzlichen Glückwunsch! Abschließend erarbeitest du dir eine längere Haltezeit der Full Planche in deinem Training mit einer Mischung aus Straddle Planche, Assisted Full Planche und Full Planche.

## Tipps für deine Trainingsplanung

Trainiere 2- bis 3-mal pro Woche für die Planche. Das Trainingsvolumen sollte je nach Leistungslevel zwischen 4 und 14 Sätzen variieren. Wenn du die Planche 3-mal pro Woche mit 14 Sätzen trainierst, setzt das sehr gute Kenntnisse in der Trainingsplanung voraus. Abschließend möchte ich dich daran erinnern, dass das Training für die Planche Jahre dauern kann. Stelle dich darauf ein und bleib dran.

# One Arm Handstand

Der einarmige Handstand ist der Gipfel der Balance und Körperbeherrschung. Ich habe ehrlich gesagt lange gezögert, ob der einarmige Handstand wirklich ein Teil der Skill-Pyramide sein soll. Letzten Endes habe ich mich dazu entschieden, den Skill mit aufzunehmen, da er eine Perspektive für alle darstellen soll, die den Handstand so lieben. Wenn du den Handstand auf beiden Armen mit all seinen Variationen und Kombinationen beherrschst, wird er dir irgendwann langweilig. Der einarmige Handstand ist dann das logische nächste Ziel, das es zu erreichen gilt. Zugleich ist er die Krönung deiner Calisthenics-Reise!

## Voraussetzungen

Für den einarmigen Handstand gibt es vier Kategorien an Voraussetzungen. Je besser du in diesen Kategorien bist, desto effizienter wirst du den einarmigen Handstand erlernen:

- **Kategorie 1** ist die Handstand-Ausdauer. Du solltest einen Handstand mit optimaler Technik für 60 Sekunden halten können, ohne das Gleichgewicht zu verlieren. Durch die Ausdauerkomponente konditionierst du deine Handgelenke, Unterarme und Schulterkraft für den einarmigen Handstand.
- **Kategorie 2** sind Handstandfiguren wie der Tucked-Handstand (Beine in einer gehockten Position), der Straddle-Handstand (Beine gespreizt) und die 7 (Beine horizontal, während du im Handstand stehst). Diese Figuren zu beherrschen, bedeutet für dich, noch mehr Kontrolle im Handstand und Handstand-spezifische Kraft aufzubauen, die für die Stabilität im einarmigen Handstand notwendig ist.
- **Kategorie 3** ist die Kombination aus den genannten Figuren. Du solltest in der Lage sein, im Handstand zu stehen und zwischen den einzelnen Figuren hin und her zu wechseln, ohne die Schulterstabilität zu verlieren. Dein Unterkörper sollte sich unabhängig vom Oberkörper bewegen können, ohne das Gleichgewicht zu verlieren. Das bringt dir die notwendige Flexibilität und Kontrolle im Handstand.

- **Kategorie 4** sind Power-Moves, die deine Kraft testen. Hier empfehle ich entweder den Handstand-Push-up und oder einen Schweizer Handstand (die Beine gegrätscht nach oben ziehen) zu beherrschen. Wenn du beides beherrschst, wird es dir in die Karten spielen. Wenn man sich Handbalancer*innen anschaut, die den einarmigen Handstand beherrschen, dann sind sie unglaublich stark in allem, was mit gestreckten Armen zu tun hat. Schweizer Aufgänge stellen für sie kein Problem dar, wenn sie jedoch einen Handstand-Push-up ausführen sollen, versagen die meisten. Calisthenics-Athlet*innen hingegen, die den einarmigen Handstand beherrschen, bewältigen meist einen Handstand-Push-up, aber nicht unbedingt einen Schweizer Handstand, da hier in der Regel die Beweglichkeit der limitierende Faktor ist. Du kannst dich also weiterhin auf Handstand-Push-up fokussieren, wenn du daran arbeitest. Je nachdem, was für dich leichter ist, solltest du 1 bis 3 Wiederholungen anpeilen und beherrschen.

Ich habe viele Leute kennengelernt, die den einarmigen Handstand beherrschen. Es sind sogar einige dabei, die den einarmigen Handstand schneller erlernt haben als den Handstand auf zwei Armen! Alle hatten aber eins gemeinsam: Sie haben davor nahezu alle genannten Handstandvarianten auf zwei Armen beherrscht und haben sich somit eine sehr gute Ausgangslage für den einarmigen Handstand geschaffen. Ich hatte 2025 das Ziel, den einarmigen Handstand zu erlernen. Ich habe alle Voraussetzungen erfüllt. Ende Mai hatte ich die ersten Versuche mit Sondre Berg, Andry Strong und Mindsetoftheo (Instagram-Name) in Portugal trainiert und wollte diesen Skill erreichen. Mitte Oktober 2025, also vier, fünf Monate später, hatte ich meinen ersten für 7-Sekunden-Hold gemeistert. Ich kam nur so schnell voran, weil ich eine super Basis hatte. Was ich dir damit sagen möchte, ist, dass es sich lohnt, etwas länger Zeit auf beiden Armen zu verbringen. Du solltest diesen Skill so gut beherrschen, dass er dich kaum noch fordert. Genau dann wirst du ziemlich sicher deutlich schneller und effizienter den einarmigen Handstand meistern.

## Übungstechnik

Der Untergrund für den einarmigen Handstand sollte hart sein, um einen direkten Kraftübertrag in den Boden zu gewährleisten. Ein sogenanntes Handstandbrett ist ein super Tool, um die perfekten Gegebenheiten zu schaffen. Der Vorteil ist, dass du immer den gleichen Untergrund hast, und wenn das Brett etwas rauer ist, hast du den optimalen Grip auf dem Boden, für noch mehr Kontrolle. Ich persönlich trainiere Handstand für den besten Grip auch immer mit Chalk an den Händen.

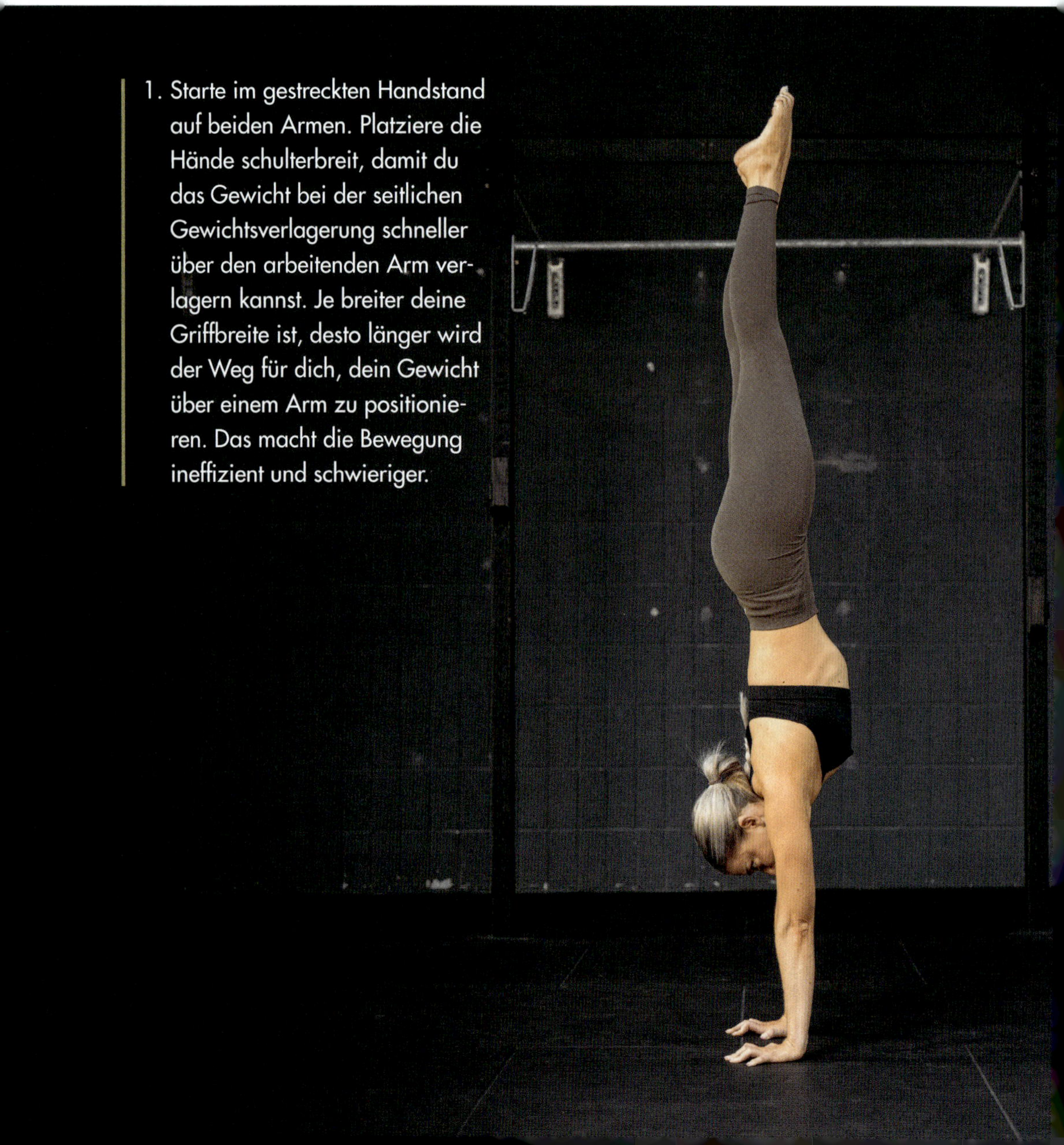

1. Starte im gestreckten Handstand auf beiden Armen. Platziere die Hände schulterbreit, damit du das Gewicht bei der seitlichen Gewichtsverlagerung schneller über den arbeitenden Arm verlagern kannst. Je breiter deine Griffbreite ist, desto länger wird der Weg für dich, dein Gewicht über einem Arm zu positionieren. Das macht die Bewegung ineffizient und schwieriger.

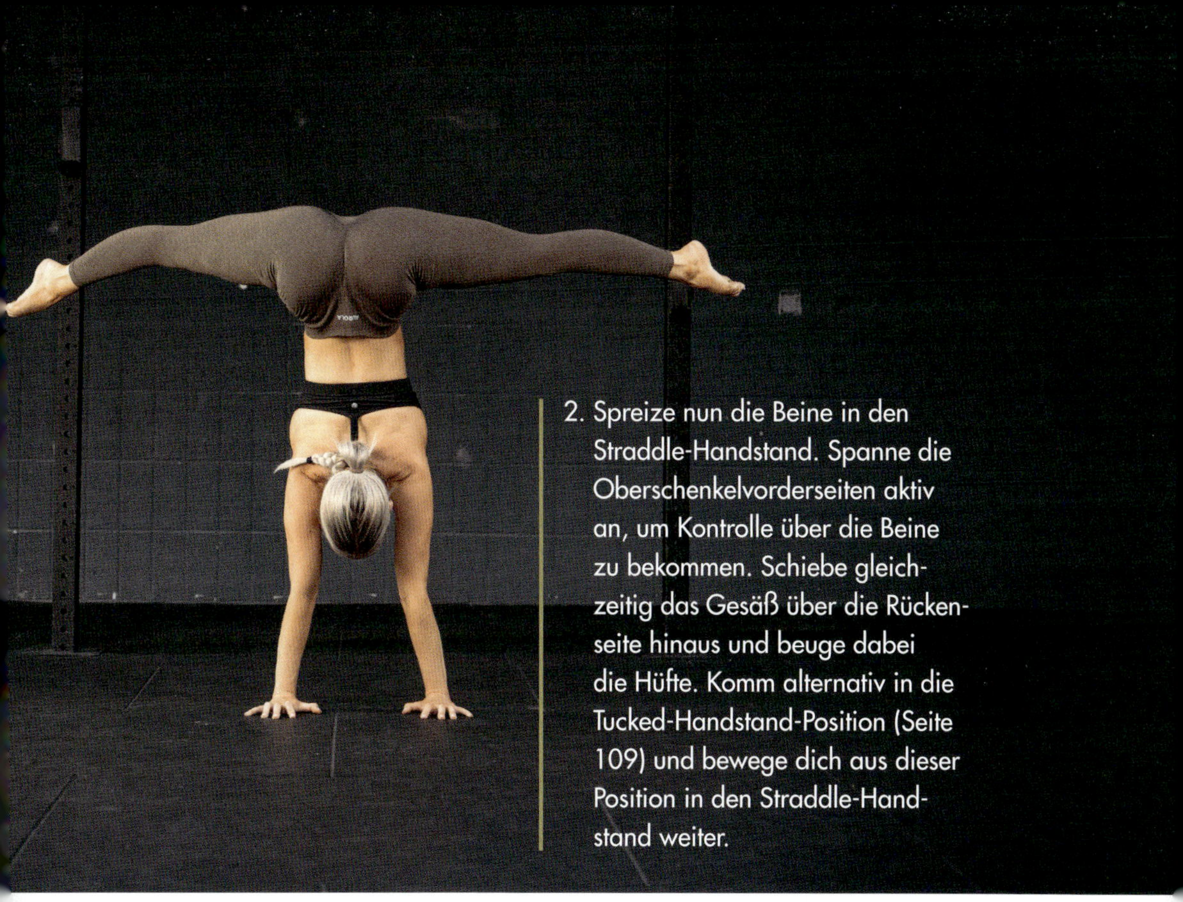

2. Spreize nun die Beine in den Straddle-Handstand. Spanne die Oberschenkelvorderseiten aktiv an, um Kontrolle über die Beine zu bekommen. Schiebe gleichzeitig das Gesäß über die Rückenseite hinaus und beuge dabei die Hüfte. Komm alternativ in die Tucked-Handstand-Position (Seite 109) und bewege dich aus dieser Position in den Straddle-Handstand weiter.

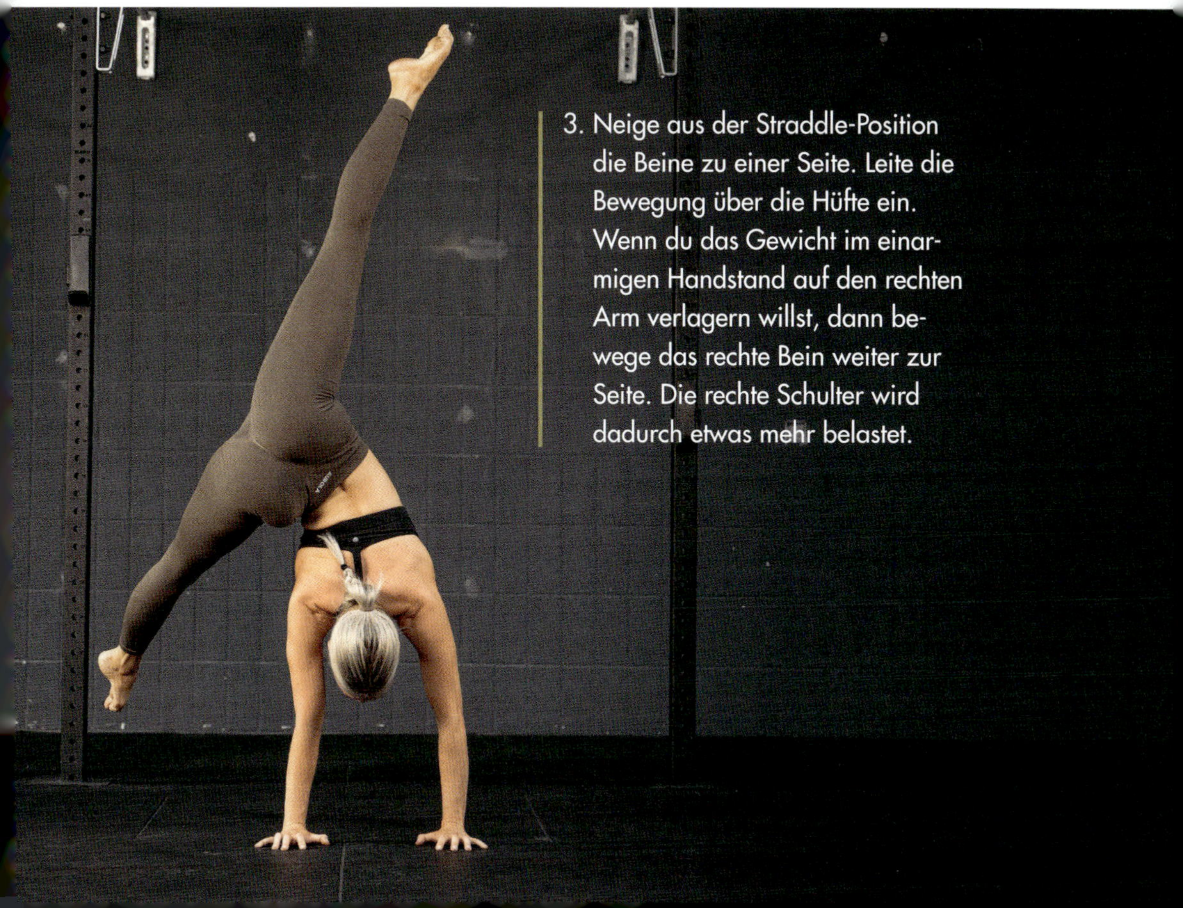

3. Neige aus der Straddle-Position die Beine zu einer Seite. Leite die Bewegung über die Hüfte ein. Wenn du das Gewicht im einarmigen Handstand auf den rechten Arm verlagern willst, dann bewege das rechte Bein weiter zur Seite. Die rechte Schulter wird dadurch etwas mehr belastet.

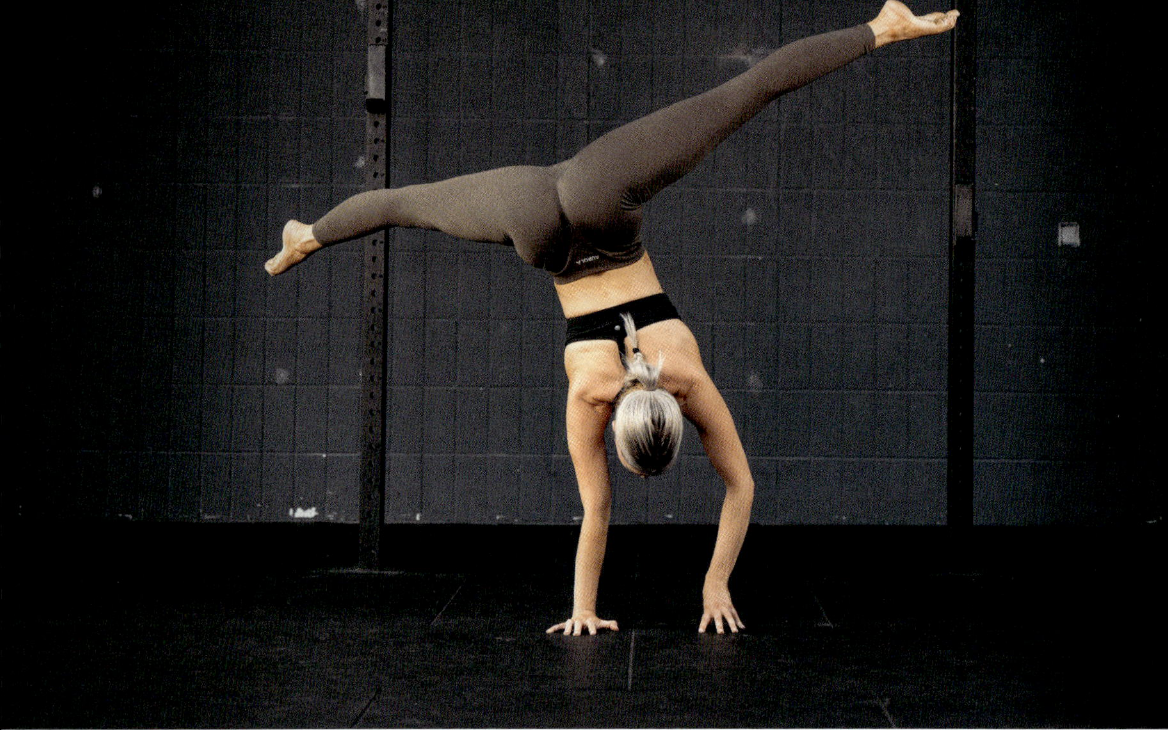

4. Verlagere noch mehr Gewicht auf die rechte Schulter, indem du das Gewicht so sehr zur Seite schiebst, bis du die linke Hand vom Boden lösen kannst. Diese Bewegung ist superwichtig zu verstehen. Um dein Gewicht auf die rechte Seite zu verlagern, solltest du zwei getrennte Schritte im Kopf durchgehen. Die erste Bewegung ist die Seitneigung, um die Hüfte in Position zu bringen. Anschließend kommt der zweite Teil der Bewegung, die seitliche Gewichtsverlagerung. Wenn du auf den Rücken einer Person im einarmigen Handstand schaust, sollte die Wirbelsäule diagonal im Raum, aber in sich gerade verlaufen. Wenn du die Linie des Standarmes weiterdenkst, sollte sie durch die gegenüberliegende Gesäßhälfte verlaufen. So kannst du dich selbst kontrollieren, wenn du deine Versuche filmst. Zurück zu der Gewichtsverlagerung: Dein Gewicht ist überwiegend über dem rechten Arm positioniert, sodass du im nächsten Schritt die linke Hand vom Boden lösen kannst. Wechsle mit der linken Hand zunächst von einer flachen Hand am Boden auf die Fingerspitzen. Beuge dabei den Ellenbogen leicht und positioniere die Fingerspitzen an derselben Stelle, an der vorher die flache Hand am Boden war. Dieser Positionswechsel sollte ohne große Mühe vonstattengehen. Sobald du in der Fingerspitzenposition angekommen bist, solltest du dein Schwerpunktmanagement noch einmal anpassen, um so wenig Belastung wie möglich auf den Fingerspitzen zu haben.

5. Die Belastungspunkte deiner rechten Hand geben dir ein gutes Feedback, wo sich der Schwerpunkt deines Körpers befindet. Je nachdem, ob du mehr Belastung auf der Außenseite, der Innenseite, den Fingern oder dem Handballen hast, musst du dein Gewicht neu justieren. Idealerweise ist das Gewicht gleichmäßig auf deiner rechten Handfläche verteilt. Der nächste Schritt ist, den linken Ellenbogen zu strecken und die Fingerspitzen seitlich außen zu positionieren. Das ist der letzte Checkpoint, um deinen Schwerpunkt erneut zu justieren, bevor du den gestreckten Arm anhebst und auf einem Arm stehst.

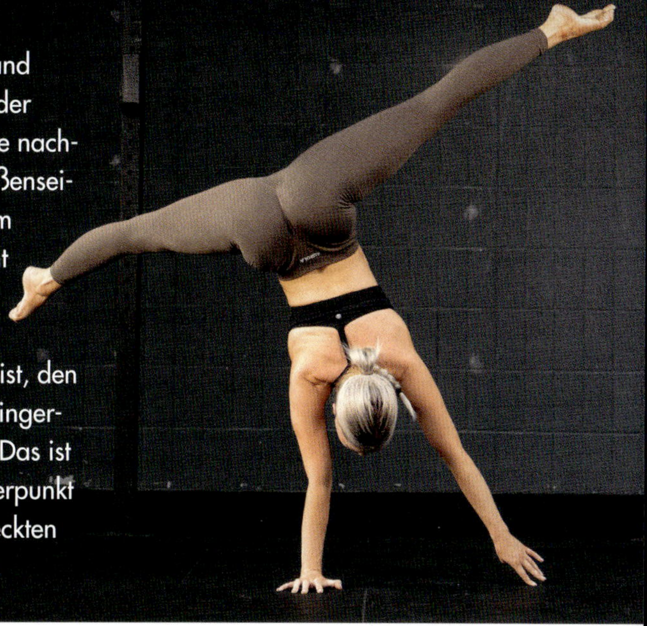

6. Drücke dich während des gesamten Vorgangs aktiv aus deiner rechten Schulter nach oben. Arbeite mit Gefühl. Es ist in Ordnung, das Schulterblatt arbeiten zu lassen. Drücke dich raus und lasse dich etwas einsinken, um dein Schulterblatt als weiteres Balanceelement zu verwenden. Solange das kontrolliert vonstattengeht, ist das vollkommen in Ordnung. Deine rechte Hand dient dazu, deinen Körper zu steuern und zu balancieren. Du kannst eine Bewegung andeuten, als wolltest du den Boden mit der stützenden Hand nach außen und nach innen drehen, um dadurch dein Schulterblatt zu kontrollieren und für noch mehr Stabilität in der Balance zu sorgen. Entferne dich von dem Gedanken, dass du deine Hand und deinen Körper stumpf in einer Position verriegelst und einfach stehen bleibst. Der einarmige Handstand bedeutet kontinuierliches Ausgleichen, um nicht umzufallen. Das beginnt bei deiner Hand, geht über den Ellenbogen bis hin zur Schulter. Das ist deine Basis, mit der du deinen Körper kontrollierst. Von da aus wird das Gleichgewicht weiter über die Hüfte, Beine und deinen linken Arm gesteuert.

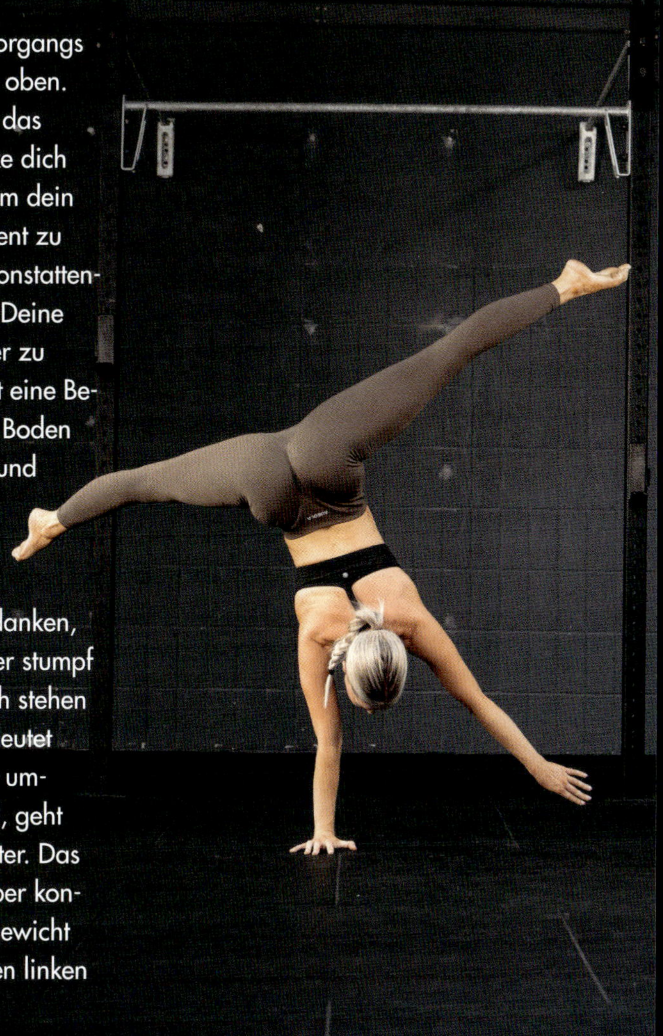

## Regression und Progression

Wenn du ein absoluter Handstand-Profi auf beiden Armen bist, kannst du dich mit der ersten Vorübung zum einarmigen Handstand vertraut machen.

## Seitneigung im Handstand auf beiden Armen

Sich im Handstand auf beiden Armen zu einer Seite zu neigen, ist der erste Schritt zum einarmigen Handstand. Durch diese Übung bringst du mehr Belastung auf die Schulter, die später dein gesamtes Gewicht halten soll.

1. Öffne, wie im Abschnitt zur Übungstechnik beschrieben, die Beine in die Straddle-Position und neige die Hüfte, um zunächst ein Bein (wir beginnen im Bild mit dem rechten) in Richtung Boden zu senken. Stelle dir vor, dass du die Hüfte zu den Rippen schieben möchtest. Neige die Beine so weit zur Seite, wie es dir aktuell möglich ist, vorausgesetzt, beide Hände bleiben auf dem Boden, und halte die Position. Fokussiere dich darauf, dich aus den Schultern rauszudrücken, sodass du gegen die erhöhte Belastung durch die Seitneigung anarbeitest.

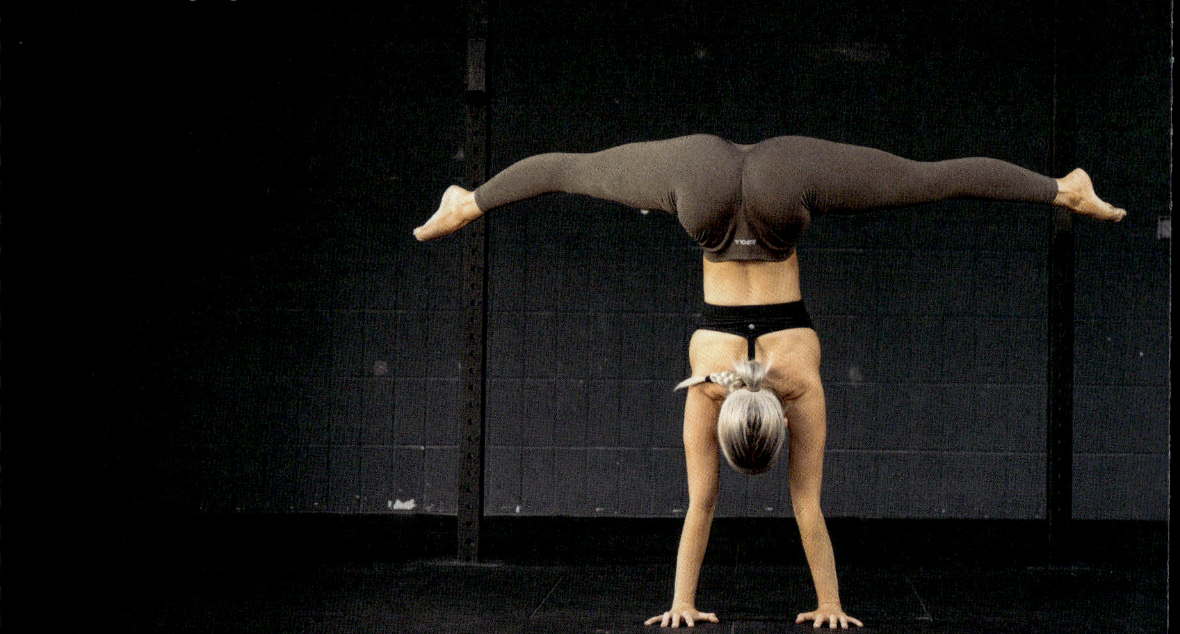

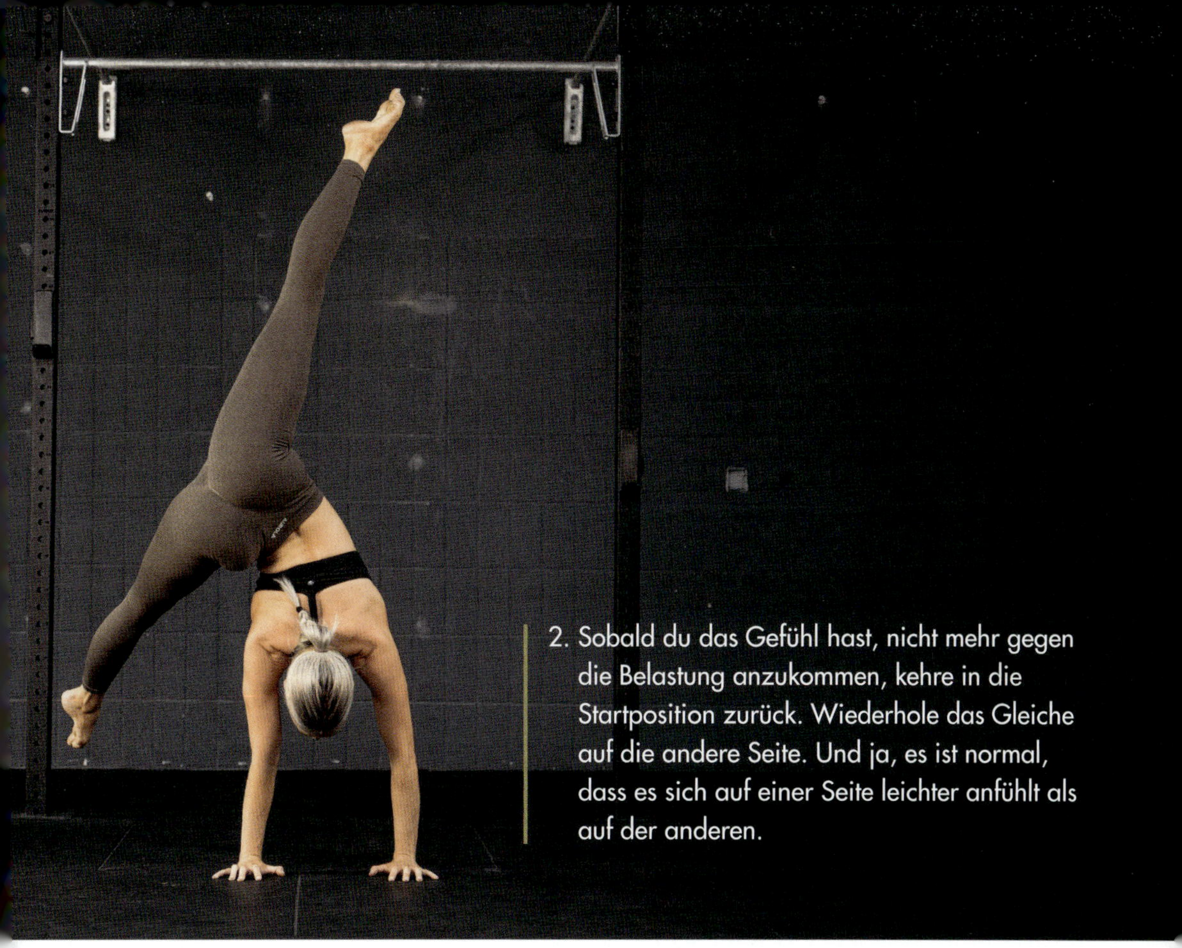

2. Sobald du das Gefühl hast, nicht mehr gegen die Belastung anzukommen, kehre in die Startposition zurück. Wiederhole das Gleiche auf die andere Seite. Und ja, es ist normal, dass es sich auf einer Seite leichter anfühlt als auf der anderen.

**Hinweise:** Wenn du zu Beginn Schwierigkeiten mit der Balance hast, kannst du die gleiche Bewegung mit dem Bauch zur Wand machen. Hier geht es in erster Linie darum, die spezifische Schulterkraft für den einarmigen Handstand zu konditionieren und zu stärken. Sobald die Kraft vorhanden ist, solltest du in der Lage sein, die Seitneigung im freien Stand zu beherrschen und von der einen auf die andere Seite hin und her zu wechseln, ohne umzufallen. Sobald du mindestens 20 Sekunden auf einer Seite stehen kannst, ohne in die Schulter einzusinken, bist du bereit, den nächsten Schritt anzugehen.
Auch hier lautet die Devise: Lieber verbringst du etwas länger Zeit mit dieser Übung und bist dann bereit für die nächste Progression, anstatt zu früh zur nächsten Übung zu wechseln und dann nicht voranzukommen, weil dir noch die Basis fehlt.

## Fingertip Hold

Arbeite dich im nächsten Schritt an den Fingertip Hold heran.

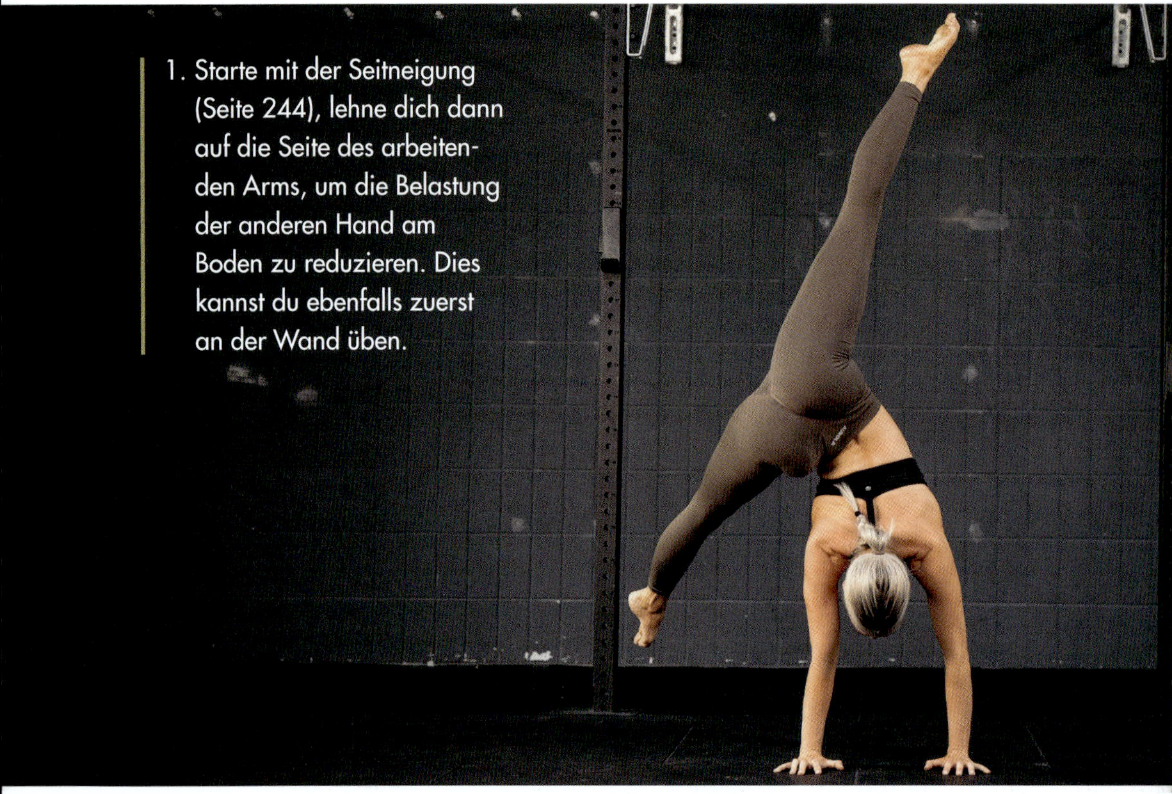

1. Starte mit der Seitneigung (Seite 244), lehne dich dann auf die Seite des arbeitenden Arms, um die Belastung der anderen Hand am Boden zu reduzieren. Dies kannst du ebenfalls zuerst an der Wand üben.

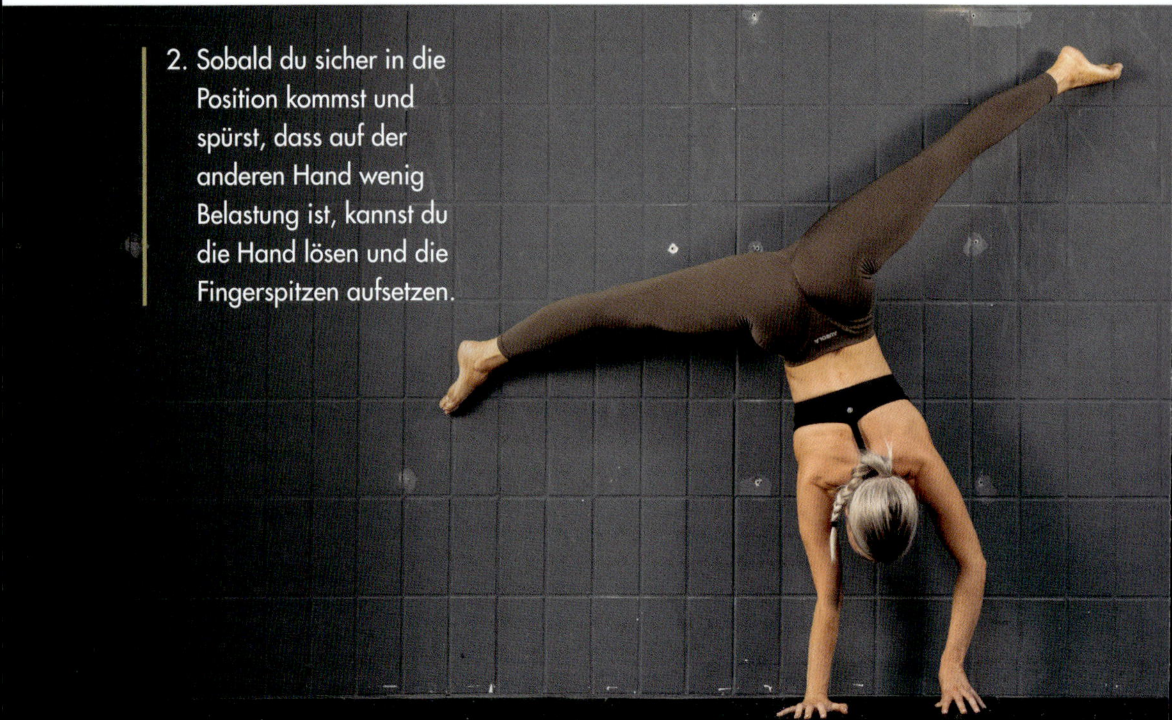

2. Sobald du sicher in die Position kommst und spürst, dass auf der anderen Hand wenig Belastung ist, kannst du die Hand lösen und die Fingerspitzen aufsetzen.

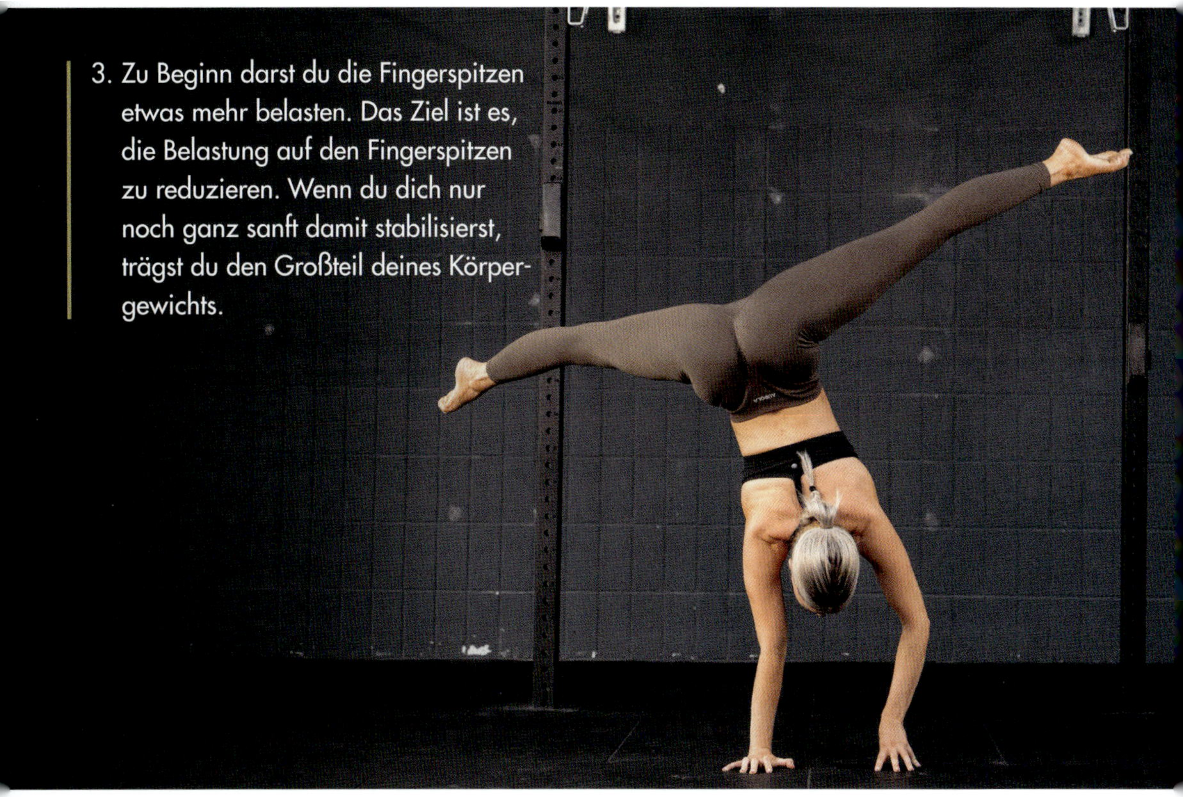

3. Zu Beginn darst du die Fingerspitzen etwas mehr belasten. Das Ziel ist es, die Belastung auf den Fingerspitzen zu reduzieren. Wenn du dich nur noch ganz sanft damit stabilisierst, trägst du den Großteil deines Körpergewichts.

In einem Training mit Sondre Berg, der in meinen Augen ein absoluter Handstand-Gott ist, hat er für diese Progression eine Zielvorgabe von mindestens 30 Sekunden ausgerufen. Wenn das für dich leicht machbar ist, dann bist du nicht nur stark genug, sondern hast auch die notwendige Balance für den nächsten Schritt. Ich selbst habe mich daran gehalten und kann das bestätigen, schließlich habe ich den einarmigen Handstand in unter einem halben Jahr gelernt.

Sobald du den Fingertip Hold beherrschst, bist du bereit für den Piano Man.

## Piano Man

1. Starte im Fingertip Hold. Verlagere dafür das Gewicht zu 95 Prozent auf den Standarm, damit du die Fingerspitzen der zweiten Hand vom Boden abheben kannst. Tipple mit den Fingerspitzen auf dem Boden, während du mit dem Rest des Körpers die Balance hältst. Von außen sieht es aus, als würdest du einhändig Klavier spielen.

**Hinweise:** So schaffst du es, die ersten Millisekunden einen freien einarmigen Handstand zu halten und ihn zu balancieren zu lernen. Diese Übung ist das Pendant zu den Face-to-Wall-Handstand-Fuß-Taps (Seite 104), die du bereits vom Handstand kennst.
Die Versuchung, hier den Arm einfach wegzunehmen und frei zu stehen, ist sehr groß. Widerstehe der Versuchung so gut es geht! Halte dich an die Übung und schraube die Haltezeit nach oben, bis du diese Übung ebenfalls für 30 Sekunden durchführen kannst. Diese Übung war für mich ein absoluter Gamechanger und hat mich sehr schnell vorangebracht.

Wenn du bis hierher gekommen bist, dann bist du kurz vor deinen ersten freien Sekunden im einarmigen Handstand.

## Fingertip-Hold-gestreckte Variante

Der nächste Schritt ist es, den Balancearm in die richtige Position zu bringen, kurz bevor er sich vom Boden löst.

1. Strecke, ausgehend vom Fingertip Hold, den Ellenbogen, um die Fingerspitzen etwas weiter seitlich außen zu positionieren. Die Belastung sollte überwiegend auf dem Standarm sein, damit du deine zweite Hand lösen kannst, um die Fingerspitzen neu zu positionieren.

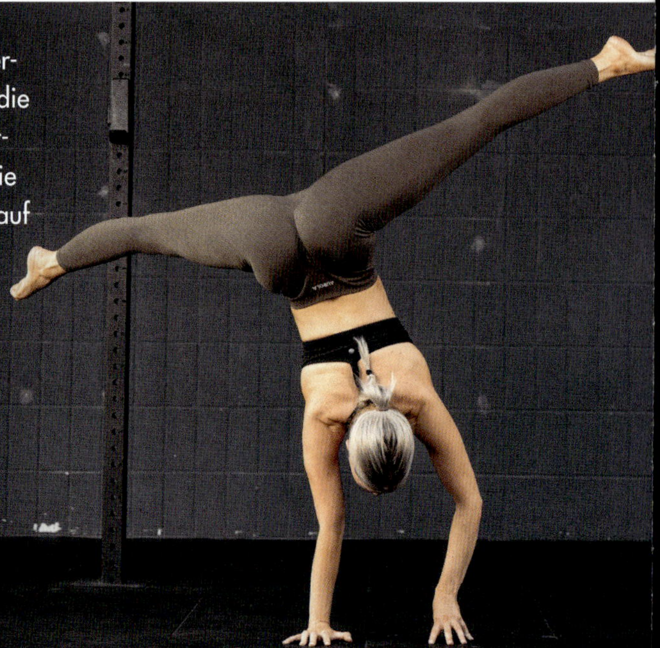

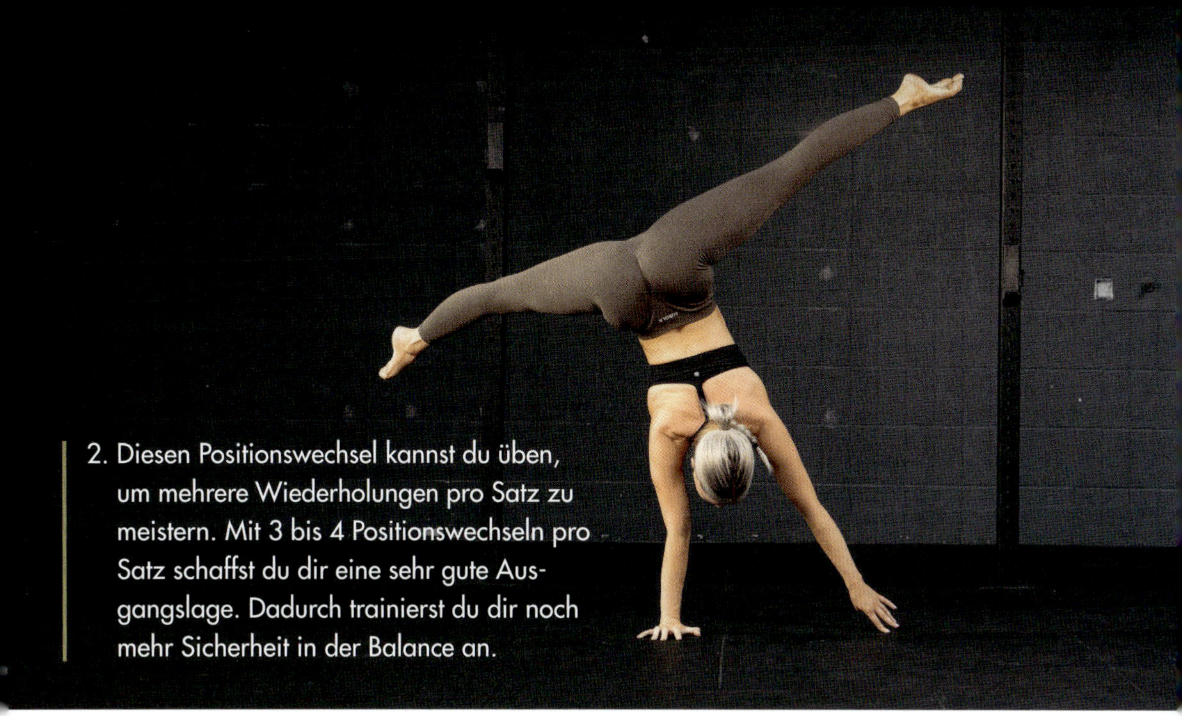

2. Diesen Positionswechsel kannst du üben, um mehrere Wiederholungen pro Satz zu meistern. Mit 3 bis 4 Positionswechseln pro Satz schaffst du dir eine sehr gute Ausgangslage. Dadurch trainierst du dir noch mehr Sicherheit in der Balance an.

## Vom Fingertip Hold in den einarmigen Handstand

Sobald du dich in der Fingertip-Position mit gestreckten Ellenbogen sicher fühlst, kannst du dich langsam, aber sicher an die ersten freien Sekunden im einarmigen Handstand wagen.

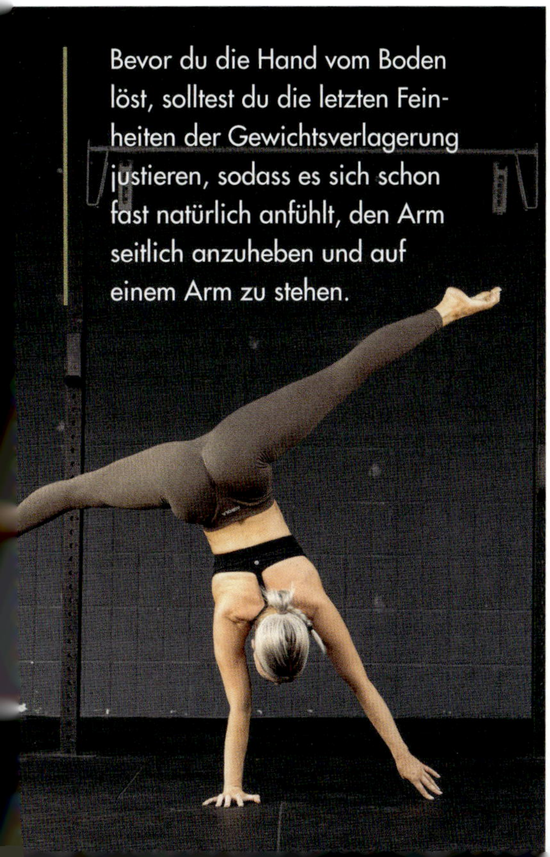

Bevor du die Hand vom Boden löst, solltest du die letzten Feinheiten der Gewichtsverlagerung justieren, sodass es sich schon fast natürlich anfühlt, den Arm seitlich anzuheben und auf einem Arm zu stehen.

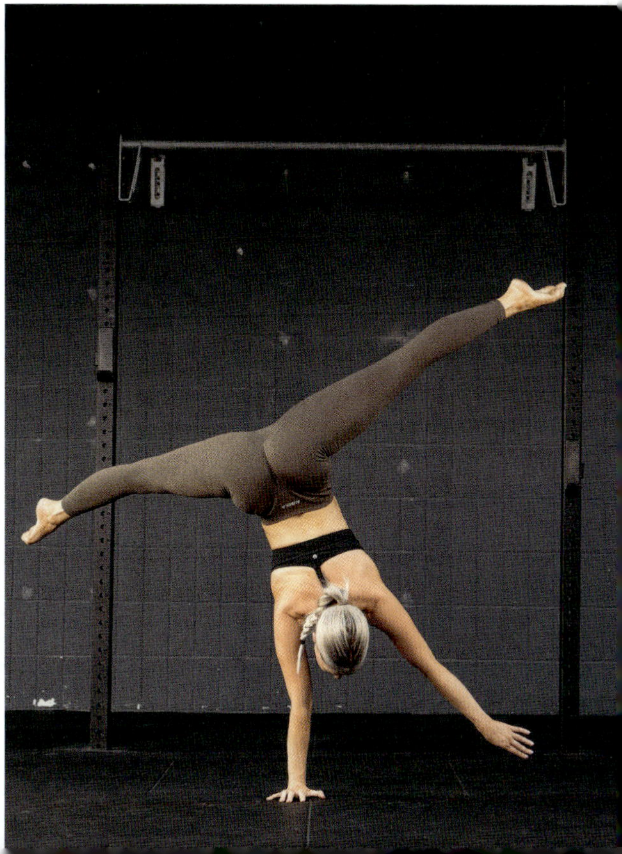

**Hinweis:** Wie du es von dem normalen Handstand kennst, wirst du auch hier Hunderte von Versuchen benötigen, um Konstanz im freien Stehen zu generieren. Das ist Teil des Prozesses und ganz normal.

Das Gefühl, auf einem Arm zu stehen und seinen ganzen Körper zu balancieren, ist komplett neu und nahezu unbeschreiblich. Die harte Arbeit dorthin zahlt sich auf jeden Fall aus. Das einzige Problem beim einarmigen Handstand ist es, dass du noch einen zweiten Arm hast – selbst wenn du also den einarmigen Handstand auf einer Seite gemeistert hast, wirst du noch weitere Arbeit in den anderen Arm investieren müssen …

## Tipps für deine Trainingsplanung

Integriere den einarmigen Handstand in kleinen Schritten in dein Training, denn deine Handgelenke müssen sich erst an die neue hohe Belastung anpassen. Deshalb kann es zu Beginn sinnvoll sein, nur 1- bis maximal 2-mal pro Woche 2 bis 5 Sätze der ersten Übungen für den einarmigen Handstand ins Training zu integrieren. Sobald deine Handgelenke und Unterarme mit der Belastung zurechtkommen, kannst du schrittweise das Volumen erhöhen. 1 bis 3 Sätze pro Woche mehr Handstand können ein guter Volumenzuwachs sein, ohne dich zu überlasten.

Sobald du bei einem Volumen angekommen bist, das deine Unterarme und Handgelenke vertragen, und du gute Fortschritte erzielst, kannst du erst einmal dabei bleiben. Das können 5 bis 50 Sätze pro Woche pro Arm sein. Dabei kannst du die Trainingsfrequenz auf bis zu 5 Einheiten pro Woche erhöhen. Da es kaum bis keine Anhaltspunkte für eine allgemeine Empfehlung gibt, taste dich an das für dich passende Volumen heran.

# FAZIT SKILL-PYRAMIDE

Die Skill-Pyramide umfasst 25 Skills mit ihren Vorübungen und teilweise weiterführenden Übungen, die sich über die letzten Jahre im Calisthenics etabliert haben. Vielleicht hast du die eine oder andere Übung oder einen Skill vermisst. Mache dir bewusst, dass dieser Sport so unendlich viele Übungen und Varianten beinhaltet, dass es unmöglich ist, alle im Rahmen eines einzigen Buches darzustellen. In unserem Coaching haben wir eine Übungsbibliothek von über 1000 Übungen erarbeitet. Für jede individuelle Problemstellung und jedes Leistungslevel haben wir über die Jahre ein riesiges Portfolio an Übungen erstellt, die nahezu jede individuelle Situation abdeckt.
Mit diesem Buch möchte ich dir nicht nur die richtigen Übungsausführungen beibringen, sondern dir auch das nötige Wissen vermitteln, damit du in der Lage bist, zu erkennen, wann welche Übung sinnvoll für dich und deinen Fortschritt ist und wann nicht. Es geht um die Qualität der Übungsauswahl und deren Ausführung, nicht darum, quantitativ möglichst viele Übungen möglichst schnell zu erlernen. Gleichzeitig will ich dir damit zeigen, dass du vielleicht den einen oder anderen Skill gar nicht trainieren musst, um ihn wirklich zu meistern. Indem du stärker wirst, wirst du teilweise automatisch in der Lage sein, kleinere Skills, wie zum Beispiel einen Archer Push-up oder Pull-up, zu beherrschen, ohne gezielt darauf hintrainieren zu müssen.

Die richtigen Übungen auszuwählen, ist aber nur die halbe Miete. Wenn du schnell Fortschritte erzielen willst, brauchst du ein Trainingssystem, das die Übungen aufeinander abgestimmt kombiniert, das dich an deinem aktuellen Leistungslevel abholt und dich Woche für Woche stärker werden lässt. Hier kommt der zweite große Baustein im Calisthenics ins Spiel: die Trainingsplanung.

# DEIN TRAININGSPLAN

Die Relevanz des richtigen Trainingsplans für Fortschritt im Bodyweight-Training wird sehr oft unterschätzt. Ein funktionierendes Trainingssystem ist gleichzusetzen mit der Bedeutung der richtigen Übungsauswahl. In diesem Kapitel möchte ich dich durch den gesamten Prozess der Trainingsplanung begleiten, sodass du am Ende verstanden hast, wie du deinen eigenen Trainingsplan schreiben kannst.

# DEIN ASSESSMENT

Definiere zunächst klare Trainingsziele, damit du weißt, in welche Richtung dich dein Training leiten soll. Dann folgt der erste wichtige Schritt in die Umsetzung: das Assessment-Center.
Damit findest du heraus, wie dein aktuelles Leistungslevel aussieht. Das schafft eine klare Ausgangssituation und legt die Basis für eine zielführende, erfolgsträchtige Trainingsplanung.

## Wie du dein Assessment-Center zusammenstellst

Angenommen, du hast keine Ahnung, wie stark du bist, weil du noch nie zuvor eine Bodyweight-Übung getestet hast. Dann gilt es mit ein paar Testübungen herauszufinden, wo du aktuell stehst. Das machen wir mit den Basisübungen (ab Seite 65), die du in der Skill-Pyramide kennengelernt hast.
Im Assessment-Center geht es darum, deinen aktuellen Leistungszustand zu dokumentieren, deshalb filme dich bei jeder Übung und notiere die Anzahl der getätigten Wiederholungen. Diese Informationen sind später ausschlaggebend.
Teile die Tests auf zwei Tage auf. Das Ziel ist es, maximale Power an den einzelnen Testtagen zu haben und nicht zu stark vorermüdet zu sein, deswegen braucht es ein wenig Erholungszeit. Nimm dir außerdem genügend Zeit für die Auswertung an Tag 1. Dann kannst du die richtigen Übungen für Tag 2 planen.

Wähle die Reihenfolge der Tests so, dass du die schwierigsten Übungen zu Beginn machst, um auf das größtmögliche Kraftpotenzial zurückzugreifen. Bevor du mit dem Assessment-Center startest, wärme dich ausreichend auf, indem du dein Herz-Kreislauf-System in Schwung bringst und deinen Körper ausreichend auf die Belastung vorbereitest. Zum Thema Warm-up gehen findest du ab Seite 258 mehr Informationen.

**Tag 1:** Führe als erste Übung des Assessment-Centers Pull-ups oder Chin-ups aus. Mit welcher Übung du startest, ist egal. Beginne an einem Tag mit der einen, am anderen mit der anderen Übung.
In unserem Beispiel starten wir mit Chin-ups. Nach dem allgemeinen Warm-up startest du mit einem übungsspezifischen Warm-up, das bedeutet: Du machst Chin-ups mit dem stärksten Widerstandsband, das dir zur Verfügung steht, und arbeitest dich durch die Bänder hoch, bis du bei Chin-ups mit dem eigenen Körpergewicht angekommen bist. Das kann in etwa so aussehen:

- 1 × 6 Chin-ups mit grünem Band
- 1 × 6 Chin-ups mit blauem Band
- 1 × 6 Chin-ups mit schwarzem Band
- 1 × 6 Chin-ups mit rotem Band

Anschließend absolviere einen Satz mit so vielen Chin-ups, wie du schaffst. Notiere dir die dabei ermittelte maximale Wiederholungsanzahl. Das stellt dein aktuelles Leistungslevel dar.
Solltest du einen dieser Zwischenschritte nicht erreichen und keinen Chin-up mit dem eigenen Körpergewicht schaffen, bist du an dieser Stelle fertig. In diesem Fall ist das Band, mit dem du gerade die Übung absolvierst, wenn du abbrechen musst, dein aktuelles Leistungslevel.
Angenommen, du schaffst nur 3 Wiederholungen mit dem schwarzen Band, dann brauchst du Chin-ups mit dem roten Band in der Regel nicht mehr testen.
Auf die gleiche Art und Weise gehst du im Anschluss an die Pull-ups und die restlichen Basisübungen durch, um überall dein Leistungslevel kennenzulernen. Notiere dir alle Ergebnisse.

Anhand der Videos, die du von dir machst, kannst du gleichzeitig deine Technik einordnen, was später ebenfalls für die Trainingsplanung und die Übungsauswahl entscheidend sein wird. Dein Tag-1-Assessment-Center könnte also so aussehen:

- Chin-up/Pull-up
- Push-up
- Kniebeuge
- Hollow Body Hold

Jede einzelne Übung sollte mit den jeweiligen Vorübungen trainiert werden (analog zu den Widerstandsbändern beim Pull-up/Chin-up), um herauszufinden, welche Progressionsstufe aktuell für dich sinnvoll ist. Arbeite hier eng mit den Informationen aus der Skill-Pyramide. Ziel ist, in den jeweiligen Übungen an dein Limit zu kommen. Wenn dir also ein Zwischenschritt zu leicht erscheint, geh direkt zum nächstschwierigeren über.

Deine Ergebnisse können am Ende so aussehen:
**Beispiel 1:** Frederik

1. 4 Chin-ups mit rotem Band
2. 3 negative Push-ups + 3 Knie-Push-ups
3. 20+ Goblet Squats mit 15 Kilogramm Zusatzgewicht
4. 20 Sekunden Hollow Body Hold

Oder so:
**Beispiel 2:** Amelie

1. 6 Chin-ups
2. 10 enge Push-ups
3. 15 Goblet Squats mit 25 Kilogramm Zusatzgewicht
4. 30+ Sekunden Hollow Body Hold

Mit deinen Ergebnissen gehst du nun die Skill-Pyramide durch, um die nächsten Tests für Tag 2 zu planen. Für welche Übungen und Skills bringst du die nötigen Voraussetzungen mit? Suche dir die passenden aus. Das kann basierend auf unseren vorherigen Beispielen so aussehen:

**Beispiel 1:** Frederik

1. Pull-up
2. Shrimp Squat
3. Eine Mobility Übung für den L-Sit

**Beispiel 2:** Amelie

1. Handstand
2. Pull-up
3. Dip
4. Shrimp Squat
5. L-Sit
6. Dragon Flag

**Tag 2:** Das Vorgehen ist identisch zu Tag 1: Du arbeitest dich von Vorübung zu Vorübung der einzelnen Übungen durch, bis du an dein Limit kommst. So findest du die aktuell maximal mögliche Anzahl an Wiederholungen.

Die Ergebnisse können dann zum Beispiel so aussehen:

**Beispiel 1:** Frederik

1. 3 Pull-ups mit schwarzem Band
2. 5 Shrimp Squats pro Seite mit dem Knie zum Boden
3. Overcoming Iso Core Compression (hier zählt vor allem die Technik und die Range of Motion, die du über das Video sehen kannst)

**Beispiel 2:** Amelie

1. 10 Sekunden Face-to-Wall-Handstand
2. 4 Pull-ups
3. 5 Dips
4. 5 Shrimp Squats pro Seite mit dem Knie zum Boden
5. 7 Sekunden einbeiniger L-Sit
6. 3 negative Wiederholungen Advanced Tucked Dragon Flag

## 1RM versus 5RM

Solltest du zu Beginn bereits deutlich mehr als 10 Chin-ups schaffen, dann kannst du direkt deine Maximalkraft testen, indem du einen 5-Rep-Maximum-Test machst. Hier geht es darum, ein Gewicht zu finden, mit dem du maximal 5 Wiederholungen schaffst. Du kannst dich in circa 5- bis 10-Kilogramm-Schritten mit jeweils 5 Wiederholungen an dein Maximum herantasten. Das kann in der Praxis so aussehen:

5 Bodyweight Chin-ups
5 Chin-ups + 5 kg
5 Chin-ups + 10 kg
5 Chin-ups + 15 kg
4 Chin-ups + 20 kg

In diesem Fall war das Gewicht von 20 Kilogramm noch etwas zu schwer, das ist jedoch kein Problem: Jetzt kennst du dein 4RM, und das ist genauso aussagekräftig.

Wenn du dich schon mit Krafttraining auskennst und weißt, was ein 1RM ist, fragst du dich jetzt vielleicht, warum wir nicht das testen?

Ganz einfach: Das 1RM ist eine extrem hohe Belastung für dein Nervensystem, und das wollen wir nicht gleich ganz am Anfang deiner Trainingszeit überladen.

Des Weiteren ist die Verletzungsgefahr zu groß, denn neben dem Leistungslevel wollen wir im Assessment ja ebenfalls deine Technik testen und analysieren. Wenn deine Technik noch nicht ausgereift ist und du dann einen 1RM-Test beim Dip durchführst, setzt du dich einem unnötig hohen Verletzungsrisiko aus. Deshalb testen wir dein 5RM und berechnen daraus deinen 1RM.

Je stärker du bist, desto fortgeschrittenere Übungen kannst du in dein Assessment integrieren und die Skill-Pyramide weiter nach oben klettern. Hier empfiehlt es sich, die Progressionen von zum Beispiel Muscle-up, Back Lever und Co. vor den Kraftübungen wie Chin-ups und Dips zu absolvieren.

Nachdem du dein Assessment erfolgreich absolviert hast, liegen dir nun wichtige Daten und Videos vor, mit denen du im nächsten Schritt in die Trainingsplanung gehen kannst.

Wir ergänzen das Assessment für unsere Kunden*innen mit weiteren Mobility- und Körperhaltungsübungen, um die individuellen anatomischen und biomechanischen Bewegungsmuster der Person besser kennenzulernen. Dies bedarf jedoch ein tieferes anatomisches und biomechanisches Wissen, dessen detaillierte Vermittllung den Rahmen des Buches sprengen würde. Du kannst dein Assessment gerne erweitern, sofern du Schlüsse aus den Testergebnissen ziehen kannst. Vielleicht holst du dir an dieser Stelle auch Unterstützung durch einen Coach.

# TRAININGSPLANUNG FÜR BEGINNER*INNEN

Zusammen mit den Übungs- und Skill-spezifischen Trainingsplanungsabschnitten aus der Skill-Pyramide fügen wir in diesem Kapitel jetzt die Bausteine zusammen, damit du jederzeit den optimalen Trainingsplan für dich schreiben kannst.

Betrachte dieses Kapitel wie ein Hands-on-Kapitel. Nimm dir Papier und Stift oder einen Laptop zur Hand, damit du parallel deinen Trainingsplan erstellen kannst.

# Warm-up

Jedes gute Training beginnt mit einem Warm-up, um den Körper auf die anstehende Belastung vorzubereiten und das Verletzungsrisiko zu minimieren. Das Warm-up für dein Calisthenics-Training lässt sich in zwei Kategorien unterteilen: ein allgemeines Warm-up und ein übungsspezifisches Warm-up. Letzteres wird oft vernachlässigt, ist aber wichtig, um das Verletzungsrisiko zu minimieren und gleichzeitig deine Performance zu steigern.

## Das allgemeine Warm-up

Das allgemeine Warm-up ist dafür da, deinen Körper auf Betriebstemperatur zu bringen. Wähle die Aktivität so, dass du leicht ins Schwitzen kommst, aber nicht vorermüdest. Hierfür eignen sich:

- Seilspringen,
- Hampelmänner,
- Fahrradfahren,
- leichtes Rudern,
- Joggen mit sehr leichter Intensität.

In der Regel reichen 10 bis 15 Minuten, um deinen Körper auf Betriebstemperatur zu bringen. Sei kreativ und wähle etwas, was dir am meisten Spaß macht.

## Das spezifische Warm-up

Im nächsten Schritt ergänze dein Warm-up mit übungsspezifischen Vorbereitungen für die erste Übung in deinem Trainingsplan. Angenommen, du startest mit dem Handstand, dann macht es Sinn, zunächst die Handgelenke zu erwärmen und die Schulterbeweglichkeit zu aktivieren und damit zu verbessern. Sobald die Vorbereitung abgeschlossen ist und du dich gut fühlst, starte mit einer einfachen Handstandübung, zum Beispiel mit dem Face-to-Wall-Handstand. Absolviere 2 Sätze mit jeweils einer für dich entspannten Haltezeit.

Das Ziel ist, deinen Körper und deinen Fokus im Handstand zu schärfen, um bestmöglich für den Arbeitssatz vorbereitet zu sein. Der wäre in diesem Fall-Face-To-Wall-Handstand mit Fuß-Taps.

Führe für jeden Skill und jede jeweils Vorstufen als Warm-up aus, die auf deinem Trainingsplan stehen, so bereitest du dich perfekt für den ersten Satz jeder Übung vor. Wähle bei Skills leichtere Progressionen, die du in den jeweiligen Beschreibungen der Skills findest.

**Beispiel: L-Sit**
Übungsspezifisches Warm-up

1. 1 × 10 Sekunden Tucked L-Sit
2. 1 × 6 Sekunden einbeiniger L-Sit

→ Erster Arbeitssatz von 10 Sekunden L-Sit Hold

**Beispiel: Chin-up**
Übungsspezifisches Warm-up

1. 1 × 6 Chin-ups mit blauem Band
2. 1 × 4 Chin-ups mit schwarzem Band
3. 1 × 2 Chin-ups mit rotem Band

→ Erster Arbeitssatz von 4 Chin-ups ohne Band

**Beispiel: Pull-up mit Zusatzgewicht**
Übungsspezifisches Warm-up

1. 1 × 6 Chin-ups mit rotem Band
2. 1 × 4 Chin-ups ohne Band
3. 1 × 2 Chin-ups mit 5 Kilogramm Zusatzgewicht

→ Erster Arbeitssatz von 5 Chin-ups mit 10 Kilogramm Zusatzgewicht

Wähle die Anzahl der Sätze und Wiederholungen sowie die Pausenzeiten dazwischen so, dass du warm wirst, dich jedoch nicht ermüdest. Ein wichtiger Aspekt ist außerdem die Ausführungsgeschwindigkeit. Du solltest die Warm-up-Übungen von der ersten bis zur letzten Wiederholung schneller und leichter ausführen können als den ersten Arbeitssatz. Wenn

du dich beim letzten Warm-up-Satz durch die letzten Wiederholungen kämpfen musst, dann bist du zu weit gegangen. Das sollte vermieden werden. Deshalb empfehle ich dir, deine Warm-up-Schritte und -Übungen genauso einzuplanen wie alles andere in deinem Training. Sollte sich dein zweiter Arbeitssatz leichter als der erste anfühlen, dann war dein Warm-up nicht optimal abgestimmt und du solltest im nächsten Training noch einmal nachjustieren.
Letzten Endes kannst du dir das genauso vorstellen wie beim Bankdrücken: Wenn du die Übung mit 80 Kilogramm Gewicht ausführen möchtest, startest du auch erst mit der leeren Stange, arbeitest dann mit 40 Kilogramm, dann 60 Kilogramm, 70 Kilogramm weiter, und erst dann beginnst du den Arbeitssatz mit 80 Kilogramm. Im Calisthenics ist das oftmals nur nicht so klar und einfach, da wir mit unserem eigenen Körpergewicht arbeiten. Du wirst den großen Vorteil in deinem Training sofort spüren, wenn dein Warm-up optimal abgestimmt ist!

## Trainingsvariablen

Bevor du in die Trainingsplanung startest, mache dich mit der Bedeutung der einzelnen Trainingsvariablen vertraut.

**Wiederholungen** – sind im Kraft- oder Widerstandstraining eine Serie von identischen Übungszyklen, bei denen dein Körper, ein Gewicht oder ein anderer Widerstand einmal vollständig bewegt wird. Eine einzelne Wiederholung besteht zum Beispiel bei einem Klimmzug aus einer konzentrischen und einer exzentrischen Phase. Der Umkehrpunkt ist oben, wenn das Kinn über die Stange ragt, und unten bei ausgestreckten Armen und lockeren Schultern.

**Intensität** – bezeichnet im Krafttraining die relative Trainingslast, ausgedrückt als % 1RM oder RM-Bereich, und dient der gezielten Steuerung des Trainingsreizes in Abhängigkeit von deiner Zielsetzung, deinem Trainingsstatus und weiterer Anpassungsmechanismen.[9]
In der Sportwissenschaft wurde über Jahrzehnte eine standardisierte

9 American College of Sports Medicine. (2009). »Progression models in resistance training for healthy adults«. Medicine & Science in Sports & Exercise, 41 (3), S. 687–708. https://doi.org/10.1249/MSS.0b013e3181915670

»typische % 1RM ←→ RM«-Tabelle entworfen. Diese dient als Grundgerüst zur Trainingsplanung. Es sind jedoch Abweichungen von ± 5 bis 10 Prozent normal. Unterschiedliche Übungen haben unterschiedliche Wiederholungstoleranzen.

*Tabelle 2:*

| % 1RM – RM-Tabelle* | |
|---|---|
| **RM** | **Typischer 1RM-Wert in Prozent** |
| 1RM | 100 % |
| 2RM | ~ 95 % |
| 3RM | ~ 93 % |
| 4RM | ~ 90 % |
| 5RM | ~ 87 % |
| 6RM | ~ 85 % |
| 7RM | ~ 83 % |
| 8RM | ~ 80 % |
| 9RM | ~ 77 % |
| 10RM | ~ 75 % |
| 12RM | ~ 70 % |
| 15RM | ~ 65 % |

* American College of Sports Medicine. (2009). »Progression models in resistance training for healthy adults«. Medicine & Science in Sports & Exercise, 41 (3), S. 687–708. https://doi.org/10.1249/MSS.0b013e3181915670

Die moderne Forschung weist darauf hin, dass der Zusammenhang von Last und der Anzahl an Wiederholungen nicht für alle gleich ist, weshalb es sehr sinnvoll ist, zusätzlich mit RPE oder RIR zu arbeiten.[10] Wenn du dich neu mit der Trainingsplanung beschäftigst, verschafft dir die »% 1RM ←→ RM«-Tabelle eine sehr gute Übersicht, wo du mit deinem Training starten solltest. Diese Tabelle ist im Calisthenics in erster Linie für Übungen mit Zusatzgewicht relevant.

10 Schoenfeld, B. J., Grgic, J., Van Every, D. W. & Plotkin, D. L. (2021). »Loading recommendations for muscle strength, hypertrophy, and local endurance: A re-examination of the repetition continuum«. Sports, 9 (2), S. 32. https://doi.org/10.3390/sports9020032

**(Arbeits-)Satz** – Im Kraft- beziehungsweise Widerstandstraining bezeichnet ein Arbeitssatz einen Trainingssatz, der mit einer wirksamen Last und Intensität ausgeführt wird, um einen spezifischen physiologischen Trainingsreiz, beispielsweise zur Steigerung der Muskelkraft, zu erzielen. Ein Arbeitssatz kann sowohl aus einer einzelnen schweren Wiederholung als auch aus mehr als 12 Wiederholungen bestehen, abhängig vom jeweiligen Trainingsziel.

**Supersatz** – Ein Supersatz ist eine Trainingsmethode im Calisthenics, bei der du zwei Übungen direkt hintereinander ohne signifikante Pause ausführst. Erst nach beiden Übungen folgt die Pause. In der Regel kombiniert man Übungen, die verschiedene Muskeln beanspruchen, wie zum Beispiel Bizeps und Trizeps, oder solche, die sich nicht gegenseitig beeinflussen, wie zum Beispiel Kniebeuge und Rudern. Ein Supersatz kann vor allem dann verwendet werden, um im Training Zeit zu sparen. Bei Übungen, die im Maximalkraftbereich trainiert werden, sollte aufgrund der hohen Intensität nicht mit dem Supersatz gearbeitet werden.

**Volumen** – Trainingsvolumen bezeichnet im Krafttraining die quantitative Gesamtmenge der verrichteten mechanischen Arbeit innerhalb einer Trainingseinheit, eines Trainingszyklus oder eines definierten Zeitraums. Im klassischen Krafttraining wird Trainingsvolumen häufig operationalisiert als:

**Volumen = Sätze × Wiederholungen × Last**[11]

**Trainingsfrequenz** – bezeichnet im Krafttraining die Anzahl der Trainingseinheiten beziehungsweise Belastungen, die eine bestimmte Muskelgruppe oder Übung innerhalb eines definierten Zeitraums (meist pro Woche) erhält.[12]

**Pausenzeiten** – ist der zeitliche Abstand zwischen zwei aufeinanderfolgenden Arbeitssätzen einer Übung, in der nicht trainiert wird. Das ist eine

11 Stone, M. H., Stone, M. & Sands, W. A. (2007). Principles and practice of resistance training. Human Kinetics.
12 Grgic, J., Schoenfeld, B. J., Davies, T. B., Lazinica, B., Krieger, J. W. & Pedisic, Z. (2018). »Effect of resistance training frequency on gains in muscular strength: A systematic review and meta-analysis«. Sports Medicine, 48 (5), S. 1207–1220. https://doi.org/10.1007/s40279-018-0872-x

zentrale Trainingsvariable und beeinflusst die Erholung der Energiebereitstellungssysteme, die neuromuskuläre Leistungsfähigkeit, die akkumulierte Ermüdung sowie die resultierenden Kraft- und Hypertrophieanpassungen.[13] Hier gilt die Faustregel: Je höher die Intensität der Belastung, desto länger die Pausenzeit. Bei einem Training nahe an deinem 1RM kann die Pausenzeit 4 bis 5 Minuten oder mehr betragen, wohingegen für das Training mit niedrigen Intensitäten Pausenzeiten von 30 Sekunden bis 1 Minute vertretbar sind.

**Kadenz** – beschreibt im Krafttraining die Dauer der einzelnen Phasen einer Wiederholung, also wie viele Sekunden die konzentrische Phase, die exzentrische Phase und gegebenenfalls Halte- oder Übergangsphasen dauern. Sie wird meist in einem mehrstelligen Zeitformat angegeben, zum Beispiel 2-1-3-0 (2 Sekunden exzentrisch – 1 Sekunde unten warten – 3 Sekunden konzentrisch – 0 Sekunden oben). Wird imCalisthenics-Kontext oft für Technikvarianten für zum Beispiel Klimmzüge, Dips und Squats verwendet.

**Reps in Reserve (RIR) & Rate of Perceived Exertion (RPE)** – RIR gibt an, wie viele Wiederholungen man am Ende eines Satzes noch geschafft hätte, bevor konzentrisches Muskelversagen eingetreten wäre. Im Calisthenics arbeiten wir zusätzlich mit SIR (= Seconds in Reserve) für statische Halteübungen wie den Front Lever, Back Lever, Planche et cetera. Man stellt sich die Frage: »Wie viele Wiederholungen/Sekunden Haltezeit wären noch möglich gewesen?«

**Zum Beispiel:**
Du machst 8 Wiederholungen Klimmzüge und schätzt, dass du noch 3 weitere Wiederholungen hättest ausführen können: → RIR = 3

Du machst 8 Wiederholungen Klimmzüge und schätzt, dass vielleicht noch weitere 3 Wiederholungen möglich gewesen wären, bist dir jedoch nicht sicher: → RIR = 2,5

13 de Salles, B. F., Simão, R., Miranda, F., da Silva Novaes, J., Lemos, A. & Willardson, J. M. (2009). »Rest interval between sets in strength training«. Sports Medicine, 39 (9), S. 765–777. https://doi.org/10.2165/11315230-000000000-00000

Du hältst den Tucked Front Lever für 5 Sekunden und schätzt, dass du die Position noch weitere 2 Sekunden hättest halten können: →SIR = 2

*Tabelle 3:*

| RIR-Tabelle | |
|---|---|
| **RIR** | **Beschreibung der Anstrengung** |
| 0 | Muskelversagen – keine weitere saubere Wiederholung möglich |
| 0,5 | vielleicht noch 1 Wiederholung möglich |
| 1 | noch 1 Wiederholung sicher möglich |
| 1,5 | 1 bis 2 Wiederholungen möglich |
| 2 | noch 2 Wiederholungen sicher möglich |
| 2,5 | 2 bis 3 Wiederholungen möglich |
| 3 | Noch 3 Wiederholungen sicher möglich |

Wenn mehr als 3 Wiederholungen möglich wären, dann wird in der Praxis oft RIR = 3+ angegeben, da es sehr schwierig ist einzuschätzen, wie viele Wiederholungen wirklich noch möglich wären.

Die RPE-Skala wurde ursprünglich in der Ausdauerphysiologie entwickelt und später fürs Krafttraining adaptiert. Die Krafttraining-spezifische RPE-Skala wird mit der Nähe zum Muskelversagen verknüpft. Man stellt sich die Frage: »Wie anstrengend war der Satz?«

*Tabelle 4:*

| RPE-Tabelle nach Borg* | |
|---|---|
| **RPE** | **Verbale Beschreibung** |
| 10 | maximale Anstrengung |
| 8–9 | sehr, sehr anstrengend |
| 6–7 | sehr anstrengend |
| 5 | anstrengend |
| 4 | etwas anstrengend |
| 3 | mittel |
| 2 | wenig |
| 1 | sehr wenig |
| 0 | keine Anstrengung |

*Borg, G. (1998). Borg's Perceived Exertion and Pain Scales. Champaign, IL: Human Kinetics.

RPE ist die subjektive Anstrengung und bezieht weitere Faktoren wie Tempo-Wahrnehmung, Schmerzen, Technik et cetera mit ein. Dadurch ist die RPE-Skala flexibler einsetzbar, da mehr Kontext einfließt. Das macht es jedoch für viele Trainierenden deutlich schwieriger anzuwenden.

Wie du dir wahrscheinlich schon denken kannst, ist die RPE-Skala etwas komplexer auf das Krafttraining/Calisthenics anzuwenden als die RIR-Skala. Deshalb wurde 2016 eine Studie durchgeführt, in der eine neue RPE-Skala für das Krafttraining entwickelt und an die RIR-Skala gekoppelt wurde. Die »neue« RPE-Skala wurde bei verschiedenen %-1RM-Intensitäten getestet und überprüft, wie gut die subjektive RPE mit der echten Nähe zum Muskelversagen übereinstimmt. Daraus entstand die offizielle RIR-basierte RPE-Skala nach Zourdos.

*Tabelle 5:*

| RIR-basierte RPE-Skala* | |
|---|---|
| **RPE-Wert** | **Entspricht ...** |
| 10 | 0 RIR → keine weitere Wiederholung möglich |
| 9,5 | 0–1 RIR |
| 9 | 1 RIR |
| 8,5 | 1–2 RIR |
| 8 | 2 RIR |
| 7,5 | 2–3 RIR |
| 7 | 3 RIR |
| kleiner/gleich 6 | größer/gleich 4 RIR |
| 0 | keine Anstrengung |

*Zourdos, M. C., Klemp, A., Dolan, C. et al. (2016). »Novel resistance training–specific rating of perceived exertion scale measuring repetitions in reserve«. Journal of Strength and Conditioning Research, 30 (1), S. 267–275

Beide Skalen helfen dir dabei, dich vor unnötiger Überlastung und Ermüdung zu schützen, indem du deine Trainingsintensität klar im Blick behalten und steuern kannst. Tagesformschwankungen können berücksichtigt werden, indem deine Trainingsvorgaben nach RIR/RPE geplant werden.

Das kann so aussehen:
Übung: Klimmzüge
Sätze: 3
Wiederholungen: RIR2

Das bedeutet, du sollst 3 Sätze Klimmzüge machen und in jedem Satz nur so viele Wiederholungen absolvieren, damit noch 2 Wiederholungen »im Tank bleiben«. Das Ergebnis kann wie folgt aussehen:

1. Satz: 8 Wiederholungen
2. Satz: 7 Wiederholungen
3. Satz: 6 Wiederholungen

Eine Woche später hast du einen deutlich besseren Tag, da du super geschlafen und auf deine Ernährung geachtet hast. Das Ergebnis kann dann wie folgt aussehen:

1. Satz: 9 Wiederholungen
2. Satz: 8 Wiederholungen
3. Satz: 7 Wiederholungen

Die RIR/RPE-Skalen unterstützen dich also vor allem dabei, dein Energiemanagement über mehrere Wochen hinweg zu steuern, um Alltag und Lifestyle-Einflüsse zu berücksichtigen und trotzdem Fortschritt zu machen.

Welche der beiden Skalen ist nun für dich die geeignete? Das kommt drauf an: Vor allem zu Beginn ist die RIR-Methode zur Einschätzung bei Übungen mit dem eigenen Körpergewicht praktikabler.
Sobald du Übungen mit Zusatzgewicht machst und darin schon ein bis zwei Jahre oder länger Erfahrung hast, kann die RPE-Skala für dich besser funktionieren. Am Ende ist es subjektiv und es gibt kein »richtig« oder »falsch«. Arbeite mit der Skala, mit der du am besten zurechtkommst.
Ich persönlich arbeite sehr viel mit RIR oder SIR; außer bei Pull-ups und Dips, da verwende ich RPE.

**Gewichtsangaben** – Die in deinem Trainingsplan angegebenen Kilogramm geben an, wie viel zusätzliches Gewicht (absolut) du bei der jeweiligen Übung verwenden solltest.

## Die Grundstruktur eines Trainingsplans

Bevor wir in die Details einsteigen, ist es erst einmal gut, die grundlegende Struktur eines Trainingstages beziehungsweise einer Trainingseinheit zu verstehen. Eine Trainingseinheit sollte/könnte so aussehen:

1. **Allgemeines Warm-up** (siehe Seite 258).
2. **Mobility** – Falls in der Auswertung deines Assessments herausgekommen ist, dass du an deiner Mobility arbeiten solltest, um einen besseren Outcome im Training zu bekommen, dann wäre das hier der richtige Ort dafür. Das können sowohl klassische Mobility-Übungen sein (beispielsweise auf den Seiten 112 und 114), das können aber auch Atemübungen sein, die deine Position verbessern. Falls du Mobility-Ziele wie zum Beispiel den Spagat hast, solltest du das Training dafür an einem Extra-Tag planen.
3. **Handstand** – Nach dem Aufwärmen beginnst du mit dem Handstandtraining. Da zu Beginn des Trainings deine Kraft und Konzentration am größten sind, legen wir das Training auf diesen Zeitpunkt, um möglichst viel aus den Übungen herauszuholen.
4. **Kraft-Skills** – Hierzu zählen Skills von Level 2 bis Level 5, wie (Ring-)Muscle-up, Back Lever, Pistol Squat et cetera. Sofern du noch nicht stark genug für diese Übungen bist, kannst du diesen Teil erst einmal auslassen.
5. **Kraft** – An diesem Teil des Trainings platzieren wir die Übungen, die dich stärker machen. Das können Liegestützvariationen, Klimmzüge oder Dips sein, entweder mit dem eigenen Körpergewicht oder mit Zusatzgewicht, je nach Leistungslevel.

6. **Assistenzübungen** – Das sind ergänzende Kraftübungen, die die zentralen Kraftübungen oder Kraft-Skills gezielt unterstützen. Sie dienen dazu, schwächere Muskelgruppen zu stärken, Bewegungstechnik und Stabilität zu verbessern und die Leistungsfähigkeit der Hauptübungen zu erhöhen.
7. **Core-Skills** – zum Beispiel L-Sit, Dragon Flag, Hollow Body Hold oder Toes to Bar. Das sind meist Skills, die ergänzend trainiert werden, auf denen also nicht der absolute Fokus liegt. Sollte einer der Skills jedoch deine höchste Priorität im Training besitzen, kannst du diese Übungen an die Stelle der Kraft-Skills setzen. Berücksichtige in diesem Fall dann, dass die dadurch entstehende Ermüdung des Core dein restliches Training beeinflussen kann.
8. **Isolationsübungen** – sind Kraftübungen, bei denen gezielt ein einzelnes Gelenk und primär eine spezifische Muskelgruppe bewegt und belastet wird, zum Beispiel der Bizeps-Curl.

Zusätzlich gibt es noch weitere Übungsarten wie:

- **Technikübungen** – Hier wird unter geringer Last gezielt die Technik trainiert, um ein besseres Verständnis für die Bewegung zu bekommen.
- **Rehabilitationsübungen** – sind gezielte medizinisch-therapeutische Bewegungs- und Kräftigungsübungen, die im Rahmen der körperlichen Rehabilitation nach einer Verletzung eingesetzt werden. Sie dienen dazu, Schmerzen zu reduzieren, die Sportfähigkeit wieder aufzubauen und Funktion, Beweglichkeit oder Kraft wiederherzustellen.
- **Präventionsübungen** – sind verletzungsvorbeugende Übungen, die präventiv eingesetzt werden, um nachhaltig zu trainieren.

Setze diese Übungen ein, nachdem eine ausführliche Analyse deines Bewegungsmusters und deiner individuellen Trainingssituation durchgeführt wurde. Füge sie je nach Bedarf in die Grundstruktur deines Trainingsplans ein.

## Den Trainingsplan erstellen

Wie oft pro Woche kannst du trainieren und das Training durchziehen, auch wenn es stressig in der Arbeit oder Familie ist? Eine realistische Antwort hilft dir, die richtige Anzahl an Trainingstagen pro Woche festzulegen.

Klar, wir alle wollen mehr trainieren, aber so ein Vorsatz bringt nichts, wenn wir uns fünf Trainingseinheiten pro Woche vornehmen und realistisch nur drei Einheiten unterbekommen. Dann kann Training schnell nur zu einem weiteren Stressor werden, wir enttäuschen uns selbst, wenn wir die vorgenommenen Trainingstage nicht schaffen, und verlieren die Lust und die Motivation. Aus diesem Grund ist es entscheidend, ehrlich zu sein und eine realistische Anzahl an Trainingstagen zu definieren.

Grundlegend empfehle ich aber, 2- bis 4-mal pro Woche zu trainieren, wobei eine Trainingseinheit 60 bis 120 Minuten oder etwas mehr dauern sollte. 2 Trainingseineiten pro Woche sind das Minimum, das du investieren solltest, wenn du Fortschritte erzielen willst. Gleichzeitig gibt dir das vor allem als Beginner*in genug Zeit, damit sich dein Körper zwischen den Trainingstagen wieder vollständig erholen kann.

Auch wenn du mehr Zeit zur Verfügung hast, würde ich daher raten, mit 2, maximal 3 Einheiten pro Woche zu starten. Baue darauf erst einmal eine Routine auf und ziehe das für mindestens 5 bis 7 Wochen durch. Wenn du das geschafft hast, ohne einen einzigen Tag auszulassen, kannst du darüber nachdenken, einen weiteren Tag hinzuzufügen.

Für Trainierende, die schon Erfahrung mit Krafttraining haben, sind 3 beziehungsweise 4 Trainingseinheiten auch zu Beginn ihrer Calisthenics-Reise pro Woche bereits ideal.

## Wie viele Trainings pro Woche sind sinnvoll?

Wichtig ist zu verstehen, dass du nicht unbedingt mehr Fortschritt machst, je öfter du trainierst. Du wirst immer den besten Fortschritt mit der Anzahl an Trainingstagen machen, die für dich jederzeit durchführbar sind und zu deinem Alltag und Lifestyle passen!

Ich persönlich habe lange Zeit 4-mal pro Woche trainiert. Nachdem meine Selbstständigkeit immer mehr Zeit und mentale Kapazität eingenommen hat, habe ich mein Trainingspensum auf 3 Einheiten pro Woche reduziert. Das Ergebnis war und ist immer noch, dass ich jede einzelne Einheit genießen kann, keinen Stress habe und dadurch deutlich schnelleren Fortschritt erziele als zuvor mit 4 Trainingseinheiten pro Woche.

Nun gehen wir einen Schritt weiter und schauen uns die Trainingsplanung an. Die sollte sich an die Anzahl deiner Trainingstage anpassen und sieht daher bei 2 Tagen pro Woche anders aus als bei 3 oder 4 Trainingstagen pro Woche. Im Folgenden gehen wir die Grundstruktur der jeweiligen Systematiken durch.

Die Übungen, die in den folgenden Plänen aufgelistet werden, sind beispielhaft. Für dich können es andere Progressionen und Übungen sein, je nachdem, wie dein Leistungsstand ist und was dein Leistungsniveau zulässt. Halte dich aber an die gleiche Grundstruktur.

## Trainingsstruktur: 2 Tage pro Woche

Dieser Trainingsplan ist darauf ausgelegt, die ersten Schritte im Handstand zu gehen, den ersten freien Chin-up zu meistern und die Anzahl der Push-ups zu erhöhen. Als Core-Skill starten wir mit der ersten Progression für den L-Sit.

*Tabelle 6:*

| 2-Tage-Trainingsstruktur (Level: Beginner – Level 1) | |
|---|---|
| **Tag 1** | **Tag 2** |
| Allgemeines Warm-up | Allgemeines Warm-up |
| Mobility | Mobility |
| Handstand 1 | Handstand 2 |
| Kraft – Assisted Chin-up, negativer Push-up + Knie-Push-up, Shrimp Squat | Kraft – Assisted Chin-up, Push-up, Shrimp Squat |
| Assistenzübungen – Ruderübung, Knie-Push-up | Assistenzübungen – Ruderübung, Knie-Push-up |
| Core-Skills – Tucked L-Sit | Core-Skills – Tucked L-Sit |
| Isolationsübung – Bizeps-Curl | Isolationsübung – Trizeps-Extension |

Die Grundstruktur ist gleich, bis auf eine Änderung: Der Kraft-Skill-Teil kommt hinzu, da der Trainierende stark genug ist, den Muscle-up zu trainieren.(Sobald du die ersten Voraussetzungen von den Skills auf Level 2 erreicht hast.) Demnach gehen wir nach dem Handstandtraining in das Kraft-Skill-spezifische Training für den Muscle-up. Anschließend arbeiten wir an der Kraft mit Weighted Chin-ups und Dips, bevor wir in die Assistenzübungen gehen. Als Core-Skill verbessern wir die Dragon Flag und zu guter Letzt trainieren wir die Armmuskulatur. Fortgeschrittene sind bei einer Trainingsfrequenz von 2 Einheiten pro Woche etwas eingeschränkt im Skill-Training, da die einzelnen Einheiten sonst ausufernd lang werden würden. Deshalb empfiehlt es sich hier, neben dem Handstand nur einen weiteren Kraft-Skill zu trainieren, sofern deine Trainingsdauer pro Tag limitiert ist.

*Tabelle 7:*

| 2-Tage-Trainingsstruktur (Level 2) | |
|---|---|
| **Tag 1** | **Tag 2** |
| Allgemeines Warm-up | Allgemeines Warm-up |
| Mobility | Mobility |
| Handstand 1 | Handstand 2 |
| Kraft-Skills – Explosiver Pull-up | Kraft-Skills – Assisted Muscle-up |
| Kraft – Weighted Chin-up, Weighted Dip, Pistol Squat | Kraft – Weighted Chin-up, Weighted Dip, Pistol Squat |
| Assistenzübungen – Ruderübung, Ring-Push-up | Assistenzübungen – Ruderübung, Ring-Push-up |
| Core-Skills – Negative Dragon Flag | Core-Skills – Dragon Flag Raise |
| Isolationsübung – Bizeps-Curl | Isolationsübung – Trizeps-Extension |

Bei einer Trainingsstruktur von 2 Einheiten pro Woche solltest du darauf achten, dass mindestens ein, besser zwei Erholungstage zwischen den Trainingstagen liegen.

## Trainingsstruktur: 3 Tage pro Woche

*Tabelle 8:*

| 3-Tage-Trainingsstruktur (Level: Basis – Level 1) | | |
|---|---|---|
| **Tag 1 – Pull-Fokus** | **Tag 2 – Push-Fokus** | **Tag 3 – Oberkörper (Pull/Push)** |
| Allgemeines Warm-up | Allgemeines Warm-up | Allgemeines Warm-up |
| Mobility | Mobility | Mobility |
| Handstand 1 | Handstand 2 | Handstand 3 |
| Kraft – Assisted Chin-up, Shrimp Squat | Kraft – Push-up, Squat-Variante/Hinge-Variante | Kraft – Assisted Chin-up, Negativer Push-up + Knie-Push-up |
| Assistenzübungen – Ruderübung/Übung für Beinrückseite | Assistenzübungen – Knie-Push-up Split-Squat-Variante | Assistenzübungen – Ruderübung, Knie-Push-up |
| Core-Skills – Tucked L-Sit | – | Core-Skills – Tucked L-Sit |
| Isolationsübung – Bizeps-Curl | Isolationsübung – Trizeps-Extensions | Isolationsübung – Arme/Seitheben, Face Pull etc. |

Bei der Trainingsstruktur mit 3 Trainingseinheiten entzerrt sich die Übungsverteilung. Die einzelnen Trainingseinheiten können etwas kürzer sein, da sich das Trainingsvolumen auf 3 Tage verteilt. Die Handstand-Trainingsfrequenz erhöht sich von 2 auf 3 Einheiten. Das führt dazu, dass du mehr qualitativ höhere Trainingszeit im Handstand verbringst, was dich wahrscheinlich schneller an dein Ziel bringt. Handstand ist einer der wenigen Skills, die in der Regel von einer höheren Trainingsfrequenz profitieren. Ein weiterer Vorteil von 3 Trainingstagen ist, dass du mehr Platz für dein Beintraining hast. An Tag 2 kannst du direkt nach dem Handstandtraining in die Push-ups starten und hast nicht, wie bei 2 Tagen, den Chin-up davor. Das wird dazu führen, dass du etwas mehr aus deinem Push-up-Fortschritt herausholen kannst.

*Tabelle 9:*

| 3-Tage-Trainingsstruktur (Level: Level 2) | | |
|---|---|---|
| **Tag 1 – Pull-Fokus** | **Tag 2 – Push-Fokus** | **Tag 3 – Skill + Oberkörper-Fokus** |
| Allgemeines Warm-up | Allgemeines Warm-up | Allgemeines Warm-up |
| Mobility | Mobility | Mobility |
| Handstand 1 | Handstand 2 | Handstand 3 |
| Kraft-Skills – Explosiver Pull-up | Kraft-Skills – Tucked Back Lever | Kraft-Skills – Assisted Muscle-up + Tucked Back Lever |
| Kraft – Weighted Chin-up, Weighted Dip, Pistol Squat | Kraft – Weighted Dip + Pistol Squat/Squat-Variante/Hinge-Variante | Kraft – Weighted Chin-up, Weighted Dip |
| Assistenzübungen – Ruderübung/Übung für Beinrückseite | Assistenzübungen – Weighted Ring-Push-up + Split-Squat-Variante | Assistenzübungen – Pike Push-up, Vertikale Zugübung etc. |
| Core-Skills – Negative Dragon Flag | Core-Skills – L-Sit | Core-Skills – Dragon Flag Raise |
| Isolationsübung – Bizeps-Curl | Isolationsübung – Trizeps-Extensions | Isolationsübung – Arme/ Seitheben, Face Pull etc. |

Bei einer 3-Tages-Trainingsstruktur gibt es mehr Platz für einen weiteren Skill. In diesem Fall ergänzen wir neben dem Muscle-up-Training das Back-Lever-Skill-Training. Wir haben die gleichen Vorteile, die wir in dem vorherigen Beispiel aus dem Basis-Level und Level 1 kennengelernt haben.

Bei einer 3-Tages-Trainingsstruktur hast du verschiedene Möglichkeiten in der Wochenstruktur. Du kannst Tag 1 und Tag 2 direkt hintereinander trainieren, da unterschiedliche Muskelgruppen angesprochen werden. Nach mindestens einem Tag Pause kannst du Tag 3 trainieren. Du kannst aber auch nach jedem Trainingstag 1 oder 2 Tage Pause machen und dann den nächsten Tag trainieren.

## Trainingsstruktur: 4 Tage pro Woche

*Tabelle 10:*

| 4-Tage-Trainingsstruktur (Level: Basis – Level 1) | | | |
|---|---|---|---|
| **Tag 1 – Pull-Fokus** | **Tag 2 – Push-Fokus** | **Tag 3 – Bein-Fokus** | **Tag 4 – Oberkörper (Pull/Push)** |
| Allgemeines Warm-up | Allgemeines Warm-up | Allgemeines Warm-up | Allgemeines Warm-up |
| Mobility | Mobility | Mobility | Mobility |
| Handstand 1 | Handstand 2 | Handstand 3 | Optional Handstand 4 |
| Kraft – Assisted Chin-up | Kraft – Push-up, Squat-Variante | Kraft – Shrimp Squat/ Squat-Variante/ Hinge-Variante | Kraft – Assisted Chin-up, negativer Push-up + Knie-Push-up |
| Assistenzübungen – Ruderübung/ Übung für Beinrückseite | Assistenzübungen – Knie-Push-up Split-Squat-Variante | Assistenzübungen – Split Squat, Übung für Beinrückseite | Assistenzübungen – Vertikale Zug-Übung, Knie-Push-up |
| Core-Skills – Tucked L-Sit | Core-Skills – Hollow Body Hold, Plank etc. | Core-Skills – Tucked L-Sit | Core-Skills – Hollow Body Hold, Plank etc. |
| Isolationsübung – Bizeps-Curl | Isolationsübung – Trizeps-Extension | Isolationsübung – nach Bedarf | Isolationsübung – Arme/Seitheben, Face Pulls etc. |

Bei der 4-Tages-Grundstruktur ergänzen wir den 3-Tages-Plan mit einem Beintraining an Tag 3. So ergeben sich ausreichende Erholungsphasen zwischen den Tagen mit Pull- und Push-Fokus, bevor wir uns auf den Oberkörper konzentrieren. Wir können das Handstandtraining auf eine 4er-Frequenz erhöhen. Das ist jedoch optional, denn je nach Handstanderfahrung kann das zu viel für deine Handgelenke und/oder Schultern sein.

Demnach solltest du an dieser Stelle auf deinen Körper hören und den vierten Handstand-Tag erst ergänzen, wenn du das Training an drei Tagen gut verträgst.

*Tabelle 11:*

| 4-Tage-Trainingsstruktur (Level 2) | | | |
|---|---|---|---|
| **Tag 1 – Pull-Fokus** | **Tag 2 – Push-Fokus** | **Tag 3 – Bein-Fokus** | **Tag 4 – Skill + OK-Fokus** |
| Allgemeines Warm-up | Allgemeines Warm-up | Allgemeines Warm-up | Allgemeines Warm-up |
| Mobility | Mobility | Mobility | Mobility |
| Handstand 1 | Handstand 2 | Handstand 3 | Handstand 4 |
| Kraft-Skills – Explosiver Pull-up | Kraft-Skills – Tucked Back Lever | Kraft-Skills – Assisted Muscle-up | Kraft-Skills – Tucked Back Lever |
| Kraft – Weighted Chin-up, Weighted Dip, Pistol Squat | Kraft – Weighted Dip + Pistol Squat/ Squat-Variante/ Hinge-Variante | Kraft – Pistol Squat/Squat-Variante/ Hinge-Variante | Kraft – Weighted Chin-up, Weighted Dip |
| Assistenzübungen – Ruderübung/ Übung für Beinrückseite | Assistenzübungen – Weighted Ring-Push-up + Split-Squat-Variante | Assistenzübungen – Split Squat, Übung für Beinrückseite | Assistenzübungen – Pike Push-up, vertikale Zug-Übung etc. |
| Core-Skills – Negative Dragon Flag | Core-Skills – L-Sit | Core-Skills – Dragon Flag Raise | |
| Isolationsübung – Bizeps-Curl | Isolationsübung – Trizeps-Extensions | Isolationsübung – Nach Bedarf | Isolationsübung – Arme/Seitheben, Face Pull etc. |

Bei der 4-Tages-Trainingsstruktur (Level 2+) ergänzen wir ebenfalls als Tag 3 ein Training mit Fokus auf die Beine. Hier starten wir mit dem spezifischen Muscle-up-Training, um Tag 4 etwas zu entzerren. Falls es zeitlich passt, kannst du das zweite Muscle-up-Training auch an Tag 4 absolvieren. Das ist ein klassisches Beispiel, dass das Training nach den Skills strukturiert wird und nicht nach Muskelgruppen. Die Dragon Flag haben wir an Tag 3 platziert, um ebenfalls Tag 4 zu entzerren, könnte aber auch an Tag 4 absolviert werden.

Bei 4 Trainingstagen kannst du die Tage wie folgt aufteilen:

**Montag:** Tag 1
**Dienstag:** Tag 2
**Mittwoch:** Erholung oder Tag 3
**Donnerstag:** Tag 3 oder Erholung
**Freitag:** Tag 4 oder Erholung
**Samstag:** Tag 4 oder Erholung
**Sonntag:** Erholung

Wichtig ist, dass du zwischen den Tagen 2 und 4 zwei Tage Erholung hast, um ordentlich regeneriert in die nächste Session zu gehen. Gleichzeitig solltest du darauf achten, dass du zwischen Tag 4 und Tag 1 mindestens einen Tag Erholung hast. Je mehr Tage du trainierst, desto weniger Flexibilität bietet das Trainingssystem bezogen auf die Wochenaufteilung.

Mit diesen Grundstrukturen wirst du sehr gute Fortschritte erzielen. Scheue dich nicht davor, die Struktur an deine individuellen Vorzüge, Voraussetzungen und deinen Alltag anzupassen. Im Laufe meiner beruflichen Tätigkeit habe ich zahlreiche Trainingspläne für Personen mit unterschiedlichen Lebensumständen und individuellen Voraussetzungen erstellt. Es wurden in einigen Fällen außergewöhnliche Lösungen entwickelt, die sich als besonders effektiv für die betreffende Person erwiesen haben. Bei einer anderen Person hätte derselbe Plan nicht funktioniert, da ihr Alltag völlig anders verlief. Die vorgestellten Strukturen geben also sinnvolle Richtlinien, von denen du aber jederzeit abweichen darfst!

# ÜBUNGSAUSWAHL – WANN TRAINIERE ICH WELCHE ÜBUNG?

Du solltest bei jeder Übung in deinem Trainingsplan wissen, weshalb du diese Übung trainierst und welchen Zweck sie erfüllt. Andernfalls besteht die Gefahr, dass die Übung dich nicht an dein Ziel bringt und du Zeit vergeudest, in der du eine Übung machen könntest, die dich wirklich weiterbringt. Genau deshalb ist dieser Abschnitt sehr wichtig, denn hier legen wir den Grundstein für deinen Fortschritt.

Blicken wir kurz zurück: Du hast dein Assessment-Center abgeschlossen, deine Ziele nach der SMART-Formel definiert und weißt, wie oft du pro Woche trainieren kannst. Du kennst sowohl dein aktuelles Leistungslevel als auch dein Ziel. Und du weißt, wie die Trainingsplan-Grundstruktur aussehen sollte. Mit diesen Informationen gerüstet, nimmst du nun die Skill-Pyramide zur Hand und gehst Übung für Übung, Level für Level durch und schaust, welche Voraussetzungen du aktuell erfüllst und welche du noch erreichen möchtest. Konzentriere dich auf die Übungen, die am besten zu deinen Zielen passen.

Lasse uns das Beispiel von Frederiks Assessment-Center aufgreifen (Seite 254). Nehmen wir an, Frederiks Ziel ist es, einen freien Pull-up/Chin-up, 10 Push-ups, L-Sit und Handstand zu lernen. Frederik kann zweimal pro Woche für jeweils 90 Minuten trainieren.

Frederiks Ergebnisse aus den beiden Assessment-Tagen:

1. 4 Chin-ups mit rotem Band
2. 3 negative Push-ups + Knie-Push-ups
3. 20+ Goblet Squats mit 15 Kilogramm Zusatzgewicht
4. 20 Sekunden Hollow Body Hold
5. 3 Pull-ups mit schwarzem Band
6. 5 Shrimp Squats pro Seite mit dem Knie zum Boden
7. Overcoming Iso Core Compression

Durch die Videos von Frederiks Assessment-Center haben wir außerdem einen guten Überblick über seine Übungsausführung bekommen. Nun stellen wir die Ausgangssituation den Zielen gegenüber, um die Übungsauswahl für den Trainingsplan übersichtlicher zu gestalten.

1. Für den Pull-up/Chin-up: 4-mal Chin-up mit rotem Band

Der Pull-up wird von dem Chin-up-Fortschritt profitieren und kann später ergänzt werden.

2. Für die 10 Push-ups: 3 negative Push-ups + Knie-Push-ups

Eine Mischung aus negativen Push-ups + Knie-Push-ups, Knie-Push-ups und Incline Push-ups versprechen Fortschritt.

3. Für den 10-Sekunden-L-Sit-Hold: Overcoming Iso Core Compression

Die Voraussetzungen für den L-Sit sind noch nicht erfüllt, deshalb ist es sinnvoll, erst an der Beweglichkeit zu arbeiten.

4. Handstand: Nicht getestet, da Voraussetzungen nicht erfüllt sind.

Die Voraussetzungen sind noch nicht erfüllt, deshalb noch kein Handstandtraining.

Im nächsten Schritt vervollständigen wir die Grundstruktur des Trainingsplans für 2 Trainingstage. Da die Voraussetzungen dafür noch nicht erfüllt sind, sind hier die Spalten Handstand und Kraft-Skill nicht dabei.

*Tabelle 12:*

| 2-Tage-Grundstruktur inklusvie Übungen | |
|---|---|
| **Tag 1** | **Tag 2** |
| Allgemeines Warm-up | Allgemeines Warm-up |
| Mobility | Mobility |
| 1. Assisted Chin-up mit rotem/ schwarzem Band<br>2. Assisted Chin-up mit blauem Band<br>3. Knie-Push-up<br>4. Shrimp Squat | 1. Assisted Chin-up mit schwarzem Band<br>2. Assisted Chin-up mit blauem Band<br>3. Knie-Push-up<br>4. Bulgarian Split Squat |
| 5. Australian Pull-up<br>6. Incline Push-up | 5. Incline Push-up<br>6. Australian Pull-up |
| 7. Core Compression Mobility | 7. Core Compression Mobility |
| 8. Plank für mehr Körperspannung | 8. Bizeps-Curl |

Frederiks Trainingsplan nimmt langsam Form an, aber Technikfehler, Verletzungen, Disbalancen oder Limitationen in der Bewegung wurden bei der Erstellung von Frederiks Plan nicht berücksichtigt. Diese Themengebiete sind sehr komplex und umfangreich und setzen ein tiefgehendes anatomisches und biomechanisches Wissen voraus. Sollte eines der Themen bei dir vorliegen, empfehle ich dir, mit einem Experten zusammenzuarbeiten, der deinen Körper und deine Bewegungsmuster analysiert und daraus die notwendigen Schlüsse für dein Training zieht.

Im nächsten Schritt muss der Trainingsplan mit Leben gefüllt werden. Die einzelnen Übungen bringen uns nicht an das Ziel, denn die nahezu wichtigsten Informationen fehlen noch: Wie viele Sätze, Wiederholungen et cetera sollen nun von jeder Übung trainiert werden?

Bevor wir Frederiks Trainingsplan fertigstellen können (Seite 300), müssen wir noch ein paar relevante Informationen klären.

# WELCHE WIEDERHOLUNGSZAHL FÜR WELCHES TRAININGSZIEL?

Kaum ein Thema im Calisthenics wie auch im Kraftsport wird so häufig diskutiert wie die Frage nach dem optimalen Wiederholungsbereich. Das Zusammenspiel aus der richtigen Übung mit dem richtigen Wiederholungsbereich ist der ausschlaggebende Faktor, um wirklich Fortschritte zu machen. Folgende Tabelle gibt dir einen Überblick über die Wiederholungsbereiche mit der verbundenen Zielsetzung.

*Tabelle 13:*

| Anzahl der Wiederholungen je nach Zielsetzung* | | | | | | | | | | | | | | | | | | | |
|---|---|---|---|---|---|---|---|---|---|---|---|---|---|---|---|---|---|---|---|
| 1 | 2 | 3 | 4 | 5 | 6 | 7 | 8 | 9 | 10 | 11 | 12 | 13 | 14 | 15 | 16 | 17 | 18 | 19 | 20+ |
| Maximalkraft | | | | | Hypertrophie | | | | | | | | | | Kraftausdauer | | | | |

*Schoenfeld, B. J., Grgic, J., Van Every, D. W. & Plotkin, D. L. (2021). »Loading recommendations for muscle strength, hypertrophy, and local endurance: A re-examination of the repetition continuum«. Sports, 9 (2), S. 32. https://doi.org/10.3390/sports9020032

Diese Einordnung dient in erster Linie dazu, ein Verständnis für die verschiedenen Bereiche zu bekommen, und lässt sich nicht eins zu eins übertragen. Die aktuelle Forschung zeigt, dass sich die Übergänge deutlich überlappen.

Grundsätzlich aber lässt sich festhalten:

- Für die Steigerung der Maximalkraft sind hohe Intensitäten mit wenigen Wiederholungen pro Satz zu wählen.
- Hypertrophie tritt sowohl im Bereich der Maximalkraft als auch im Hypertrophie- und Kraftausdauerbereich auf.[14]
- Um die Kraftausdauer zu verbessern, ist es sinnvoll, mehr Wiederholungen pro Satz anzupeilen.

14 Schoenfeld BJ, Grgic J, Ogborn D, Krieger JW. Strength and hypertrophy adaptations between low- vs. high-load resistance training: a systematic review and meta-analysis. J Strength Cond Res. 2017;31(12):3508–3523

Für dein Calisthenics-Training solltest du versuchen, bei den Kraftübungen eine möglichst hohe Maximalkraft zu erreichen, während Assistenz- und Isolationsübungen vorwiegend im Hypertrophie-Bereich durchgeführt werden können. Es gibt wie immer auch hier andere Möglichkeiten und Ansätze. Für den Beginn erleichtert dir diese Regel jedoch deine Trainingsplanung.

# WAS IST EIN TRAININGSBLOCK?

In der Trainingsplanung spricht man von Mikro-, Meso- und Makrozyklus:

- Ein Mikrozyklus ist ein kurzfristiger Zeitraum von einzelnen Trainingstagen bis zu einer Trainingswoche.
- Ein Mesozyklus ist ein mittelfristiger Zeitraum und besteht aus mehreren Wochen bis Monaten, also mehreren Mikrozyklen.
- Ein Makrozyklus ist ein langfristiger Zeitraum und beinhaltet mehrere Mesozyklen. Dies kann zum Beispiel ein halbes Jahr oder Jahr umfassen.

Wenn du dich mit mehr Trainingsplanung beschäftigen möchtest, ist es gut, das schon einmal gehört zu haben. Für den jetzigen Standpunkt musst du dir das nicht merken. Es ist wichtig zu verstehen, dass ein Trainingsblock aus mehreren Wochen besteht. Das können 3, 5, 8 oder 12 Wochen sein. Für die Übersicht und die Struktur deines Trainingsplans ist es jedoch wichtig, in Trainingsblöcken zu denken. In der Regel besteht ein Trainingsblock aus einer Intro-Woche, mehreren Power-Wochen und einer Deload-Woche. Das Ziel innerhalb eines Trainingsblockes ist, von Woche zu Woche stärker zu werden und Fortschritte zu erzielen. Der Vorteil von einem Trainingsblock ist unter anderem die Vermeidung von Übertraining.

Das Training wird so strukturiert, dass du im Block schrittweise an deine Grenze kommst. Danach folgt entweder ein neuer Trainingsblock mit

leichterem Einstieg oder eine Deload-Woche.
Sofern du deine Trainingsergebnisse dokumentierst, kannst du das Ergebnis der einzelnen Trainingsblöcke miteinander vergleichen und daraus Erkenntnisse ziehen und Fortschritte leichter erkennen. Das Vergleichen der Trainingsblöcke führt dazu, dass du dein Training aus der Vogelperspektive betrachtest und nicht jede einzelne Einheit auf die Goldwaage legst.

## Die Intro-Woche

Eine Intro-Woche ist in der Regel die erste Trainingswoche eines neuen Trainingsblockes. Sie sollte leichter sein als eine normale Trainingswoche. Das Ziel der Intro-Woche ist es, dich langsam, aber sicher an die Intensitäten und neuen Übungen heranzuführen. Hier steht dir Raum für technische Anpassungen zur Verfügung, da die Reps in Reserve in der Regel höher gewählt werden. Du bereitest dich auf die nächsten anstrengenderen Wochen vor. In der Intro-Woche trainierst du mit einer RIR 3–4+ und teilweise auch mit geringerem Volumen. Das hängt von deinem Trainingsstand und der Trainingspause ab und kann individuell angepasst werden.

Nach einer Pause durch zum Beipiel Krankheit oder Verletzung solltest du ebenfalls mit einer Intro-Woche ins Training starten. Je nach Ausfallzeit reichen vielleicht auch ein bis zwei Intro-Tage, die du etwas leichter gestaltest. Wenn du länger als eineinhalb bis zwei Wochen pausiert hast, solltest du dir Zeit für eine ganze Intro-Woche nehmen, um deinen Körper wieder richtig auf die Belastung vorzubereiten.

## Die Deload-Woche

Eine Deload-Woche ist eine Trainingswoche mit reduzierter Belastung, die in der Praxis häufig am Ende eines Trainingsblockes durchgeführt wird. In einer Deload-Woche trainiert man in der Regel die gleichen Übungen wie in den vorangegangenen Wochen des Trainingsblockes, reduziert jedoch einzelne Variablen. Die Reduktion kann verschiedene Traningsvariablen betreffen:

- Trainingsvolumen (zum Beispiel weniger Sätze/Wiederholungen),
- Trainingsintensität (zum Beispiel RIR 4–5 anstatt RIR 0–1),
- Trainingsfrequenz (zum Beispiel nur 1-mal pro Woche Dips).

Die kurzfristige Reduktion der Trainingsbelastung dient dazu, Ermüdung abzubauen, die Regeneration zu unterstützen und die Bereitschaft für weitere Trainingsblöcke zu verbessern. Es ist ein praktisches Instrument in periodisierten Trainingsprogrammen, besonders im Kraft- und Wettkampfsport. Bislang ist sie allerdings noch wenig empirisch standardisiert untersucht worden.[15]

Dies eröffnet die Frage, ob ein Deload wirklich notwendig ist. In der Praxis sind zwei Szenarien etabliert.

- **Szenario 1:** Nach einem anstrengenden Trainingsblock startet man mit einem neuen Trainingsblock und beginnt mit einer leichten Intro-Woche. Diese ist dafür da, die Ermüdung vom vorherigen Block zu reduzieren und sich gleichzeitig auf den neuen Trainingsblock vorzubereiten.
- **Szenario 2:** Man macht nach einem anstrengenden Trainingsblock eine Deload-Woche und startet anschließend einen neuen Trainingsblock, ebenfalls mit einer Intro-Woche, die von der Intensität auf der Deload-Woche aufbaut.

Beide Szenarien haben ihre Berechtigung. Du solltest einfach testen, was für dich am besten umsetzbar ist.

15 Bell, L., Strafford, B. W., Coleman, M., Korakakis, P. A. & Nolan, D. (2023). »Integrating deloading into strength and physique sports training programmes: An international Delphi consensus approach«. Sports Medicine – Open, 9 (1), S. 87. doi: 10.1186/s40798-023-00633-0. PMCID: PMC10511399; PMID: 37730925

Meiner Erfahrung nach sind Deload-Wochen bei Beginner*innen oft von Vorteil, nicht wegen der Erholung, sondern wegen des mentalen Aspekts. Das Training dauert kürzer, man kommt schneller durch die Übungen, man kann sich aufgrund der reduzierten Intensität 100-prozentig auf die technische Ausführung konzentrieren. Gleichzeitig hat man einen tollen Abschluss nach einem erfolgreichen Trainingsblock. Man sammelt wieder Energie für den nächsten Trainingsblock und kann sich auf die neuen Herausforderungen freuen und auch mal durchatmen.
Wenn ein Block auf den nächsten trifft, kommt das Durchatmen oftmals zu kurz. Deload-Wochen können zum Beispiel auch auf Wochen gelegt werden, in denen wenig Zeit oder Energie fürs Training zur Verfügung steht. Klassische Beispiele hierfür sind stressige Arbeitswochen, Urlaube oder Geschäftsreisen.

# BEWÄHRTE PROGRESSIONS-SCHEMATA

Dein Trainingsfortschritt und die Zunahme deiner Maximalkraft entwickeln sich über einen bestimmten Zeitraum, in dem du regelmäßig ein auf dich abgestimmtes Programm absolvierst, das dich kontinuierlich herausfordert und stärker macht. Wir schauen uns die Schemata für drei unterschiedliche Leistungslevel anhand des Klimmzugs an:

1. Den ersten Klimmzug lernen
2. Von 2 auf 12 Klimmzüge steigern
3. Weighted-Klimmzüge mit Fokus auf Steigerung der Maximalkraft

Diese Schemata kannst du auf Push-ups, Dips und Skills aller Art anwenden.

## Den ersten Klimmzug lernen

Bevor wir uns das Trainingssystem anschauen, müssen wir definieren, ab wann welches Widerstandsband verwendet werden kann. Die folgende Auflistung beruht auf meiner Erfahrung durch jahrelange Coachingarbeit mit meinen Klienten*innen:

- 6–7 Klimmzüge mit dem grünen Band → Start blaues Band mit 1 Wiederholung
- 6–7 Klimmzüge mit dem blauen Band → Start schwarzes Band mit 1 Wiederholung
- 6 Klimmzüge mit dem schwarzen Band → Start rotes Band mit 1 Wiederholung
- 4–5 Klimmzüge mit dem roten Band → erster Freier Klimmzug

Die Werte gelten sowohl für den Chin-up als auch für den Pull-up und können von Person zu Person um ein bis zwei Wiederholungen/RIR abweichen.

*Tabelle 14:*

| Trainingsblock: erster Klimmzug | | | | |
|---|---|---|---|---|
| **Woche** | **Tag 1 (Primary)** | **Übung für Tag 1** | **Tag 2 (Secondary)** | **Übung für Tag 2** |
| **Woche 1** | Satz 1 – RIR 3<br>Satz 2 – RIR 4<br>Satz 3 – RIR 4<br>Satz 4 – RIR 2–3 | Sätze 1–3 = Assisted Chin-up<br>Sätze 4–6 = Assisted Chin-up mit einem stärkeren Band | Satz 1 – RIR 4<br>Satz 2 – RIR 4<br>Satz 3 – RIR 4<br>Sätze 4–5 – RIR 2– 3 | Sätze 1–3 = Assisted Chin-up<br>Sätze 4–5 = Assisted Chin-up mit einem stärkeren Band |
| **Woche 2** | Satz 1 – RIR 2<br>Satz 2 – RIR 3<br>Satz 3 – RIR 3<br>Sätze 4–6 – RIR 2 | Sätze 1–3 = Assisted Chin-up<br>Sätze 4–6 = Assisted Chin-up mit einem stärkeren Band | Satz 1 – RIR 3<br>Satz 2 – RIR 3<br>Satz 3 – RIR 3<br>Sätze 4–5 – RIR 2– 3 | Sätze 1–3 = Assisted Chin-up<br>Sätze 4–6 = Assisted Chin-up mit einem stärkeren Band |
| **Woche 3** | Satz 1 – RIR 1<br>Satz 2 – RIR 2<br>Satz 3 – RIR 2<br>Sätze 4–6 – RIR 1–2 | Sätze 1–3 = Assisted Chin-up<br>Satz 4–6 = Assisted Chin-up mit einem stärkeren Band | Satz 1 – RIR 2<br>Satz 2 – RIR 2<br>Satz 3 – RIR 2<br>Sätze 4–6 – RIR 1–2 | Sätze 1–3 = Assisted Chin-ups<br>Sätze 4–5 = Assisted Chin-up mit einem stärkeren Band |
| **Woche 4** | Satz 1 – RIR 0 – Maxout<br>Satz 2 – RIR 1<br>Satz 3 – RIR 1<br>Sätze 4–6 – RIR 1 | Sätze 1–3 = Assisted Chin-up<br>Sätze 4– 6 = Assisted Chin-up mit einem stärkeren Band | Satz 1 – RIR 1– 2<br>Satz 2 – RIR 1– 2<br>Satz 3 – RIR 1– 2<br>Sätze 4–6 – RIR 1 | Sätze 1–3 = Assisted Chin-up<br>Sätze 4–5 = Assisted Chin-up mit einem stärkeren Band |
| **Woche 5 (Deload)** | Satz 1 – RIR 4<br>Satz 2 – RIR 4<br>Satz 3 – RIR 4<br>Satz 4 – RIR 4 | Sätze 1–3 = Assisted Chin-up<br>Satz 4 = Assisted Chin-up mit einem stärkeren Band | Satz 1 – RIR 5<br>Satz 2 – RIR 5<br>Satz 3 – RIR 5<br>Satz 4 – RIR 5 | Satz 1–3 = Assisted Chin-up<br>Satz 4 = Assisted Chin-up mit einem stärkeren Band |
| **Assistenzen** | 2–3 × 10–12 RIR 1–2 | Rudervarianten | 3 × 8–10 – RIR 0 | Vertikalziehen hätte Prio, wenn nicht vorhanden, dann horizontal |

Dem System geht ein Assessment-Center voraus. In diesem wird der aktuelle Leistungszustand festgestellt. Basierend darauf planen wir die erste Trainingswoche. Anschließend erhöhen wir von Woche 1 bis Woche 4 die Anzahl der Wiederholungen unter Einhaltung der vorgegebenen Reps in Reserve. Das Ziel dabei ist es, in Woche 4 bei dem Maxout alles herauszuholen, was in dir steckt, und an eine RIR 0 zu kommen. Wenn die RIR über den Trainingsblock eingehalten wurden, bist du stärker geworden und wirst schon in der vierten Trainingswoche mehr Wiederholungen in dem Maxout schaffen als an deinem Assessment-Tag. Der nächste Trainingsblock wird basierend auf dem Ergebnis des Maxout geplant. Nach der Maxout-Woche wirst du dich voraussichtlich erschöpft fühlen, aus diesem Grund kann eine Deload-Woche sinnvoll sein, in der du dich aktiv regenerierst. Solltest du innerhalb eines Trainingsblockes krank werden oder sollte etwas anderes dazwischenkommen, was dich von deinem Training abhält, dann startest du den Trainingsblock wieder bei Woche 1 mit einer Intro-Woche.

Wir arbeiten mit einem Primary-Day und einem Secondary-Day. Das bedeutet, an einem Tag arbeiten wir etwas intensiver (Primary) als an dem zweiten (Secondary) Tag. Das kannst du dir so vorstellen, dass der Tag 1 unser Zugpferd ist und uns jede Woche nach vorne bringt. Tag 2 benötigen wir, damit wir eine 2er-Frequenz fahren können und genügend Übung und Volumen in die Trainingswoche bekommen. Das Training an diesem Tag wird jedoch bewusst leichter gestaltet, damit du für Tag 1 in der nächsten Woche wieder genügend Power hast und die Wiederholungszahl steigern kannst. Die Hauptarbeit wird durch Assisted Chin-ups mit unterschiedlichen Bändern erledigt, zusätzlich kommen Assistenzübungen hinzu, die dich darin unterstützen sollen, Schwachstellen aufzuarbeiten und/oder zusätzliches Volumen zu akkumulieren.

Anhand von einem Beispiel wird das System noch klarer. Wir gehen davon aus, dass unsere Versuchsperson im Assessment-Center 5 Chin-ups mit einem schwarzen Band gemacht hat.

*Tabelle 15:*

| Trainingsblock: erster Klimmzug mit Übungen | | | | |
|---|---|---|---|---|
| **Woche** | **Tag 1 (Primary)** | **Übung für Tag 1** | **Tag 2 (Secondary)** | **Übung für Tag 2** |
| **Woche 1** | Satz 1 – 2 Wdh.<br>Satz 2 – 1 Wdh.<br>Satz 3 – 1 Wdh.<br>Sätze 4–6 – 3 Wdh. | Sätze 1–3 = schwarzes Band<br>Sätze 4–6 = blaues Band | Satz 1 – 1 Wdh.<br>Satz 2 – 1 Wdh.<br>Satz 3 – 1 Wdh.<br>Sätze 4–6 – 3–4 Wdh. | Sätze 1–3 = schwarzes Band<br>Sätze 4–6 = blaues Band |
| **Woche 2** | Satz 1 – 3 Wdh.<br>Satz 2 – 2 Wdh.<br>Satz 3 – 2 Wdh.<br>Sätze 4–6 – 4 Wdh. | Sätze 1–3 = schwarzes Band<br>Sätze 4–6 = blaues Band | Satz 1 – 2 Wdh.<br>Satz 2 – 2 Wdh.<br>Satz 3 – 2 Wdh.<br>Sätze 4–6 – 4–5 Wdh. | Sätze 1–3 = schwarzes Band<br>Sätze 4–6 = blaues Band |
| **Woche 3** | Satz 1 – 4 Wdh.<br>Satz 2 – 3 Wdh.<br>Satz 3 – 3 Wdh.<br>Sätze 4–6 – 5 Wdh. | Sätze 1–3 = schwarzes Band<br>Sätze 4–6 = blaues Band | Satz 1 – 3 Wdh.<br>Satz 2 – 3 Wdh.<br>Satz 3 – 3 Wdh.<br>Sätze 4–6 – 5–6 Wdh. | Sätze 1–3 = schwarzes Band<br>Sätze 4–6 = blaues Band |
| **Woche 4** | Satz 1 – 6–7 Wdh.<br>Satz 2 – 4 Wdh.<br>Satz 3 – 4 Wdh.<br>Sätze 4–6 – 6 Wdh. | Sätze 1–3 = schwarzes Band<br>Sätze 4–6 = blaues Band | Sätze 1–3 – 4 Wdh.<br>Satz 2 – 4 Wdh.<br>Satz 3 – 4 Wdh.<br>Sätze 4–6 – 6–7 Wdh. | Sätze 1–3 = schwarzes Band<br>Sätze 4–6 = blaues Band |
| **Woche 5 (Deload)** | Satz 1 – 1–2 Wdh.<br>Satz 2 – 1–2 Wdh.<br>Satz 3 – 1–2 Wdh.<br>Sätze 4–6 – 3 Wdh. | Sätze 1–3 = schwarzes Band<br>Sätze 4–6 = blaues Band | Satz 1 – 1–2 Wdh.<br>Satz 2 – 1–2 Wdh.<br>Satz 3 – 1–2 Wdh.<br>Sätze 4–6 – 2–3 Wdh. | Sätze 1–3 = schwarzes Band<br>Sätze 4–6 = blaues Band |
| **Assistenzen** | Satz 1 – 10 Wdh.<br>Satz 2 – 10 Wdh.<br>Satz 3 – 10 Wdh. | z. B. Australian Pull-up – nach dem Assisted Chin-ups anzuordnen | Satz 1 – 10 Wdh.<br>Satz 2 – 10 Wdh.<br>Satz 3 – 10 Wdh. | z. B. Latzug – nach dem Assisted Chin-up anzuordnen |

Beginne, Trainingstagebuch zu führen und das Ergebnis jeden Trainingstages zu notieren, inklusive Reps in Reserve, die im Training entstehen. So bekommst du einen Überblick über dein Training und kannst die richtigen Entscheidungen treffen. Es kann zum Beispiel sein, dass du jemand bist, der mehr oder weniger Volumen verträgt. Oder du solltest noch leichter in einen Trainingsblock starten, um am Ende des Blocks genügend Energie zu haben. Das sind alles Faktoren, die du herausfinden musst, um das System perfekt an dich anzupassen.

## Der Weg von 1 zu 12 Klimmzügen

Sobald du den ersten Klimmzug gemeistert hast, wirst du sehr schnell ein neues Ziel haben: Das sollten dann 10 Klimmzüge oder mehr sein. Die musst du auch erreichen, um deine Calisthenics-Karriere auf das nächste Level zu heben und die Skill-Pyramide hochzuklettern. Warum steht in diesem Kapitel »1 bis 12 Klimmzüge« und nicht »1 bis 10 Klimmzüge«? Die 12 Wiederholungen kommen daher, dass wir eine gute Basis an Klimmzügen aufbauen müssen, bevor wir mit Zusatzgewicht starten. Eine gute Basis bedeutet aus der Erfahrung: mindestens 3 Sätze in Folge 10 Wiederholungen zu schaffen. Wenn du also im ersten Satz 12 Wiederholungen schaffst, wirst du in Satz 2 und Satz 3 ziemlich sicher weitere 9 bis 10 Wiederholungen schaffen. Das sollte dein Ziel sein, danach kannst du ohne Probleme mit Zusatzgewicht durchstarten.

Das System, wie du von 1 auf 12 Klimmzüge kommst, sieht aus wie in Tabelle 16.

*Tabelle 16:*

| Trainingsblock: 1 bis 12 Klimmzüge | | | | |
|---|---|---|---|---|
| **Woche** | **Tag 1 (Primary)** | **Übung für Tag 1** | **Tag 2 (Secondary)** | **Übung für Tag 2** |
| **Woche 1** | Satz 1 - RIR 3<br>Satz 2 – RIR 4<br>Satz 3 – RIR 4<br>Sätze 4–6 – RIR 2–3 | Sätze 1–3 = (Assisted) Chin-up<br>Sätze 4–6 = (Assisted) Chin-up (mit einem stärkeren Band) | Satz 1 – RIR 4<br>Satz 2 – RIR 4<br>Satz 3 – RIR 4<br>Sätze 4–5 – RIR 2–3 | Sätze 1–3 = (Assisted) Chin-up<br>Sätze 4–5 = (Assisted) Chin-up (mit einem stärkeren Band) |
| **Woche 2** | Satz 1 – RIR 2<br>Satz 2 – RIR 3<br>Satz 3 – RIR 3<br>Sätze 4–6 – RIR 2 | Sätze 1–3 = (Assisted) Chin-up<br>Sätze 4–6 = (Assisted) Chin-up (mit einem stärkeren Band) | Satz 1 – RIR 3<br>Satz 2 – RIR 3<br>Satz 3 – RIR 3<br>Sätze 4–5 – RIR 2–3 | Sätze 1–3 = (Assisted) Chin-up<br>Sätze 4–5 = (Assisted) Chin-up (mit einem stärkeren Band) |
| **Woche 3** | Satz 1 – RIR 1<br>Satz 2 – RIR 2<br>Satz 3 – RIR 2<br>Sätze 4–6 – RIR 1–2 | Sätze 1–3 = (Assisted) Chin-up<br>Sätze 4–6 = (Assisted) Chin-up (mit einem stärkeren Band) | Satz 1 – RIR 2<br>Satz 2 – RIR 2<br>Satz 3 – RIR 2<br>Sätze 4–5 – RIR 1–2 | Sätze 1–3 = (Assisted) Chin-up<br>Satz 4–5 = (Assisted) Chin-up (mit einem stärkeren Band) |
| **Woche 4** | Satz 1 – RIR 0 – Maxout<br>Satz 2 – RIR 1<br>Satz 3 – RIR 1<br>Sätze 4–6 – RIR 1 | Sätze 1–3 = (Assisted) Chin-up<br>Sätze 4–6 = (Assisted) Chin-up (mit einem stärkeren Band) | Satz 1 – RIR 1–2<br>Satz 2 – RIR 1–2<br>Satz 3 – RIR 1–2<br>Sätze 4–5 – RIR 1 | Sätze 1–3 = (Assisted) Chin-up<br>Sätze 4–5 = (Assisted) Chin-up (mit einem stärkeren Band) |
| **Woche 5 (Deload)** | Satz 1 – RIR 4<br>Satz 2 – RIR 4<br>Satz 3 – RIR 4<br>Satz 4 – RIR 4 | Sätze 1–3 = (Assisted) Chin-up<br>Sätze 4–6 = (Assisted) Chin-up (mit einem stärkeren Band) | Satz 1 – RIR 5<br>Satz 2 – RIR 5<br>Satz 3 – RIR 5<br>Satz 4 – RIR 5 | Sätze 1–3 = (Assisted) Chin-up<br>Sätze 4–5 = (Assisted) Chin-up (mit einem stärkeren Band) |
| **Assistenzen** | 2–3 × 10–12 – RIR 1–2 | Rudervarianten | 3 × 8–10 – RIR 0 | Vertikalziehen hätte Prio, wenn nicht vorhanden, dann horizontal |

Wie dir wahrscheinlich aufgefallen ist, bleibt das System gleich. Der große Unterschied jedoch ist die Übungsauswahl, und das ist die Herausforderung. Von 1 bis 4 freien Chin-ups solltest du an den Tagen 1 und 2 noch mit Assisted Chin-ups arbeiten und darüber stärker werden. Im Verlaufe des Trainingsblockes solltest du dann von Chin-ups mit einem roten Band auf freie Chin-ups wechseln. Das sollte ein fließender Übergang werden und auch wenn du schon ein paar freie Chin-ups beherrschst, solltest du dich von deinem Ego nicht austricksen lassen und bei der Systematik bleiben und weiterhin mit einem Band arbeiten. Erst wenn du 5 freie Chin-ups beherrschst, kannst du den neuen Trainingsblock in Woche 1 an den Tagen 1 und 2 die ersten 3 Sätze mit freien Chin-ups absolvieren. Führe die anschließenden Sätze dennoch mit einem Band aus. Das kannst du so lange durchziehen, bis du die 12 Wiederholungen gemeistert hast.

## Start Weighted Klimmzüge

Mit einer Basis von 10 bis 12 Klimmzügen mit dem eigenen Körpergewicht bist du bereit für Klimmzüge mit Zusatzgewicht. Der erste Trainingsblock mit Zusatzgewicht sollte bewusst leichter geplant werden, sodass du mit dem neuen Set-up, der angepassten Technik und dem Zusatzgewicht zurechtkommst, ohne dich von Beginn an zu überfordern. Daraus ergibt sich folgende Systematik.

### Trainingsblock 1

**Woche 1:**

- **Tag 1** (Primary)
  3 × 5 Wdh. + 2,5 Kilogramm Zusatzgewicht – Weighted Chin-ups
  2–3 × RIR 3 – Chin-ups/Pull-ups
  2–3 × 10–12 (RIR 1–2) – Vertikales/Horizontales Ziehen (Assistenzübung)

- **Tag 2** (Secondary)
  3 × 7 Wdh. + 1,25 Kilogramm Zusatzgewicht – Weighted Chin-ups
  2–3 × RIR 3 – Chin-ups/Pull-ups
  2–3 × 10–12 (RIR 1–2) – Vertikales/Horizontales Ziehen (Assistenzübung)

**Woche 2:**

- **Tag 1** (Primary)
  3 × 5 Wdh. + 5 Kilogramm Zusatzgewicht – Weighted Chin-ups
  2–3 × RIR 2–3 – Chin-ups/Pull-ups
  2–3 × 10–12 (RIR 1–2) – Vertikales/Horizontales Ziehen (Assistenzübung)

- **Tag 2** (Secondary)
  3 × 7 Wdh. + 2,5 Kilogramm Zusatzgewicht – Weighted Chin-ups
  2–3 × RIR 2–3 – Chin-ups/Pull-ups
  2–3 × 10–12 (RIR 1–2) – Vertikales/Horizontales Ziehen (Assistenzübung)

**Woche 3:**

- **Tag 1** (Primary)
  3 × 5 Wdh. + 7,5 Kilogramm Zusatzgewicht – Weighted Chin-ups
  2–3 × RIR 2 – Chin-ups/Pull-ups
  2–3 × 10–12 (RIR 1–2) – Vertikales/Horizontales Ziehen (Assistenzübung)

- **Tag 2** (Secondary)
  3 × 7 Wdh. + 3,75 Kilogramm Zusatzgewicht – Weighted Chin-ups
  2–3 × RIR2 – Chin-ups/Pull-ups
  2–3 × 10–12 (RIR 1–2) – Vertikales/Horizontales Ziehen (Assistenzübung)

**Woche 4:**

- **Tag 1** (Primary)
  3 × 5 Wdh. + 10 Kilogramm Zusatzgewicht – Weighted Chin-ups
  2–3 × RIR 1–2 – Chin-ups/Pull-ups
  2–3 × 10–12 (RIR 1–2) – Vertikales/Horizontales Ziehen (Assistenzübung)

- **Tag 2** (Secondary)
  3 × 7 Wdh. + 5 Kilogramm Zusatzgewicht – Weighted Chin-ups
  2–3 × RIR 1–2 – Chin-ups/Pull-ups
  2–3 × 10–12 (RIR 1–2) – Vertikales/Horizontales Ziehen (Assistenzübung)

**Woche 5 (Deload):**

- **Tag 1** (Primary)
  3 × 5 Wdh. + 2,5–5 Kilogramm Zusatzgewicht – Weighted Chin-ups
  1–2 × RIR 3 – Chin-ups/Pull-ups
  2–3 × 10–12 (RIR 1–2) – Vertikales/Horizontales Ziehen (Assistenzübung)

- **Tag 2** (Secondary)
  3 × 7 Wdh. + 1,25 Kilogramm Zusatzgewicht – Weighted Chin-ups
  1–2 × RIR 3 – Chin-ups/Pull-ups
  2–3 × 10–12 (RIR 1–2) – Vertikales/Horizontales Ziehen (Assistenzübung)

Wenn du in Woche 4 an Tag 1 nach den 10 Kilogramm eine RIR 3 oder mehr Luft nach oben hast, dann kannst du den Trainingsblock um eine weitere Woche verlängern und das Gewicht in 2,5-Kilogramm-Schritten weiter erhöhen. Eine weitere Möglichkeit besteht darin, nach der Deload-Woche das System zu wiederholen und dann mit 5 Kilogramm oder sogar mit 7,5 Kilogramm in den neuen Trainingsblock zu starten. Diese beiden Optionen kannst du immer bei jedem Trainingsblock berücksichtigen und durchführen. Solltest du am Ende des Trainingsblockes bei den Hauptarbeitssätzen an Tag 1 mit 10 Kilogramm bei RIR 2 oder weniger rauskommen, startest du einen neuen Trainingsblock mit folgendem System.

## Trainingsblock 2

**Woche 1:**

- **Tag 1** (Primary)
  3 × 4 Wdh. + 5 Kilogramm ZusatzgewichtWeighted Chin-ups
  2–3 × RIR 3 – Chin-ups/Pull-ups
  2–3 × 10–12 (RIR 1–2) – Vertikales/Horizontales Ziehen (Assistenzübung)

- **Tag 2** (Secondary)
  3 × 6 Wdh. + 2,5 Kilogramm Zusatzgewicht – Weighted Chin-ups
  2–3 × RIR 3 – Chin-ups/Pull-ups
  2–3 × 10–12 (RIR 1–2) – Vertikales/Horizontales Ziehen (Assistenzübung)

**Woche 2:**

- **Tag 1** (Primary)
  3 × 4 Wdh. + 7,5 Kilogramm Zusatzgewicht – Weighted Chin-ups
  2–3 × RIR 2–3 – Chin-ups/Pull-ups
  2–3 × 10–12 (RIR 1–2) – Vertikales/Horizontales Ziehen (Assistenzübung)

- **Tag 2** (Secondary)
  3 × 6 Wdh. + 3,75 Kilogramm Zusatzgewicht – Weighted Chin-ups
  2–3 × RIR 2–3 – Chin-ups/Pull-ups
  2–3 × 10–12 (RIR 1–2) – Vertikales/Horizontales Ziehen (Assistenzübung)

**Woche 3:**

- **Tag 1** (Primary)
  3 × 4 Wdh. + 10 Kilogramm Zusatzgewicht – Weighted Chin-ups
  2–3 × RIR 2 – Chin-ups/Pull-ups
  2–3 × 10–12 (RIR 1–2) – Vertikales/Horizontales Ziehen (Assistenzübung)

- **Tag 2** (Secondary)
  3 × 6 Wdh. + 5 Kilogramm Zusatzgewicht – Weighted Chin-ups
  2–3 × RIR 2 – Chin-ups/Pull-ups
  2–3 × 10–12 (RIR 1–2) – Vertikales/Horizontales Ziehen (Assistenzübung)

**Woche 4:**

- **Tag 1** (Primary)
  3 × 4 Wdh. + 12,5 Kilogramm Zusatzgewicht – Weighted Chin-ups
  2–3 × RIR 1–2 – Chin-ups/Pull-ups
  2–3 × 10–12 (RIR 1–2) – Vertikales/Horizontales Ziehen (Assistenzübung)

**Tag 2** (Secondary)
3 × 6 Wdh. + 6,25 Kilogramm Zusatzgewicht – Weighted Chin-ups
2–3 × RIR 1–2 – Chin-ups/Pull-ups
2–3 × 10–12 (RIR 1–2) – Vertikales/Horizontales Ziehen (Assistenzübung)

**Woche 5 (Deload):**

- **Tag 1** (Primary)
  3 × 4 Wdh. + 5–7,5 Kilogramm Zusatzgewicht – Weighted Chin-ups
  1–2 × RIR 3 – Chin-ups/Pull-ups
  2–3 × 10–12 (RIR 1–2) – Vertikales/Horizontales Ziehen (Assistenzübung)

  **Tag 2** (Secondary)
  3 × 6 Wdh. + 2,5 Kilogramm Zusatzgewicht – Weighted Chin-ups
  1–2 × RIR 3 – Chin-ups/Pull-ups
  2–3 × 10–12 (RIR 1–2) – Vertikales/Horizontales Ziehen (Assistenzübung)

Nach dem zweiten Trainingsblock bist du schon in der Lage, 12,5 Kilogramm Zusatzgewicht für mindestens 4 Wiederholungen im Chin-up zu bewegen, und das nur innerhalb von 10 Wochen. Im nächsten Trainingsblock reduzieren wir die Wiederholungen noch einmal und erhöhen weiter die Intensität.

## Trainingsblock 3

**Woche 1:**

- **Tag 1** (Primary)
  3 × 3 Wdh. + 7,5 Kilogramm Zusatzgewicht – Weighted Chin-ups
  2–3 × RIR 3 – Chin-ups/Pull-ups
  2–3 × 10–12 (RIR 1–2) – Vertikales/Horizontales Ziehen
  (Assistenzübung)

  **Tag 2** (Secondary)
  3 × 5 Wdh. + 3,75 Kilogramm Zusatzgewicht – Weighted Chin-ups
  2–3 × RIR 3 – Chin-ups/Pull-ups
  2–3 × 10–12 (RIR 1–2) – Vertikales/Horizontales Ziehen
  (Assistenzübung)

**Woche 2:**

- **Tag 1** (Primary)
  3 × 3 Wdh. + 10 Kilogramm Zusatzgewicht – Weighted Chin-ups
  2–3 × RIR 2–3 – Chin-ups/Pull-ups
  2–3 × 10–12 (RIR 1–2) – Vertikales/Horizontales Ziehen
  (Assistenzübung)

- **Tag 2** (Secondary)
  3 × 5 Wdh. + 5 Kilogramm Zusatzgewicht – Weighted Chin-ups
  2–3 × RIR 2–3 – Chin-ups/Pull-ups
  2–3 × 10–12 (RIR 1–2) – Vertikales/Horizontales Ziehen
  (Assistenzübung)

**Woche 3:**

- **Tag 1** (Primary)
  3 × 3 Wdh. + 12,5 Kilogramm Zusatzgewicht – Weighted Chin-ups
  2–3 × RIR 2 – Chin-ups/Pull-ups
  2–3 × 10–12 (RIR 1–2) – Vertikales/Horizontales Ziehen
  (Assistenzübung)

- **Tag 2** (Secondary)
  3 × 5 Wdh. + 6,25 Kilogramm Zusatzgewicht – Weighted Chin-ups
  2–3 × RIR 2 – Chin-ups/Pull-ups
  2–3 × 10–12 (RIR 1–2) – Vertikales/Horizontales Ziehen (Assistenzübung)

**Woche 4:**

- **Tag 1** (Primary)
  3 × 3 Wdh. + 15 Kilogramm Zusatzgewicht – Weighted Chin-ups
  2–3 × RIR 1–2 – Chin-ups/Pull-ups
  2–3 × 10–12 (RIR 1–2) – Vertikales/Horizontales Ziehen (Assistenzübung)

- **Tag 2** (Secondary)
  3 × 5 Wdh. + 7,5 Kilogramm Zusatzgewicht – Weighted Chin-ups
  2–3 × RIR 1–2 – Chin-ups/Pull-ups
  2–3 × 10–12 (RIR 1–2) – Vertikales/Horizontales Ziehen (Assistenzübung)

**Woche 5 (Deload):**

- **Tag 1** (Primary)
  3 × 3 Wdh. + 7,5–10 Kilogramm Zusatzgewicht – Weighted Chin-ups
  1–2 × RIR 3 – Chin-ups/Pull-ups
  2–3 × 10–12 (RIR 1–2) – Vertikales/Horizontales Ziehen (Assistenzübung)

- **Tag 2** (Secondary)
  3 × 5 Wdh. + 5 Kilogramm Zusatzgewicht – Weighted Chin-ups
  1–2 × RIR 3 – Chin-ups/Pull-ups
  2–3 × 10–12 (RIR 1–2) – Vertikales/Horizontales Ziehen (Assistenzübung)

Sollte eine Woche deutlich zu einfach für dich sein, kannst du anstatt von einem 2,5- einen 3,75- oder 5-Kilogramm-Sprung zur nächsten Woche machen.

Wenn du die drei Trainingsblöcke so durchtrainierst und Fortschritte erreicht hast, dann kannst du das System wiederholen und wieder bei Trainingsblock 1 anfangen. Der einzige Unterschied ist, dass du nun mit höheren Trainingsgewichten startest. Dazu errechnest du unter https://flex-calisthenics.com/calisthenics-coaching/1rm-rechner/ deinen neuen 1RM mit dem bewegten Gewicht von Trainingsblock 3/Woche 4, welches du auf 3 Wiederholungen bewegt hast.

Scanne diesen Code mit deinem Smartphone, dann kommst du direkt auf die Homepage.

In diesem Beispiel waren es 15 Kilogramm. Angenommen, du hattest im ersten Satz eine RIR 2, dann wärst du in der Lage, das Gewicht für 5 Wiederholungen zu bewegen. Diesen Wert solltest du in den Rechner eintragen. Für eine Person mit 70 Kilogramm Körprgewicht sähe das so aus:

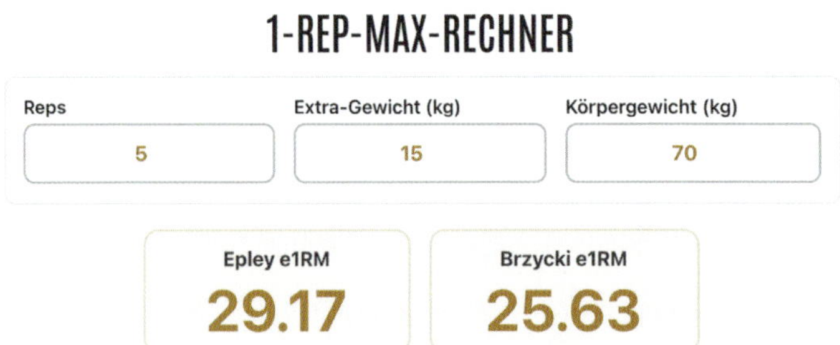


Der errechnete 1RM müsste zwischen 29,17 und 25,63 Kilogramm liegen. Der Einfachheit wählen wir 27,5 Kilogramm, da sich das Gewicht stecken lässt und in der Mitte der beiden Ergebnisse liegt. Im nächsten Schritt müssen wir die RPE-Tabelle ausrechnen.

## RPE Tabelle

1 RM Zusatz (kg): 27,5

Körpergewicht (kg): 70

Tabelle berechnen

| RPE \\ Reps | 1 | 2 | 3 | 4 | 5 | 6 | 7 | 8 | 9 | 10 | 11 | 12 |
|---|---|---|---|---|---|---|---|---|---|---|---|---|
| 10 | 27.5 | 23.1 | 19.9 | 17.0 | 14.1 | 11.6 | 9.2 | 6.6 | 4.3 | 2.2 | -1.0 | -3.7 |
| 9.5 | 25.3 | 21.5 | 18.4 | 15.6 | 12.9 | 10.4 | 7.9 | 5.5 | 3.2 | 0.6 | -2.3 | -5.0 |
| 9 | 23.1 | 19.9 | 17.0 | 14.1 | 11.6 | 9.2 | 6.6 | 4.3 | 2.2 | -1.0 | -3.7 | -6.3 |
| 8.5 | 21.5 | 18.4 | 15.6 | 12.9 | 10.4 | 7.9 | 5.5 | 3.2 | 0.6 | -2.3 | -5.0 | -7.6 |
| 8 | 19.9 | 17.0 | 14.1 | 11.6 | 9.2 | 6.6 | 4.3 | 2.2 | -1.0 | -3.7 | -6.3 | -9.0 |
| 7.5 | 18.4 | 15.6 | 12.9 | 10.4 | 7.9 | 5.5 | 3.2 | 0.6 | -2.3 | -5.0 | -7.6 | -10.3 |
| 7 | 17.0 | 14.1 | 11.6 | 9.2 | 6.6 | 4.3 | 2.2 | -1.0 | -3.7 | -6.3 | -9.0 | -11.6 |
| 6.5 | 15.6 | 12.9 | 10.4 | 7.9 | 5.5 | 3.2 | 0.6 | -2.3 | -5.0 | -7.6 | -10.3 | -12.9 |

Aus dieser Tabelle können wir nun das Startgewicht für Trainingsblock 1 wählen. Nachdem wir mit einem leichten Gewicht für 5 Wiederholungen in den Trainingsblock starten wollen (RIR 3–4), gehen wir in die 5er-Spalte ganz nach unten und wählen 5,5 Kilogramm. Da sich 5,5 Kilogramm in der Praxis schwierig anwenden lassen, starten wir mit 5 Kilogramm in den neuen Trainingsblock und erhöhen dann von Woche zu Woche um 2,5 Kilogramm. Gehe auf diese Weise für jeden neuen Trainingsblock vor.

Die Trainingssysteme in diesem Kapitel sollen es dir erleichtern, die richtigen Pläne zu erstellen, die dich stärker machen. Es gibt deutlich mehr und komplexere Trainingssysteme, jedes davon hat seine Berechtigung. Deren Anwendung ist jedoch wesentlich komplexer. Die hier vorgestellte Trainingsplanung ist explizit für Beginner*innen gedacht. Sie will dich dort abholen, wo du aktuell stehst, und dich unterstützen, Kraft aufzubauen. Mit diesen Systemen kannst du es auf jeden Fall zu Level 2 oder sogar Level 3 der Skill-Pyramide schaffen.

## Frederiks Trainingsplan fertigstellen

Zur Erinnerung hier sind die Ergebnisse von Frederiks Assessment-Center und unser Trainingsplanentwurf bis jetzt:

1. 4 Wiederholungen Chin-ups mit rotem Band
2. 3 negative Push-ups + Knie-Push-ups
3. 20+ Goblet Squats +15 Kilogramm Zusatzgewicht
4. 20 Sekunden Hollow Body Hold
5. 3 Pull-ups mit schwarzem Band
5. 5 Shrimp Squats pro Seite mit dem Knie zum Boden
7. Overcoming Iso Core Compression (hier zählt vor allem die Technik und die Range of Motion, die du im Video einschätzen kannst)

*Tabelle 17:*

| Frederiks Trainingsplan | |
|---|---|
| **Tag 1** | **Tag 2** |
| Allgemeines Warm-up | Allgemeines Warm-up |
| Mobility | Mobility |
| 1. Assisted Chin-up mit rotem/schwarzem Band<br>2. Assisted Chin-up mit blauem Band<br>3. Knie-Push-up<br>4. Shrimp Squat | 1. Assisted Chin-up mit schwarzem Band<br>2. Assisted Chin-up mit blauem Band<br>3. Knie-Push-up<br>4. Bulgarian Split Squat |
| 5. Australian Pull-up<br>6. Incline Push-up | 5. Incline Push-up<br>6. Australian Pull-up |
| 7. Core Compression Mobility | 7. Core Compression Mobility |
| 8. Plank für mehr Körperspannung | 8. Bizeps-Curl |

Im letzten Schritt der Trainingsplanung müssen wir für Frederik die erste Trainingswoche planen und den Trainingsplan mit Leben füllen. Hierfür bedienen wir uns nun an den Trainingssystemen.

**Woche 1 – Tag 1**

1. 1 × 1 – Assisted Chin-up mit rotem Band
2. 2 × 5 – Assisted Chin-ups mit schwarzem Band (RIR 4 wären 0 Reps mit rotem Band, deshalb greifen wir zum schwarzen Band)
3. 2 × 6 – Assisted Chin-ups mit blauem Band
4. 3 × 5–4–4 Knie Push-ups (gleiche Systematik auf Push-ups angewandt)
5. 3 × 3 Shrimp Squats
6. A1: 2 × 10 Australian Pull-ups
   A2: 2 × 10 Incline Push-ups
7. B1: 3 × 20 Sekunden Core Compression
   B2: 3 × 30 Sekunden Plank

A1/A2 und B1/B2 sind Supersätze und können, müssen aber nicht so durchgeführt werden. Sie dienen lediglich der Zeitersparnis.

**Woche 1 – Tag 2**

1. 3 × 5 – Assisted Chin-up mit schwarzem Band (RIR 4 wären 0 Reps mit rotem Band, deshalb greifen wir zum schwarzen Band)
2. 2 × 6 – Assisted Chin-up mit blauem Band
3. 3 × 4 Knie Push-ups (gleiche Systematik auf Push-ups angewandt)
4. 3 × 10 Bein Bulgarian Split Squats – Gewicht an RIR 3 anpassen
5. A1. 2 × 10 Incline Push-ups
   A2. 2 × 10 Australian Push-ups
6. B1. 3 × 20 Sekunden Core Compression
   B2. 3 × 12 Bizeps-Curls

Pausenzeiten an beiden Tagen sind bei den Übungen 1 bis 3 circa 3 Minuten und bei den restlichen Übungen 1 bis 2 Minuten. Die Supersätze können durchtrainiert werden, anschließend folgt 1 Minute Pause, bevor es in den nächsten Supersatz geht.

## Tabellenverzeichnis



# SCHLUSSWORT

Mit diesem Buch bist du nun bestens gewappnet, deine Calisthenics-Reise anzutreten. Calisthenics-Training ist ein fortlaufender Prozess. Der Sport ist sehr umfangreich und komplex. Dennoch kannst du mit diesem Buch auch ohne Vorkenntnisse arbeiten. Du findest hier alle Anleitungen, Hintergrundinformationen und Details, um mit dem Training zu starten und dich zum Profi zu entwickeln. Falls hier oder da Fragen aufkommen, dann lade ich dich herzlich dazu ein, dass wir uns dein Training gemeinsam anschauen. Reserviere dir dazu einen Termin für ein kostenloses Beratungsgespräch unter www.flex-calisthenics.com.

# DANKSAGUNG

Dieses Buch zu schreiben, war zu Beginn eine sehr große Herausforderung. Ich saß vor einem weißen Blatt Papier und wusste gar nicht, wo ich anfangen soll. Im Grunde entspricht es dem Erlernen eines neuen Calisthenics-Skills. Das Endergebnis ist noch so weit entfernt. Der Sport hat mich gelehrt, einfach anzufangen und dranzubleiben, Training für Training, im Fall des Schreibens: Seite für Seite. Über ein Jahr später sitze ich hier und habe nun das Buch geschrieben. Deshalb geht ein sehr großer Dank an den Sport und jede einzelne Person, die ich über den Sport kennenlernen durfte. Ihr habt mein Leben bereichert und ohne euch wäre ich nicht in der Lage gewesen, dieses Buch zu schreiben.

Mein größter Dank geht an meine Mum, meinen Dad und meine Freundin, die stolz auf mich und meine Arbeit sind, die mich in schweren Zeiten motivieren und an meine Fähigkeiten erinnern, sie weiter durchzuziehen. Vielen Dank, dass ihr immer für mich da seid.

Vielen Dank an mein Team, an alle, die mir den Rücken freigehalten haben, dass ich mich etwas mehr aus dem Tagesgeschäft herausziehen konnte, um dieses Buch zu schreiben. Vielen Dank an eure Wahnsinnsarbeit, eure Leidenschaft zu diesem Sport und zu dem, was wir machen. Ohne euch wären wir nicht in der Lage, so viele Daten zu sammeln und diesen Sport so stark weiterzuentwickeln.

Vielen Dank an Anni und Youssef, ihr seid die besten Models, die man sich vorstellen kann.

Danke, Andreas, für das hammerstarke Cover und die tollen Fotos.

Vielen Dank, Vincenzo und Olli, für das Erstellen der Übungsbibliothek.

Vielen Dank an Jojo, Michi und Chris von Pull-up & Dip für das Bereitstellen der Produktfotos und die überragende Zusammenarbeit seit Jahren.

Vielen Dank an Micha für das Bereitstellen der Produktfotos von King of Weighted und den jahrelangen Austausch auf höchster Ebene.

Vielen Dank Kai Pflaume, dass du mir dein Vertrauen geschenkt hast, und ich dich auf deiner Reise zu den 10 Klimmzügen und noch weiter begleiten durfte. Vielen Dank, dass wir mit deiner Calisthenics-Reise nicht nur viele Menschen motivieren konnten, sondern den Sport groß gemacht haben.

Danke an jeden, der mich auf dieser Reise begleitet hat und noch begleiten wird.

## IMPRESSUM

1. Auflage

produktsicherheit@penguinrandomhouse.de



Hinweis: Die Ratschläge/Informationen in diesem Buch sind von Autor*innen und Verlag sorgfältig erwogen und geprüft, dennoch kann eine Garantie nicht übernommen werden. Eine Haftung der Autor*innen beziehungsweise des Verlags und seiner Beauftragten für Personen-, Sach- und Vermögensschäden ist ausgeschlossen.

Gender-Hinweis: Aus Gründen der besseren Lesbarkeit wird in diesem Werk an manchen Stellen auf die gleichzeitige Verwendung der Sprachformen männlich, weiblich und divers (m/w/d) verzichtet. Sämtliche Personenbezeichnungen und personenbezogenen Hauptwörter gelten gleichermaßen für alle Geschlechter. Die verkürzte Sprachform beinhaltet keine Wertung, sondern hat lediglich redaktionelle Gründe.

Projektleitung: Philipp Christ
Textredaktion und Korrektorat: Susanne Schneider
Fotos: Andreas Schalk
Grafiken: Jennifer Dahlenkamp
Umschlaggestaltung: Oh, Ja!, München
Innenlayout & Satz: Atelier Versen, Bad Aibling
Herstellung: Timo Wenda
Reproduktion: Mohn Media Mohndruck GmbH, Gütersloh
Druck: Mohn Media Mohndruck GmbH, Gütersloh
Printed in Germany

ISBN 978-3-517-10405-8
www.suedwest-verlag.de